Lehrbuch der AK-Meridiantherapie (AKMT)

Burtscher/Eppler-Tschiedel/Gerz/Suntinger

Lehrbuch der AK-Meridiantherapie (AKMT)

Synthese der Akupunkturlehre und Applied Kinesiology

AKSE Verlag

Die Deutsche Bibliothek – CIP Einheitsaufnahme

Burtscher, Eugen; Eppler-Tschiedel, Monika; Gerz, Wolfgang; Suntinger, Anton:
Lehrbuch der AK-Meridiantherapie (AKMT) / Eugen Burtscher u.a. - Wörthsee : AKSE Verl., 2001
ISBN 3-9805706-3-0

Bestelladresse:
AKSE
Lanzenhaarer Str. 2
82041 Oberhaching

Fax 089/6 25 22 91
e-mail akse@akse.de

Fotos: Inge Ofenstein, München
Grafiken: Katharina Schumacher, München
Gestaltung: Barbara von Wirth, Text & Bild, München
Druck: Pinsker Druck und Medien GmbH, Mainburg

ISBN 3-9805706-3-0
Printed in Germany
Gedruckt auf umweltfreundlichem, chlorfrei gebleichtem Papier

Vorwort von Prof. Dr. Johannes Bischko:

Es ist mir eine große Freude, daß viele meiner jungen Kollegen und Schüler Bücher zum Thema Akupunktur schreiben. Da die Methode sehr vielfältig ist und von verschiedenen Gesichtspunkten aus beleuchtet werden kann, erscheint mir das vorliegende Werk recht wesentlich. Grundsätzlich ist zu sagen, daß die Verbindung mit Applied Kinesiology (AK) eine vielversprechende ist. Sie kann sowohl in der Diagnostik als auch in der späteren Therapie sinnführend verwendet werden. Außerdem ist die Pulsdiagnostik sehr schwer bis gar nicht erlernbar und wird auch in unseren Kursen praktisch nur kurz gestreift. Die AK-Diagnostik hingegen erscheint mir eine wesentliche Bereicherung diesbezüglich zu sein.

Die Überprüfung sowohl der Diagnostik als auch der Therapie ist in allen Fällen sehr schwer. Handelt es sich doch bei der Akupunktur um eine allgemeine Behandlung eigentlich des gesamten Körpers, wobei bestimmte Störungsformen besonders betroffen werden. Man sollte bei der Auswahl der Akupunkturpunkte auf die Lehre und das Erlernte absolut zurückgreifen – und die antiken Punkte entsprechen genau diesen Vorstellungen, weshalb ich deren Beachtung für überaus wichtig halte.
Eine stereotype Abhandlung sollte es in der Akupunktur nie geben; die sogenannte Kochbuch-Akupunktur bei verschiedenen Leiden ist mit größter Vorsicht zu genießen.

Üblicherweise werden Akupunkturpunkte, besonders solche mit allgemeinen Inhalten, grundsätzlich beiderseits gestochen. Bei streng einseitigen Prozessen (z.B. Schulter-Arm-Syndrom) genügt meist die einseitige Behandlung.
Die AK zeigt, daß auch bei systemischen Beschwerden weit überwiegend einseitig zu stechende Punkte gefunden werden. Dies führt zu einer Reduzierung der Nadelzahl und weist auf die diagnostische Stärke der Methode hin.

Dem Werk wünsche ich eine gute Verbreitung, den Lesern entsprechenden Gewinn in geistiger und materieller Hinsicht und die Kombination beider Methoden erscheint mir sehr sinnvoll und angebracht.

Vorwort von Dr. Jochen Gleditsch:

Die Applied Kinesiology macht allenthalben von sich reden: Immer mehr Therapeuten weltweit wenden sich dieser Testmöglichkeit zu. Dabei begegnen sie unweigerlich auch der Akupunktur, die in den Erkenntnissen der AK ein wichtiges Fundament darstellt. Die Autoren dieses neuen Buches führen uns vor Augen, daß die traditionellen Akupunktur-Erkenntnisse durch die AK nicht nur bestätigt, sondern auch erweitert und verständlicher werden.
Solchen neuen Erfahrungen kann man entgegenhalten, daß die Traditionelle Chinesische Medizin eine mehrtausendjährige Geschichte in sich trägt und über hunderte von Ärztegenerationen ihre Überprüfung und Bestätigung fand.
Die Akupunktur bedarf in unserer Zeit einer Öffnung auch für völlig neue Impulse und Erkenntnisse. So sind die erst seit ca. 50 Jahren bekannt gewordenen Mikrosysteme – wie die Ohr-, die Schädel-, die Hand- und die Mundakupunktur – heute bereits unverzichtbare Bereiche in der Praxis.

Doch sollten wir uns angesichts der vielen neuen Erfahrungen und innovativen Erweiterungen der Akupunktur auch der Verantwortung bewußt sein, die wir bei der Erarbeitung und Verbreitung dieser Erkenntnisse auf uns nehmen. Denn die Zeit der Verifizierung in der Praxis ist – verglichen mit dem Erfahrungsgut der TCM – nur gering.

Darum freue ich mich, in dem Autorenteam dieses Buches einer Gruppe von Ärzten begegnet zu sein, die in Team-Arbeit alle bisherigen und neu gefundenen Erfahrungen der AK ständig kontrollieren und kritisch untereinander austauschen und auswerten. Auch der Leser und Anwender der so vorzüglich dargestellten Methoden darf sich noch als Pionier fühlen, der sich einerseits dem exakten Erlernen der Methode stellen muß, andererseits aber auch kritisch und offenen Sinnes mit solchen neuen diagnostischen Möglichkeiten auseinandersetzen sollte.

So wünsche ich, daß viele Therapeuten einen gewinnbringenden Nutzen ziehen mögen.

I. Einleitung

A. Einleitung aus Sicht der Akupunktur

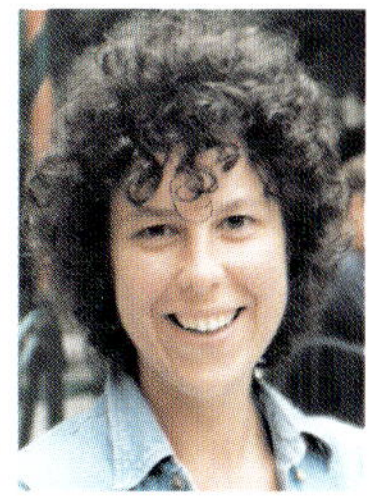

Monika Eppler-Tschiedel

Seit dem Beginn der Ausübung meiner ärztlichen Tätigkeit 1992 beschäftige ich mich intensiv mit der Akupunktur. Neben der Ausbildung bei der DÄGfA (Deutsche Ärztegesellschaft für Akupunktur) hatte ich als Stationsärztin in der Klinik für Naturheilverfahren in Höhenkirchen bei München und später im Krankenhaus für Ganzheitsmedizin in Simbach am Inn die Gelegenheit, diese Therapieform täglich auszuüben. Während der dortigen regelmäßig durchgeführten schmerztherapeutischen Kolloquien war es möglich, die angewandten Therapien, v.a. die Akupunktur, mit namhaften Kollegen aus den Fachgebieten der TCM, Homöopathie, Manuellen Therapie und Schmerztherapie/Neurologie zu diskutieren und durch andere Naturheilverfahren zu ergänzen. Es folgten weitere intensive Akupunkturstudien bei Dr. Jochen Gleditsch, bei Lehrern aus China, Japan und dem europäischen Ausland. Trotz umfassender Ausbildung in vielen Bereichen der Naturheilkunde blieb eine besondere Affinität zur Akupunktur für mich bestehen.

Als ich 1994 zum ersten Mal im Rahmen eines Einführungskurses bei Wolfgang Gerz der Applied Kinesiology (AK) begegnete, eröffneten sich mir dadurch bisher ungeahnte Möglichkeiten, die Diagnostik am Patienten und daraufhin die Therapien selektiver zu gestalten. Nach Absolvierung der gesamten AK-Ausbildung stellte ich mir zur Aufgabe, meine bisherige Vorgehensweise in der Akupunkturdiagnostik und -therapie am Patienten mit AK zu überprüfen und zu optimieren. Dadurch wurden einige bisher für mich als hervorragend geltende Therapiekonzepte in Frage gestellt.

Es folgte eine spannende und fruchtbare Zeit des Austausches mit Jochen Gleditsch und Wolfgang Gerz, v.a. was die differenzierte Betrachtung von generalisiertem Hypertonus und Switching im Zusammenhang mit den Kardinalpunkten von Lenker- und Konzeptionsgefäß (Dü 3 und Lu 7) sowie die Bedeutung des Akupunkturareals KG 21v (zwischen KG 21 und KG 22) betraf. Die Faszination am Thema AK und Akupunktur steigerte sich für mich nochmals erheblich durch den Austausch mit den österreichischen Kollegen Eugen Burtscher und Toni Suntinger. Die Renaissance alter Akupunkturregeln und der Antiken Punkte in Kombination mit der Überprüfung durch AK erwies sich als fantastische Möglichkeit, die Akupunkturdiagnostik und -therapie effektiver und individueller zu gestalten. Dadurch habe ich in meiner Betrachtungsweise bezüglich vieler verschiedener Krankheitsbilder, ihrer Einordnung im Sinne der TCM und ihrer Therapie durch die Akupunktur ein Vielfaches an Klarheit gewonnen, was meine Begeisterung für die AKMT (AK-Meridiantherapie) weiterhin steigen läßt.

Ich wünsche der Verbreitung dieser Akupunkturform und ihrer Akzeptanz unter Akupunkturtherapeuten viel Erfolg.

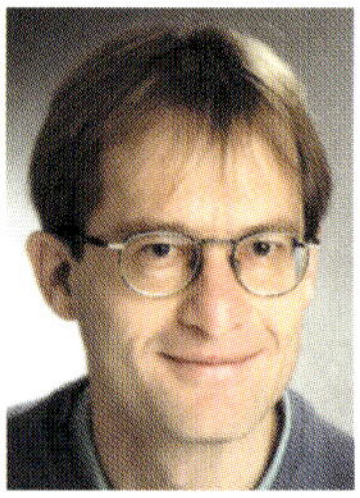

Anton Suntinger

Meinen ersten Kontakt mit dem System der Antiken Punkte hatte ich bei einem AK-Seminar über Akupunktur, gehalten von Hans Garten. Obwohl ich vor dem Abschluß meiner Akupunkturausbildung stand, hörte ich das erste Mal von der Ordnung der Antiken Punkte. Es war also möglich, sich diese Punkte abzuleiten und man mußte sie nicht auswendig lernen. Diese Ordnung hat mich sofort in ihren Bann gezogen.

Ein halbes Jahr später entdeckte ich zusätzlich zum Sedierungspunkt drei weitere Antike Punkte zu jedem Meridian, die den jeweils assoziierten Muskel schwächen konnten – und zwar unterschiedlich stark! Dadurch konnte ich vier Hypertonusgrade finden und diese bei der Austestung von Nahrungsmitteln einsetzen. Weitere Entdeckungen folgten, die einen immer tiefer werdenden Einblick in die Gesetze der Fünf Wandlungsphasen erlaubten und diese bestätigten.

Ich habe diese neuen Erkenntnisse immer wieder im kleinen Kreis präsentiert, aber erst die Begegnung mit Eugen Burtscher brachte den Durchbruch, weil er sie als Lehrer in die AK integrierte und ein Skriptum verfasste. Zusätzliche Entdeckungen von Eugen vertieften das Wissen über die Ordnung der Fünf Wandlungsphasen.
Die Faszination und das Staunen über diese Gesetzmäßigkeiten lassen mich nicht mehr los. Für mich sind sie eine universelle Ordnung, ein System, in das sich auch die westliche Erfahrungsmedizin und Phytotherapie lückenlos einordnen lassen. Durch das immer tiefer werdende Verständnis dieser Ordnung gelingt es zusehends besser, die PatientInnen in ihrer Ganzheit zu begreifen und eine zielführende individuelle Therapie einzuleiten.

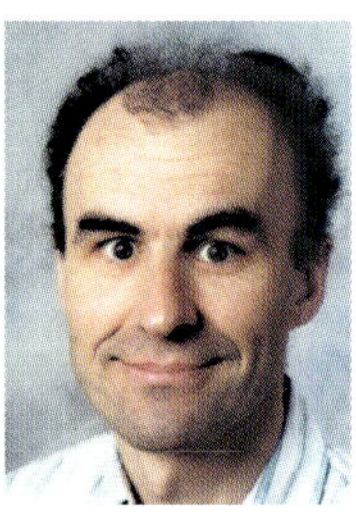

Eugen Burtscher

Die erste Berührung mit der Akupunktur erfolgte während des Studiums in Innsbruck. Dort besuchte ich viele Vorlesungen bei Leitner, der seit den frühen 70er Jahren die ersten Akupunktur-Vorlesungen an einer österreichischen Universität hielt.
Die weitere Akupunktur-Ausbildung erfolgte in der „Österreichischen Gesellschaft für Akupunktur" (ÖGA). Prägende Akupunkturlehrer waren neben Leitner besonders Kubiena, Bischko und Bergsmann.
Die ersten Jahren der Akupunkturpraxis erfolgten im Krankenhaus Bregenz während der Turnus- und Sekundararzt-Tätigkeit. An den Abteilungen Chirurgie, Gynäkologie, Geburtshilfe, Kinderheilkunde und Anästhesie konnte ich mit Unterstützung der jeweiligen Primarärzte bei vielen Patienten die Akupunktur anwenden.
Weitere Einblicke und Zusammenhänge brachte die Ausbildung bei der „Österreichischen Medizinischen Gesellschaft für Neuraltherapie" (ÖNR).

Auf der Suche nach weiteren diagnostischen Möglichkeiten besuchte ich Anfang 1993 in Klagenfurt bei der „Medica Humana" eine Einführung in Applied Kinesiology. Dieses von Gerz vorgestellte Diagnose- und Therapiesystem funktionierte ohne technische Hilfsmittel und war neben strukturellen Problemstellungen bei vielen anderen Erkrankungen gut einsetzbar. Ich war rasch fasziniert von den Möglichkeiten, die sich daraus ergaben und absolvierte die Ausbildung in AK bei den Lehrern Gerz, Garten, Farkas, Stossier und Schmidhofer, später vervollständigt durch Kurse bei Goodheart, Shafer und Leaf.

In der Praxis stellten sich für mich immer wieder folgende Fragen:

- Wie ist das Akupunktursystem in Diagnostik und Therapie mit AK überprüfbar und können dadurch die entscheidenden Akupunkturpunkte gefunden werden?
- Sollen alle palpatorisch auffälligen Akupunkturpunkte genadelt werden?
- Ist die AK-Diagnostik eine Alternative zur Pulsdiagnostik (s. unten)?
- Sollen Akupunkturpunkte einseitig oder beidseitig genadelt werden?
- Existieren die Antiken Punkte mit ihren Regeln – und damit auch die Fünf Wandlungsphasen, die sich davon herleiten?

Um herauszufinden, welche entscheidenden Punkte bei einer Akupunktur zu stechen sind, wird in der Traditionellen Chinesischen Medizin (TCM) die Pulsdiagnostik verwendet (neben anderen Diagnoseverfahren wie der Anamnese nach TCM, Inspektion, Palpation, usw.).

Leider ist die Pulsdiagnostik im Erlernen sehr aufwendig, sodaß Worsley, einer der europäischen „Akupunktur-Großmeister" aus England, von sich selbst sagt, daß er nach Jahrzehnten der Akupunkturpraxis immer noch nicht alle Pulsqualitäten unterscheiden kann. Darüber hinaus weist ein Pulsdiagnostik-Befund nicht zwingend auf einzelne therapeutische Akupunkturpunkte hin.

Viele europäische Lehrer der Akupunktur haben nicht zuletzt deshalb weiterführende diagnostische Möglichkeiten innerhalb des Akupunktursystems gesucht und entwickelt. Es sind dies z.B. die Elektro-Akupunktur-Diagnostik nach Voll (EAV), der Nogier-Reflex (RAC) am Radialispuls, die Very-Point-Methode nach Gleditsch oder aber die subtile und geschulte Tastung mit den Fingern, wie sie Bergsmann beherrscht.

Verschiedene Akupunkturschulen weisen bei der Ausbildung auf etablierte und bewährte Akupunkturpunkte und verschiedene Punktkombinationen hin. Trotz dieser Maßnahmen bleibt das Auffinden der individuell wirksamsten Akupunkturpunkte eine große diagnostische Schwierigkeit. Dies ist ein wichtiger Grund, warum gerade die Antiken Punkte mit ihrer sehr zielgerichteten Wirkung gezwungenermaßen vernachlässigt wurden und werden.

Der inspirierende Gedankenaustausch mit Suntinger war für mich maßgeblich für das Verständnis der funktionellen Zusammenhänge der Antiken Punkte. In den letzten Jahren wurde deshalb von den Autoren gemeinsam mit Hilfe der AK das Meridiansystem und das System der Antiken Punkte intensiv untersucht und überprüft. Die Erkenntnisse wurden bisher an über 200 KollegInnen in Kursen weitergegeben und in über 50 verschiedenen Praxen an zusammen mehreren tausend Patienten mit großem Erfolg angewendet. Als Ergebnisse können wir festhalten:

- Bestätigung vieler klassischer Akupunkturregeln und Meridianbeziehungen
- Erweitertes Verständnis der Funktion und Interaktion einzelner Akupunkturpunkte und Regelkreise, wie es bisher unseres Wissens nach in der klassischen Akupunktur-Literatur nicht beschrieben wurde.

- Zuordnung von insbesondere einheimischen Phytotherapeutika zu Meridian-Organ-Befunden.
- Zusammenhänge zwischen Nahrungsmitteln und ihrer thermischen Wirkung v.a. auf den 3E.
- Beziehungen zwischen Allopathika und Meridian-Organ-Befunden.
- Vor allem aber konnten wir die entscheidende Bedeutung und das vernetzte Wirkungsprinzip der Antiken Punkte bestätigen.
- Mit der Bestätigung der Regeln der Antiken Punkte wurden auch die Fünf Wandlungsphasen als real und klinisch relevant bewiesen.
- Damit ergibt sich insgesamt eine effiziente Akupunktur mit weniger Nadeln und Behandlungen.
- Andererseits wurde beobachtet, daß einzelne uns zum Teil „liebgewordene" Akupunktur-Gewohnheiten oft wenig wirksam sind oder sogar kontraproduktiv sein können.

Mit diesem Buch wollen wir folgende Zielgruppen ansprechen:

- Dem **AK-praktizierenden Arzt ohne Akupunktur-Vorkenntnisse** sollen die diagnostische und therapeutische Bedeutung des Gedankengutes der Fünf Wandlungsphasen und des Meridiansystems mit der AK nahegebracht werden.
- Dem **AK-praktizierenden Arzt mit Akupunkturausbildung** sollen weiterführende Anwendungsmöglichkeiten der Fünf Wandlungsphasen mit den Antiken Punkten vermittelt werden.
- Dem **Akupunkteur ohne AK-Kenntnisse** soll die Welt der Fünf Wandlungsphasen und der Antiken Punkte aufgezeigt werden und wie – mit Hilfe der AK - diese sonst eher vernachlässigten, aber höchst wirksamen Akupunkturpunkte zusammen mit anderen Therapieansätzen eingesetzt werden können.

Allen drei Gruppen soll aufgezeigt werden, wie mit AK das Meridian-Organ-System untersucht werden kann und eine Evaluierung der verschiedensten Therapieformen, aber auch der Auswirkungen von verschiedenen Störfaktoren auf das Meridiansystem möglich ist.

Es sei darauf hingewiesen, daß das Studium dieses Lehrbuches nicht eine Akupunkturausbildung ersetzen kann oder soll, genauso wie auch die AK als ganzheitlich-komplementärmedizinische Methode unbedingt in den Kursen von IMAK und ICAK-D erlernt werden sollte.

B. Einleitung aus Sicht der AK

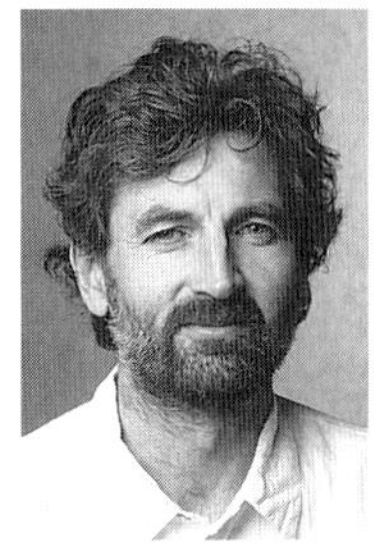
Wolfgang Gerz

Es ist mir Ehre und Freude zugleich, als Verleger, Herausgeber, AK-Lehrbuchautor und Advocatus Diaboli an der Entstehung dieses Buches mitgewirkt zu haben.
Die Rolle des Advocatus Diaboli ergab sich zum einen aus der Tatsache, daß ich bis zum heutigen Tag keine abgeschlossene Akupunkturausbildung habe, das Auswendiglernen von Punkten oder Punktkombinationen verweigere und mich eigentlich – siehe die 1. Auflage meines Lehrbuchs der AK – mit der begrenzten Vereinbarkeit der AK mit der klassischen Akupunktur abgefunden hatte.
Wenn also die neuen Erkenntnisse von Toni Suntinger und Eugen Burtscher für mich mit Hilfe meiner Praxiskollegin Monika Eppler-Tschiedel verständlich waren – dann wohl auch für andere AK-ler und Nicht-Akupunkteure.
Zum anderen aber fiel diese Entwicklung von der Akupunkturseite her „rein zufällig" seit 1997 zusammen mit den neuen Erkenntnissen zum Thema „Switching, Dü 3v, Lu 7 und URS", die letztlich zu dem neuen Kapitel „Switching für Fortgeschrittene" in der 2. Auflage des Lehrbuches der AK führten und die sicher mit diesem Buch noch besser verständlich werden.
Diese Erkenntnisse ergaben sich aus der gemeinsamen Tätigkeit mit Monika in der Praxis – an entscheidenden Stellen inspiriert und weitergebracht durch Jochen Gleditsch. Sie mussten aber auch in Einklang zu bringen sein mit dem „Neuen Alten" von Toni und Eugen – und siehe da: sie waren es und das Eine ergänzte sich mit dem Anderen wie ein Puzzle.
Um das Buch auch für (Noch)-Nicht-AK-ler verständlich zu machen, haben wir uns entschlossen, die Grundlagen der AK in stark gekürzter Form zu bringen samt der Muskeln, die zur Untersuchung des Meridiansystems gemäß AKMT notwendig sind. Auch für erfahrene AK-TherapeutInnen ist dies eine wichtige Wiederholung, denn wirkliche AKMT ist nur möglich mit Kenntnis klassischer AK und aller meridianassoziierten Muskeln. Die Testung nur über ein oder zwei Indikatormuskeln ist nicht zu empfehlen – ganz zu schweigen von „Kinesiologie" (s. Appendix, D).

Anleitung zur Verwendung dieses Buches:

- Im Anschluss sind Nomenklatur und Abkürzungen aufgeführt, die in diesem Buch verwendet werden.
- Die Ausdrücke aus der Applied Kinesiology (AK) werden entsprechend dem „Lehrbuch der Applied Kinesiology (AK) in der naturheilkundlichen Praxis", 2. Auflage, 2001 sowie den Publikationen und Kursunterlagen von IMAK und ICAK-D verwendet.
- Um möglichst praxisbezogen zu bleiben, sind – wo immer sinnvoll – entsprechende Fallbeispiele beigefügt. Es handelt sich um echte Praxisfälle; die Dokumentation entspricht dem von der IMAK empfohlenen Dokumentationsbogen im Appendix, C.
- Die Termini Hypertonus, Normotonus und Schwäche eines Muskels beziehen sich ausschließlich auf Muskelbefunde, wie sie in der AK erhoben werden. Sie sind nicht unbedingt vergleichbar mit z.T. gleichen Bezeichnungen aus der Manuellen Medizin.

- Bei Muskelnamen wird der Term „Musculus“ nicht extra angeführt. Einige Muskeln, die aus mehreren Wörtern bestehen, sind abgekürzt (z.B. PMC, TFL...).

Zu den einzelnen Kapiteln:
- Nach der allgemeinen Beschreibung des Meridiansystems und der verschiedenen Akupunkturpunkte wird näher auf die Fünf Wandlungsphasen (Fünf Elemente) und ihre Wechselbeziehungen eingegangen, da diese die Basis zum Verständnis der Antiken Punkte liefern.
- „Die übergeordnete Rolle von KS und 3E“ wird anschließend erklärt. Dieses Verständnis ist unerläßlich zum Verständnis der AKMT und auch der modernen Sichtweise des Switching (Kap. VIII).
- „AKMT“ ist das Zentralkapitel des Buches und enthält neben den Grundlagen Anmerkungen zur Strategie, zu Unterscheidungsmerkmalen zwischen diagnostischen und therapeutischen Antiken Punkten. Speziell am Beispiel des 3E wird gezeigt, wie mit AK und dem thermischen Challenge eine gezielte Diagnostik und Therapie erfolgen kann. Auch die Akupunktur über Sondermeridiane sowie mit den modernen Akupunktursystemen wird beschrieben.
- „Störfeldgeschehen und Meridiansystem“ ist das Kapitel, in dem der unserer Meinung nach unerläßliche Bogenschluß zwischen Akupunktur und Herdlehre mit Hilfe der AK beschrieben wird.
- „Phytotherapie, AK und TCM“ enthält die Verbindung zwischen primär europäischer Phytotherapie und Akupunktur, ohne die wir uns die AKMT nur schwer vorstellen können.
- Im Kapitel „Switching“ wird auf diagnostische „Falschmeldungen“ des Körpers eingegangen – und wie diese aufgearbeitet werden können.
- Die nachfolgenden Kapitel IX – XI sind für Fortgeschrittene gedacht und enthalten Ausblicke, Möglichkeiten und Konsequenzen aus der AKMT insbesondere auch für die AK.

Im Appendix wird anhand von Originalartikeln der Werdegang der AKMT nachvollziehbar gemacht sowie mit der „Stellungnahme zur Kinesiologie“ nochmals klar der Unterschied zur klassischen AK herausgestellt.

Ich wünsche allen LeserInnen des Buches viele erkennende „Aha-Erlebnisse“, so wie wir sie bei der Entdeckung der AKMT hatten.
Im Namen der AutorInnen erbitte ich konstruktive Kritik – und selbstverständlich stehen wir alle für Fragen und Diskussion gerne zur Verfügung.

C. Nomenklatur und Abkürzungen

Zur weiteren Akzeptanz der AK als seriöser klinischer Untersuchungsmethode ist es unerläßlich, eine große Zahl von Fallbeipielen so sauber zu dokumentieren, daß auch lange Zeit nach der Untersuchung noch die einzelnen Schritte nachvollziehbar sind und ggfs. statistisch ausgewertet werden können.
Nachdem bereits in der 1. Auflage des „Lehrbuchs AK“ entsprechende Nomenklatur-Vorschläge gemacht wurden, haben die Lehrer der IMAK im Sommer 2000 ein einheitliches Dokumentationsformat (s. auch Appendix C) erarbeitet, das in diesem Buch erstmals benutzt wird und in Zukunft für alle weiteren Lehrbücher der deutschsprachigen AK und zur Dokumentation von Fallbeispielen und Befunden innerhalb von IMAK und ICAK-D benutzt werden sollte.
Die verwendeten Abkürzungen bedeuten im einzelnen:

A: = Anamnese
AE = Appendektomie
AKMT = AK-Meridiantherapie
All = Allergiegefäß*
Anm: = Anmerkung
AR/IR = Außenrotation/Innenrotation
ASS = Acetylsalicylsäure
Bl = Blasenmeridian
Bl = Beinlänge (körperliche Untersuchung)
B-deg = Bindegewebs-Degenerationsgefäß*
bds = beidseits
BP II = Basenpulver II
BWS = Brustwirbelsäule
chron. = chronisch
CMD = Craniomandibuläre Dysfunktion
COPA = Craniomandibuläre Orthopädische Positionierungsapparatur
CTÜ = Cervikothorakaler Übergang
Cun = Maßstab bei Akupunkturpunkten, entspricht einer Daumenbreite des Patienten
Di = Dickdarmmeridian
Dü = Dünndarmmeridian
Dü 3v = variable Zone um Dü 3 (n. Gleditsch)
3E = Dreifacher Erwärmer
EAV = Elektroakupunktur*
en bloc = Testung nach erreichtem Normotonus nur auf zusätzliche Verträglichkeit
ENV = Emotionale Neurovaskuläre Punkte
F-deg = Fettiges Degenerationsgefäß*
Gb = Gallenblasenmeridian
G-deg = Gelenkdegenerationsgefäß*
GHT = Generalisierter Hypertonus
h = hypertone(r) Muskel(n)
HC = Hypertoner Challenge
H-deg = Hautdegenerationsgefäß*
He = Herzmeridian
HWS = Halswirbelsäule
ICV = Iliozökalklappe; engl Iliocecal Valve
KG = Konzeptionsgefäß
KG 21v = variabler Punkt zwischen KG 21 und KG 22 (n. Gleditsch)
KS = Kreislauf/Sexualität
Le = Lebermeridian
LG = Lenkergefäß
li = links
Lu = Lungenmeridian
LWS = Lendenwirbelsäule
Ly = Lymphgefäß*
Ma = Magenmeridian
MM = Manuelle Medizin
MP = Milz/Pankreasmeridian
MRI = Kernspintomographie
n = normotone(r) Muskel(n)
NC = Normotoner Challenge
N-deg = Nervendegenerationsgefäß*
Ni = Nierenmeridian
NL = Neurolymphatische Reflexe

* nach Voll

NMT	= Nahrungsmitteltest
NMU	= Nahrungsmittelunverträglichkeiten
NNH	= Nasennebenhöhlen
NSAR	= Nicht-steroidale Antirheumatika
NT	= Neuraltherapie
NV	= Neurovaskuläre Reflexzonen
o.B.	= ohne Befund
Ø:	= keine Reaktion
O-deg	= Organdegenerationsgefäß*
OM	= Orthomolekulare Medizin
PDM	= Point de Merveille
PMC	= Pectoralis major clavicularis
PMS	= Pectoralis major sternalis
re	= rechts
rez.	= rezidivierend
s	= strong = starke(r) Muskel(n)
SC	= Superchallenge
Sp:	= Sedierungspunkt
SIG	= ISG = Iliosakralgelenk = Sakroiliakalgelenk
STP	= Switching-Test-Punkte: v.a. Nabel, Ni 27 re + li sowie selten andere Punkte
TCM	= Traditionelle Chinesische Medizin
TE	= Tonsillektomie
TFL	= Tensor fasciae latae
TL	= Therapielokalisation
TLÜ	= Thorakolumbaler Übergang
TMJ	= Kiefergelenk(e); engl. Temporo-Mandibular Joint
Tons 1–3	= Testpunkte Tonsillen 1–3
TP	= Triggerpunkt
U:	= Untersuchung
URS	= Uhren, Ringe, Schmuck; beinhaltet die komplette Vorgehensweise bei V.a. entsprechende Belastung
w	= schwach(e)r Muskel(n) (weak)
W	= Schwächung aus dem Normotonus (Weak Challenge)
Vl	= Vorlaufphänomen (am SIG)
ZA:	= Zwischenanamnese
Z.n.	= Zustand nach...

Beispielhaft sei hier die Untersuchung der Fälle 201 und 216 (Seiten 97, 109) zuerst in Kurzterminologie und danach ausgeschrieben angeführt:

Fall 201

G.I., w, 38 J; A:... U: h Rectus bds; w Deltoideus und Psoas bds; NC: Wärme auf Nierenlager bds, Toxiloges® → Therapie mit ABC Pflaster® und Toxiloges®.

Dies heißt ausgeschrieben: G.I., weiblich, 38 Jahre; Anamnese:...
Untersuchung: Hypertoner Rectus beidseits; schwach sind Deltoideus und Iliopsoas. Alle werden normoton durch Wärme auf beide Nierenlager und das homöopathische Mittel Toxiloges®.
Daraus folgt: Therapie mit dem stark wärmenden ABC Pflaster® und Toxiloges®.

Fall 216

H.A., w, 51 J; A:... U: GHT; SC: TL Ni 10 re, Bl 66 li und He 8 li → Akupunktur dieser Punkte.
Dies heißt ausgeschrieben: H.A., weiblich, 51 Jahre; Anamnese: ...
Untersuchung: Generalisierter Hypertonus. Superchallenge – also Schwächung der hypertonen Muskeln – durch Therapielokalisation zu den Elementpunkten Niere 10 rechts, Blase 66 links und Herz 8 links; deshalb Akupunktur dieser Punkte.

II. Grundlagen

„In AK, we should be the first to take up the New but the last to forget the Old!"

(Goodheart)

A. AK-Grundlagen

1. Geschichte der AK

a) Der Beginn

Als George Goodheart D.C. zu Beginn der sechziger Jahre viele seiner Patienten mit einer Muskeltestmethode untersuchte, die an die von „Kendall und Kendall" in den 40er Jahren beschriebene Methode angelehnt war, machte er regelmäßig Beobachtungen, die er sich nicht erklären konnte.
Manchmal testeten Muskeln stark und manchmal testeten Muskeln schwach ohne Zeichen der Atrophie oder anderer erklärbarer Ursachen.
Bei einem Patienten mit einem Schulterproblem stand das Schulterblatt weit vom Körper ab (Scapula alata) und das Heben und Stabilisieren des Armes war nicht möglich. Im Muskeltest war der Serratus anterior schwach. Bei der palpatorischen Untersuchung der Schulter fanden sich am Ursprungsbereich des Muskels kleine schmerzhafte Knötchen. Die einzig ihm damals bekannte muskuläre Behandlungsmöglichkeit war die Massage dieser Knötchen, worauf sich diese auflösten. Anschließend konnte der Patient dem Arm problemlos und stabil heben. Der Serratus anterior testete jetzt stark und das Schulterblatt stand nicht mehr vom Körper ab.
Damit hatte Goodheart eine Behandlungsmöglichkeit (in der AK als „Ursprung und Ansatz-Technik" beschrieben) gefunden, mit der ein schwach testender Muskel gestärkt werden konnte bzw. eine Muskelfehlfunktion normalisiert werden konnte.

b) Erste Zusammenhänge

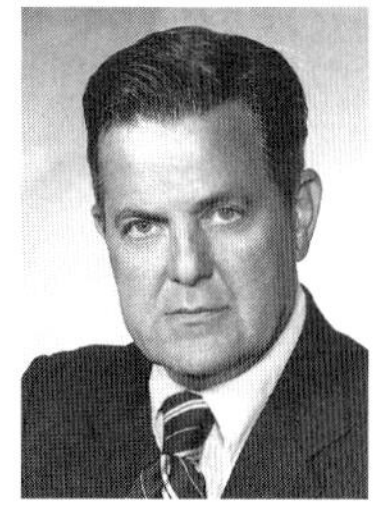

George Goodheart

Schon früh beobachtete er, daß bei spezifischen Muskeldysfunktionen häufig spezifische Organstörungen vorlagen. Bei Schwäche des Pectoralis major clavicularis (PMC) beobachtete er häufig Magenstörungen und bei Schwäche des Tensor fasciae latae (TFL) häufig Dickdarmprobleme. Im Laufe der Jahre fand er heraus, daß die meisten Muskeln einen spezifischen Organ – Meridianbezug haben (s. Tab. nächste Seite).
Auch beobachtete er bei einer beidseitigen Schwäche einzelner Muskeln signifikante strukturelle oder biochemische Zusammenhänge. Dieses zunehmend komplexe System der diagnostischen Muskeluntersuchung nannte Goodheart **„Applied Kinesiology"**.

c) AK und Reflexzonen

In den darauffolgenden Jahren wurden weitere wichtige Beziehungen und Zuordnungen erarbeitet:
Die Reflexe nach Chapman, D.O. – in der AK als neurolymphatische Reflexe (NL) beschrieben, und Benett, D.C. – in der AK als neurovaskuläre Reflexzonen (NV) beschrieben, mit ihrer therapeutischen Beeinflußung innerer Organe und Drüsen konnten in die AK integriert und therapeutisch gezielt eingesetzt werden. Auch weitere Reflexzonen (z.B. Streßrezeptoren an Kopf, Hand und Fuß) konnten mit AK überprüft und zur Korrektur von Muskeldysfunktionen eingesetzt werden.
Die wichtigsten Reflexzonen (NL und NV) sind im Appendix A abgebildet und im Lehrbuch Gerz ausführlich beschrieben.

d) Craniosacrales System und Wirbelsäule

Manchmal veränderte alleine die Atemphase des Patienten Muskelbefunde. Aus der Osteo-

Meridian-Organ-Muskel-Wirbel-Beziehungen

Meridian	Organ	Muskel	bilateral schwach oder hyperton weist hin auf	motorisch/ nerval	Wirbelebene vegetativ	Zustimmungs-punkt
Lunge	Lunge	Deltoideus	Fixation cervikothorakal	C 5/6	Th 3	Th 3
Dickdarm	Dickdarm	Tensor fasciae latae	Anämie	L 4/5	L 4	L 4
Niere	Niere	Iliopsoas	Fixation Occiput	L 2/3/4	Th 11/12	L 2
Blase	Blase	Tibialis anterior		L 4/5		S 2
Leber	Leber	Pec. maj. stern. (PMS)		C 6/7/8	Th 8	Th 9
Gallenblase	Gallenblase	Popliteus	Fixation untere HWS	L 4/5, S1	Th 4	Th 10
Herz	Herz	Subscapularis	Fixation Sternum	C 5/6	Th 2	Th 5
Dünndarm	Dünndarm	Rectus femoris	Darmassoziiertes Immunsystem	L 2/3/4	Th 10	S 1
Kreislauf/Sex	Nebenniere	Sartorius		L 2/3	Th 9	Th 4
Kreislauf/Sex	Gonaden	Piriformis	Unterleibsorgane; Sacrum, Becken	S 1/2	Th 5	Th 4
3E	Schilddrüse	Teres minor		C 4/5/6		L 1
Magen	Magen	Pec. maj. clav. (PMC)	HCl-Mangel, Zink, Temporal Bulge	C 5/6/7	Th 5	Th 12
Milz-Pankreas	Pankreas	Latissimus dorsi	Fixation BWS/LWS	C 6/7/8	Th 6	Th 11
Lenkergefäß	Wirbelsäule	Teres major	Fixation BWS	C 5/6/7		Th 6
Konzeptionsgefäß	Gehirn	Supraspinatus		C 4/5		Th 7
Kreislauf/Sex	Reproduktionsorgane	Glutaeus maximus	Fixation obere HWS	L 4/5, S1/2		
Dickdarm	Rectum	Hamstrings	Sacrum inspiration/expiration	L 4-S3		
Magen	Kopflymphaticum	Nackenext. als Gruppe	Fixation LWS	C 1/8		
	Nasennebenhöhlen	Nackenext. Rot. unilat.	Fixation des SIG dieser Seite			
		Nackenext. Rot. bds.	Fixation Sacrum			
Magen	Kopflymphaticum Nasennebenhöhlen	Nackenflexoren + SCM	HWS, Cranial Faults, Vit. B6, B3	C 1/8, XI		
Dünndarm	Dünndarm	Rectus abdominis	Sutura sagittalis	Th 7-12		
Niere	Auge, Ohr	Trapezius, oberer Teil	Generell HWS, aber v.a. Vit. F	XI, C2-C4		
3E	Thymus	Infraspinatus		C 5/6		

Grundsätzlich sollte man bei jeder muskulären Dysfunktion (Schwäche oder Hypertonus) an eine Störung des assoziierten Meridians bzw. Organs denken, insbesondere bei bilateral positivem Befund. Die Zuordnung ist allerdings nur in den o.g. Fällen hochsignifikant!

pathie (Sutherland) war bekannt, daß sich Schädelknochen während der Atemphasen leicht mitbewegen. Mit Hilfe der AK und verschiedener Challenges (siehe unten) an Schädel und Wirbelsäule/Becken entwickelte Goodheart in den 70-er Jahren ein diagnostisches und therapeutisches Konzept zur Korrektur von Störungen im Craniosacralen System sowie an der Wirbelsäule.

e) AK und Meridiansystem

Die Integration des Meridiansystems war ein wichtiger Meilenstein für die AK. Sie brachte weitere diagnostische und therapeutische Möglichkeiten und erklärte einen Teil von Muskelschwächen im AK-Test, die auf die bisherigen Therapieansätze nicht reagiert hatten. Gleichzeitig förderte die AK auch das Verständnis für die Akupunkturlehre durch die Untersuchungsmöglichkeit des Fülle – und Lehrezustandes des Meridiansystems.

f) Entwicklung und Organisation

In wenigen Jahren war eine Untersuchungsmethode entstanden, die einen großen Schatz an diagnostischen und therapeutischen Möglichkeiten bietet. Goodhearts Empfehlung war und ist eine ganzheitliche Betrachtung der gesundheitlichen Probleme, da jede Erkrankung eine mehr oder weniger große chemische, strukturelle und psychische Komponente hat und dementsprechend von drei Seiten her („Triad of Health“) therapeutische Ansätze sinnvoll sind.
1974 gründete Goodheart ICAK (International College of Applied Kinesiology), innerhalb dessen weitere gute Therapeuten wie Leaf, Schmitt, Walther usw. die AK ergänzten und verfeinerten.
Im deutschsprachigen Raum haben primär Gerz und Garten – später auch Stossier und Schmidhofer – die AK speziell auf medizinischer Ebene weiterentwickelt.
Zunehmend wurden Ende der 80er-Jahre bei Patienten ein oder mehrere hypertone Muskeln im AK-Test beobachtet, die eine besonderes Vorgehen in der AK-Strategie erforderten. Die systematische Aufarbeitung des hypertonen Muskels war vor allem bei der Testung chronischer Patienten mit Immunsystem-assoziierten Störungen notwendig geworden (s. Lehrbuch Gerz), bei denen sicher

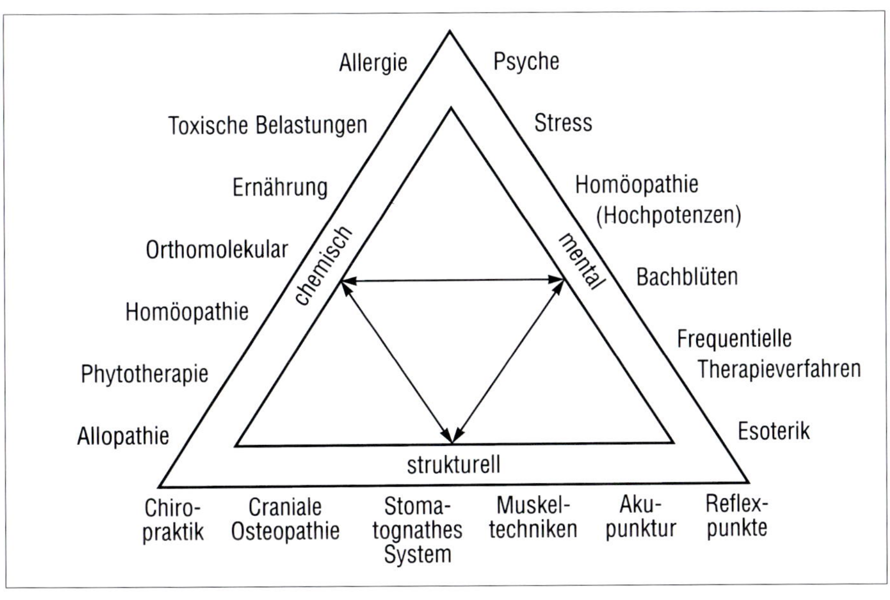

Abb. 1 Triad of Health – Das Dreieck der Gesundheit und die Zuordnung einzelner Fachgebiete und Therapierichtungen.

immer die chemisch-toxische und die mental-geistige Seite des Dreiecks besonders wichtig sind sowie die Auseinandersetzung mit dem Stress-Problem.
Bei strukturellen Problemstellungen hingegen hatte der hypertone Muskel weniger Bedeutung – mit Ausnahme von Kiefergelenksdysfunktionen (CMD).
Seit den frühen 90er Jahren wurde von der IMAK (International Medical Society for Applied Kinesiology) in Zusammenarbeit mit ICAK (International College of Applied Kinesiology) ein Ausbildungscurriculum für Ärzte und Zahnärzte erstellt.
Den Abschluß der Ausbildung bildet das A-Diplom der IMAK, welches die Grundlage zur Erlangung des Diploms der Ärztekammer in Österreich darstellt.
ICAK-D bietet definierte Ausbildungsgänge für Physiotherapeuten und Heilpraktiker an, sodaß in den deutschsprachigen Ländern ein kompaktes und gut erlernbares Diagnose- und Therapiesystem – berufsgruppenspezifisch aufgearbeitet – zur Verfügung steht.
Das „Lehrbuch der Applied Kinesiology (AK) für die naturheilkundliche Praxis“ (1. Auflage 1996; 2. Überarbeitete Auflage 2001) von Gerz – abgekürzt als „Lehrbuch Gerz“ bezeichnet – sowie das Buch von Ramšak/Gerz „Muskeltests auf einen Blick“ (Sommer 2001) sollen zusammen mit diesem Buch den optimalen Einsatz der AK als ganzheitliche Untersuchungsmethode in den verschiedenen Fachrichtungen ermöglichen.

2. AK-Definitionen

ICAK International:
„Applied Kinesiology is a system which evaluates our structural, mental/emotional and chemical functions. It employs muscle testing in combination with other standard methods of diagnosis. Diet, manipulation, orthomolecular supplementation, chinese meridian system, exercise and education are used therapeutically to help restore balance and maintain well being.“

IMAK:
„AK ist eine hauptsächlich diagnostische Methode, mit der durch Testung einzelner Muskeln und ihrer Stärkeänderung durch Reize und therapeutische Maßnahmen verschiedenster Art Aussagen über funktionelle Zusammenhänge bzw. Störungen möglich sind.“
Dies ist die Definition der AK gemäß den Ausbildungsunterlagen der Internationalen Ärztegesellschaft für Applied Kinesiology.

3. Der AK-Muskeltest

Der in der AK verwendete Muskeltest ist vom Prinzip her eine Untersuchung der Stress-Adaptationsfähigkeit des neuro-muskulären Funktionskreises und der übrigen Adaptationssysteme des Körpers auf verschiedene Reize.
Der Test erfolgt in einer definierten Muskelposition, die eine möglichst isolierte Muskelkontraktion gegenüber seinen Synergisten ermöglicht.
Der Patient wird aufgefordert, den Muskel maximal zu kontrahieren. Gleichzeitig bietet der Untersucher mit seiner Testhand gerade soviel Widerstand, daß der Muskel isometrisch kontrahiert bleibt.
Nach Erreichen der Maximalkraft beginnt die eigentliche Adaptations-Untersuchung:
Jetzt erhöht der Untersucher seinen Druck um wenige Prozente und überprüft, ob der Patient diesem Zusatzdruck Stand halten kann (s. nebenstehende Abbildung, Genaueres s. Lehrbuch Gerz).
Auf diesen Zusatzstress kann der Muskel mit drei verschiedenen Möglichkeiten reagieren:

- **Normotonus**
  Der Muskel kann adaptieren und gibt dem Zusatzdruck nicht nach. Auf einen zusätzlichen sedierenden Reiz (Stimulation des Sedierungspunktes des zugeordneten Meridians) reagiert dieser Muskel mit einer Schwäche.
- **Schwäche**
  Der Muskel gibt dem Zusatzdruck (Δp) nach; er kann sich an die Zusatzanforderung nicht adaptieren.

Abb. 4
pmax = subjektives Kraftmaximum des Patienten
_____ = Druck des Patienten
----- = Druck des Untersuchers
Δp = 2–3–4% zusätzlicher Druck des Untersuchers, langsam ansteigend
a) = der Muskel des Patienten bleibt stark, d.h. er kann den kleinen Extradruck des Untersuchers, Δp, richtig beantworten (›locking in‹).
b) = plötzliches ›Zusammenbrechen‹ des Muskels, d.h. Δp kann nicht richtig beantwortet werden.

- Das Erkennen von pmax und die gefühlvolle Testdurchführung ist die Kunst des Untersuchers
- Die Reaktion des Patienten (a) oder b)) ist der eigentlich entscheidende Schritt des AK-Muskeltest!

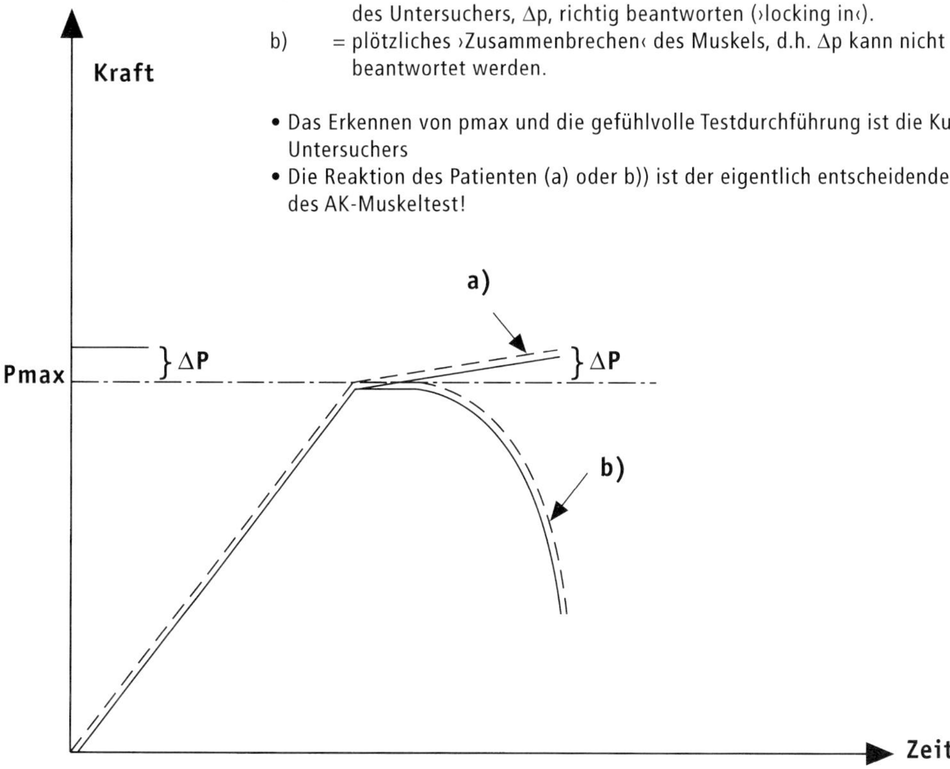

- **Hypertonus**
  Der Muskel testet stark. Die Stimulation des Sedierungspunktes oder andere typischerweise sedierende Maßnamen (s. Lehrbuch Gerz) führen zu keiner Schwächung des Muskels.

Seit den frühen 70er Jahren bestehen für die zwölf Hauptmeridiane ein oder mehrere Muskelzuordnungen. Daß diese Beziehungen zutreffen, kann leicht bewiesen werden durch die Verwendung des jeweiligen Sedierungspunktes. So wird z.B. ein normotoner Rectus femoris, der dem Dünndarm zugeordnet ist, durch die Verwendung des Sedierungspunktes Dü 8 auf derselben Körperseite geschwächt.

4. Die wichtigsten meridian-assoziierten Testmuskeln

Nachfolgend sind 14 häufig verwendete Testmuskeln beschrieben. Weitere Muskeln sind natürlich wichtig für eine wirklich ganzheitlich ausgerichtete Untersuchung und Behandlung. Diese würden aber den Rahmen dieses Buches sprengen; es sei verwiesen auf „Muskeltests auf einen Blick“ und das Lehrbuch Gerz.

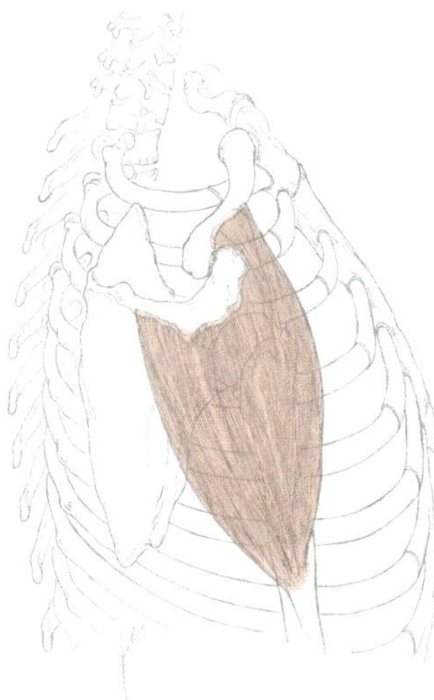

Nerval: C 5, C 6, N. axillaris

Meridian: Lunge **Sp:** Lu 5

Organ: Lunge

Nährstoffverbindungen/Heilmittel:
Vitamin C, Wasser, RNA, Beta-Carotin.

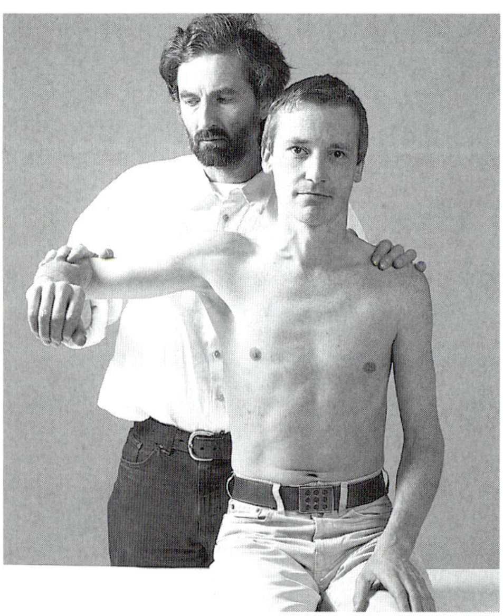

Klassischer Test des Deltoideus im Sitzen.

Deltoideus

Ursprung: Oberfläche des Akromion.
Ansatz: Tuberositas deltoidei humeri.
Funktion: Abduktion des Oberarms.
Test: Der Muskel kann bequem im Sitzen, im Stehen sowie in Bauch- und Rückenlage getestet werden. Der Arm des Patienten wird in 90° Abduktion mit 90° Flexion im Ellbogen gebracht. Der Patient drückt beim Test in Richtung weiterer Abduktion, der Untersucher mit weichem Kontakt über dem distalen Oberarm und dem proximalen Unterarm in Richtung Adduktion.
Die stablisierende Hand des Untersuchers ist auf der anderen Schulter des Patienten und kann so Ausweichbewegungen des Patienten registrieren.
Achtung: Schmerz an den typischen Tennisellbogenpunkten und Kontakt am Sedierungspunkt Lu 5 vermeiden!
Alternative Testpositionen: Ist der Patient sehr muskelkräftig im Verhältnis zum Untersucher, kann der Test am geraden Arm ausgeführt werden. Auch hierbei ist auf die Neutralstellung zu achten und der Patient darf durch den wesentlich höheren Hebel nicht überfordert werden. Kontakt am Handgelenk oder distal davon ist zu vermeiden.
Schwächezeichen:
- der Patient neigt sich von der Testseite weg.
- der Patient versucht die Flexion im Ellbogengelenk zu erhöhen.
- der Patient versuht, durch Änderung der Rotationsposition des Oberarms andere Muskeln zu rekrutieren. Dies ist leicht ersichtlich, wenn der Unterarm nicht mehr genau horizontal steht.

Beachte: Der Deltoideus ist der „Lieblingsmuskel“ der „Kinesiologen“ und deshalb einer der am häufigsten falsch getesteten Muskeln. Tatsächlich ist er oft beidseits hyperton oder schwach als Folge von Fixationen des HWS/BWS-Übergangs und dann als Indikatormuskel denkbar ungeeignet!

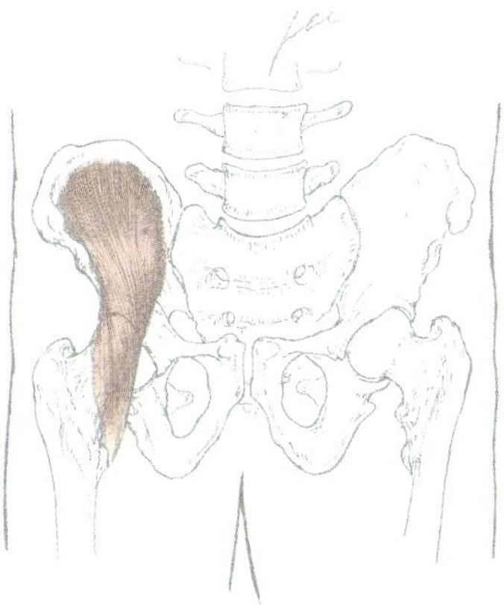

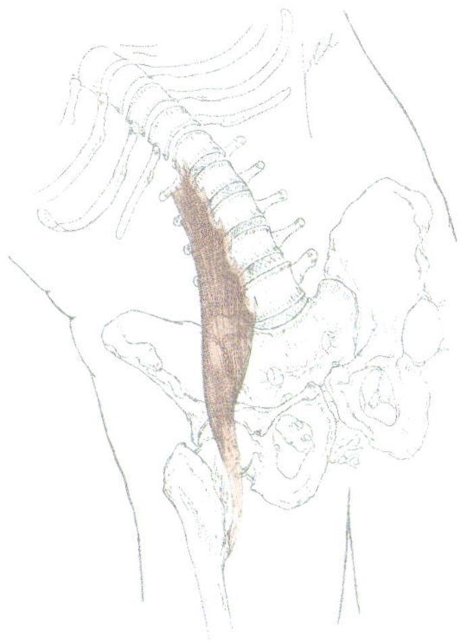

Nerval: Psoas: Plexus lumbale, L 1–L 4.
Iliacus: N. fermoralis, L 1–L 3

Meridian: Niere **Sp:** Ni 1

Organ: Niere

Nährstoffverbindungen/Heilmittel:
Wasser (häufig bei bilateraler Schwäche!), Vitamin A und E, Nieren- und Blasenmittel, Nosoden!

Iliopsoas

Tatsächlich handelt es sich hierbei um zwei Muskeln mit unterschiedlichem Ursprung, aber gleichem Ansatzpunkt und ähnlicher Funktion.

Ursprung M. psoas: Anterior und lateral an den Querfortsätzen, Wirbelkörpern und Bandscheiben T 12–L 5.

Ursprung des M. iliacus: Obere zwei Drittel der Fossa iliaca Innenseite des oberen Beckenrandes, Ala des Sacrum, sowie die Lig. sacroiliacale, lumbosacrale und iliolumbale.

Gemeinsamer Ansatz beider Muskeln: Trochanter minor.

Funktion: Anteflexion in der Hüfte, minimale Aussenrotation und Adduktion.

Test: Beste Testposition für den Muskel ist die Rückenlage. Das gestreckte und maximal außenrotierte Bein wird in etwa 45° Beugung und Abduktion gebracht. Die stabilisierende Hand liegt weich, aber fest auf der kontralateralen Bek-kenseite; ein Herüberrollen des Patienten zur Seite des getesteten Muskels ist unbedingt zu vermeiden!

Der Kontakt wird im Regelfall breit über dem distalen Oberschenkel, dem medialen Kniegelenk und dem medialen Kondylus der Tibia genommen; ein Challenge des Kniegelenks ist zu vermeiden! Bei sehr starken Patienten kann der Hebel größer werden durch Kontakt am distalen Unterschenkel.

Der Test erfolgt in Richtung Extension und leichter Abduktion. Der Patient drückt in Richtung Flexion und Adduktion. Testposition und Vektor des Testdrucks bei Iliacus sind gleich mit Ausnahme der geänderten Startposition: deutlich mehr Beugung und Adduktion im Hüftgelenk! Falls notwendig kann der Muskel bei entsprechender Stabilisierung auch im Stehen oder mit sinngemäßer Beinposition, aber im Regelfall abgewinkelt im Kniegelenk, im Sitzen untersucht werden.

Beachte:

- Bei allen akuten Kreuzschmerzsyndromen ist der Muskel mit äußerster Vorsicht zu testen; vom Anfänger bei solchen Patienten grundsätzlich nicht! Grund hierfür ist die Möglichkeit, bei mangelnder Stabilität im Lumbalbereich gemäß dem Ursprung vor allen Dingen der Psoasanteile durch Zug nach anterior und caudal an den Lendenwirbeln massivste Probleme auszulösen. Für den Geübten besteht bei akuten Patienten eine vorsichtige Testmöglichkeit des Muskels dadurch, daß der Patient nur darauf untersucht wird, ob er das Bein überhaupt in der Testausgangsposition halten kann.

- Neben Piriformis und Glutaeus maximus zieht er über das Iliosacralgelenk und ist für die Stabilität desselben von großer Bedeutung.
- Relativ häufig ist eine beidseitige Schwäche des Psoas, die zu über 80% pathognomonisch ist für eine Occiputfixation (siehe auch dort!). In diesem Fall wird durch TL zum Übergang Occiput – HWS zumindest einer der beiden Muskeln stark!

Auch dies ist eine der faszinierenden Möglichkeiten, mit Hilfe der AK Zusammenhänge zwischen den verschiedenen Wirbelsäulenabschnitten zu erkennen. Die Korrektur der Occiputfixation ist in der Regel durch eine weiche osteopathische Muskeltechnik („Occiput release“) ohne Problem möglich.

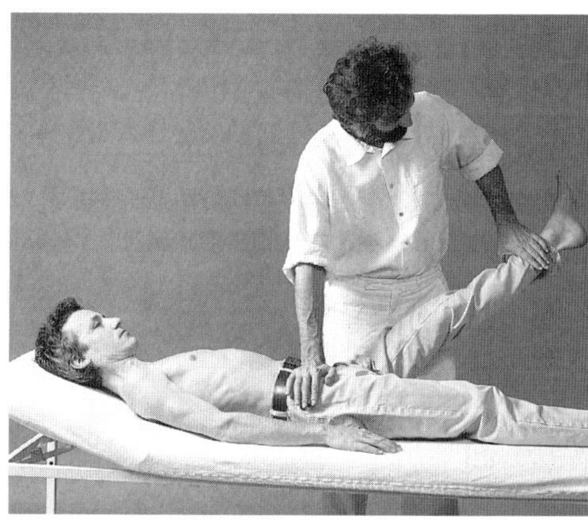

Klassische Testposition bei starkem Patienten; langer Hebel, aber Kontakt oberhalb des Malleolus!

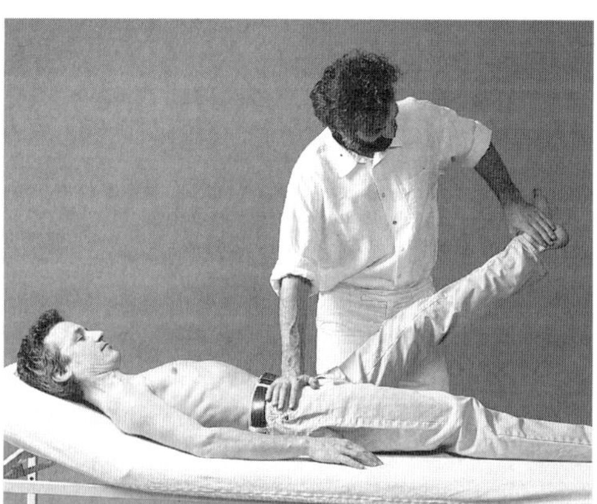

Häufiger Fehler: großer Hebel und Kontakt am Fuß, was bei instabilen Sprunggelenken ein falsches Testergebnis liefert

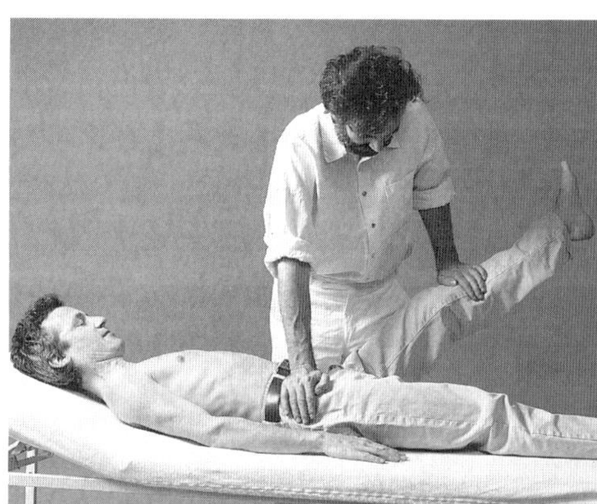

Klassischer Test bei Patienten, die – aus verschiedensten klinischen Überlegungen – vorsichtig zu testen sind: mittelmäßiger Hebel durch Kontakt nur knapp distal des Knies

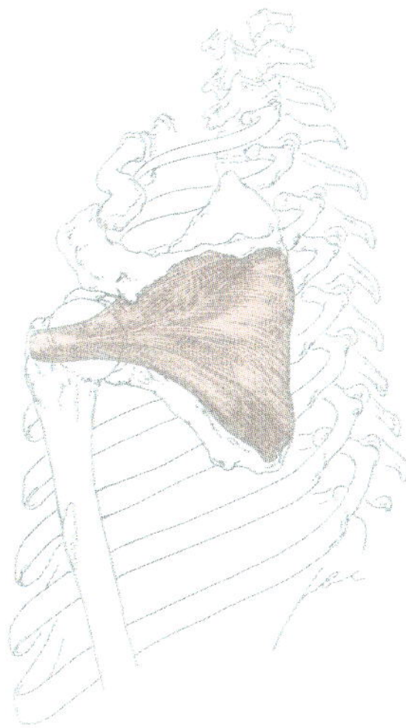

Infraspinatus

Ursprung: Mediale zwei Drittel der Fossa infraspinata der Scapula.
Ansatz: Tuberositas Major des Humerus und Schultergelenkskapsel.
Funktion: Außenrotation des Humerus. Stabilisierung des Humeruskopfes in der Cavitas glenoidale.
Test: Testbar im Sitzen, Stehen, in Bauch- und Rükkenlage.
Der Arm des Patienten ist in 90° Abduktion mit 90° Flexion im Ellbogen und maximaler Außenrotation des Humerus. Mit einem weichen Kontakt an der Dorsalseite des Unterarms übt der Untersucher den Testdruck in Richtung Innenrotation aus, wobei er mit der anderen Hand den Ellbogen stabilisiert.
Ohne ausreichende Stabilisierung der Scapula ist der Test nicht verwertbar. Es sollte nicht versucht werden, weiter außen zu rotieren als dem Patienten locker möglich ist.

Nerval: N. suprascapularis, C 5, C 6

Meridian: 3 E, Alarmpunkt bei Thymus-Beteiligung KG 18, also direkt oberhalb des Alarmpunktes des Kreislauf/Sex-Meridians.

Organ: Thymus **Sp:** 3E 10

Nährstoffverbindungen/Heilmittel:
Thymuspräparate; Vitamine C und A; Zink und Kupfer samt Schwermetallbelastung beachten!

Beachte:
- Ein schwacher Infraspinatus führt reflektorisch zur Verkürzung des Subscapularis und damit eingeschränkter Flexion, Abduktion und Aus-senrotation im Schultergelenk (Frozen Shoulder!).
- Entrapment des N. suprascapularis verursacht Schwäche des Infraspinatus!

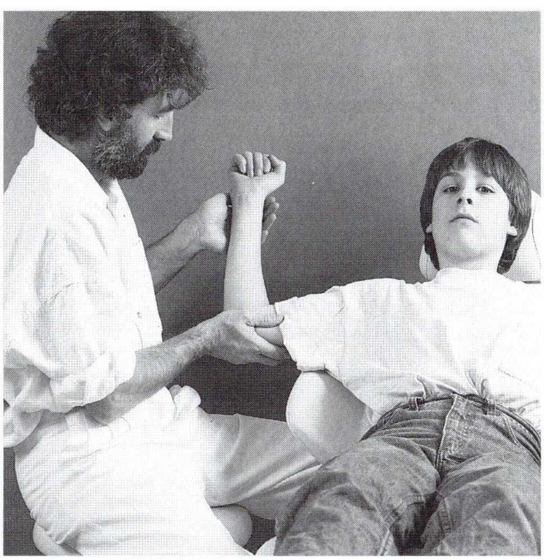

Wichtig beim Test ›in the clear‹ ist die Vermeidung der TL zum Sedierungspunkt. Andererseits kann der geübte Untersucher bei starkem Muskel die Überprüfung auf Hypertonus ohne Änderung der Handposition leicht durch Berühren des Sedierungspunktes 3E 10 mit den Kuppen der Finger III und IV durchführen.

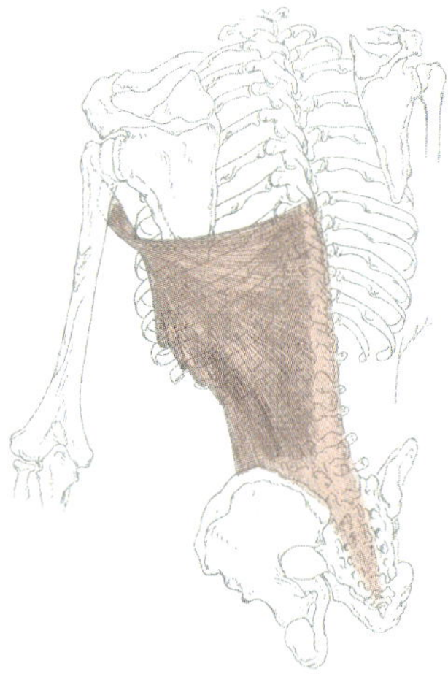

Nerval: N. thoracodorsalis aus dem Plexus brachialis – C 6, 7, 8

Meridian: Milz – Pankreas **Sp:** MP 5

Organ: Pankreas

Nährstoffverbindungen/Heilmittel: Vitamin A und F (EFA), Zink. Pankreasorganextrakt, Pankreasenzyme, pankreasstimulierende Phytotherapeutika und Homöopathika.

Essentiell: Selen zur Produktion der Pankreasenzyme, Chrom (Glukose-Toleranz-Faktor) zur Blutzuckerregulation.

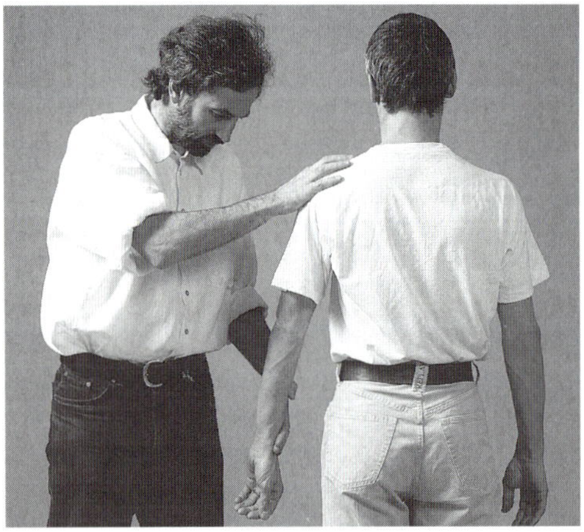

Latissimus dorsi: Klassischer Test im Stehen; der Arm des Patienten ist im Ellenbogengelenk maximal gestreckt und der Untersucher vermeidet Kontakt an den Radialis-Pulspunkten.

Latissimus dorsi

Ursprung: Der Muskel entspringt von einer breiten Aponeurose, die von den Dornfortsätzen der unteren sechs Brustwirbel über die Lendenwirbel bis zum posterioren Rand des Os illium reicht und zusätzlich noch von den unteren drei bis vier Rippen und der Scapulaspitze entspringt.
Ansatz: Der Muskel ›verdreht‹ sich um sich selbst und setzt am Boden des Sulcus intertubercularis humeri an.
Funktion: Adduktion und Innenrotation des Humerus; zieht die Spitze der Scapula nach unten und medial. Zieht die gesamte Schulter nach unten!
Test: Der Test kann gut im Stehen, Sitzen sowie in Rücken- und Bauchlage ausgeführt werden. Der Arm des Patienten ist maximal gestreckt und innenrotiert, sodaß der Daumen zum Körper zeigt. Zu Beginn des Tests ist der Arm etwa 20° vom Körper entfernt; der Patient zieht in Richtung Adduktion.
Der Untersucher zieht mit einem weichen Kontakt am distalen Unterarm in Richtung Abduktion mit einer leichten Komponente nach anterior.
Achtung! Der Untersucher sollte keinen Schmerz verursachen und eine Berührung der Meridan-Pulspunkte möglichst vermeiden!
Schwächezeichen: Der Patient versucht, durch Beugen im Ellbogengelenk die lange Bicepssehne zu rekrutieren.

Beachte:
1. Bilaterale Schwäche des Latissimus dorsi ist häufig und kann hinweisen auf:
- Fixationen im thorakalen bzw. thorakolumbalen Bereich (Ursprung des Muskels!).
- Erhebliche Organstörung meist des Pankreas!

Deshalb ist der Latissimus ein idealer Indikatormuskel bei einer Vielzahl von Problemen – Verdauungsstörungen bis Beckenschiefstand/Schuhausgleich.
2. Schwäche des Latissimus begünstigt eine Verkürzung des oberen Trapezius (häufige Schmerzpunkte!)

Pectoralis Major – claviculärer Teil (kurz: Pectoralis Clavicularis = PMC)

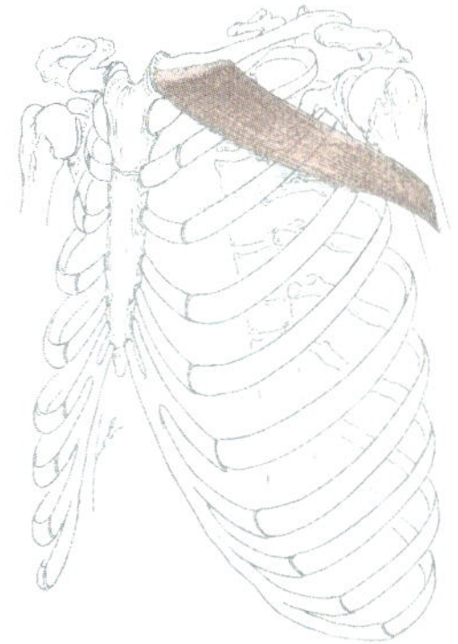

Nerval: N. pectoralis lateralis, C 5–C 7

Meridian: Magen **Sp:** Ma 45

Organ: Magen

Nährstoffverbindungen/Heilmittel: Zink als wichtigster Co-Faktor der Carboanhydrase-Reaktion, die zur Produktion von HCl und Bicarbonat in den Magenzellen notwendig ist. Phytotherapeutika zur Magenstimulation (Amara-Mischungen), Betain-HCl, Vitamin B.

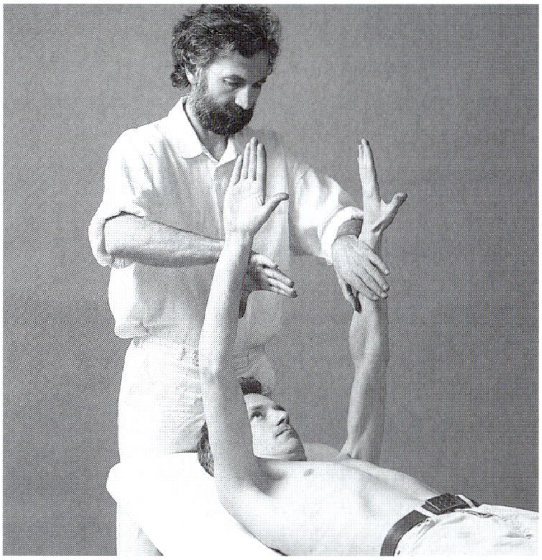

Testung des PMC bilateral; das Bild zeigt die häufigste Fehlerquelle bei Schwäche des Muskels: Beugung im Ellenbogen rechts!

Ursprung: Anteriore Oberfläche der medialen Hälfte der Clavicula.
Ansatz: Lateraler Rand des Sulcus bicipitalis humeri.
Funktion: Flexion im Schultergelenk, horizontale Adduktion des Humerus in Richtung der kontralateralen Schulter, Mithilfe bei der Innenrotation des Oberarmes.
Test: Am besten in Rückenlage, aber auch im Stehen, Sitzen und in Bauchlage möglich. Anteflexion im Schultergelenk bis 90° mit maximaler Streckung im Ellbogengelenk, maximale Innenrotation, sodaß der Daumen zu den Zehen zeigt. Der Patient drückt den Arm in Richtung auf die kontralaterale Schulter, der Untersucher nimmt einen weichen Kontakt am distalen Unterarm und drückt in Richtung Abduktion und minimale Extension der Schulter.
Schwächezeichen: Am häufigsten versucht der Patient bei Schwäche des Muskels immer wieder, den Arm im Ellbogengelenk zu beugen und so über die lange Bicepssehne zu rekrutieren.

Beachte:
Im Regelfall testen wir diesen Muskel bilateral gleichzeitig. Warum? Goodheart fand sehr früh in der Entwicklung der AK, daß eine Schwäche des PMC bei gleichzeitiger Testung beider Arme in über 90% der Fälle mit einem Mangel an Magensäure (Hypochlorhydrie, Achlorhydrie) verbunden ist. Klassischerweise ist der PMC oft sogar, einzeln getestet, ein- oder beidseitig stark, aber eben nicht bilateral gleichzeitig!

Bilaterale Schwäche des PMC
↓
HCl- Mangel

Dies ist bei allen Störungen des Verdauungstraktes, Allergien, aber auch bei Mineralstoffwechselstörungen wie Osteoporose und Parodontose äußerst wichtig.

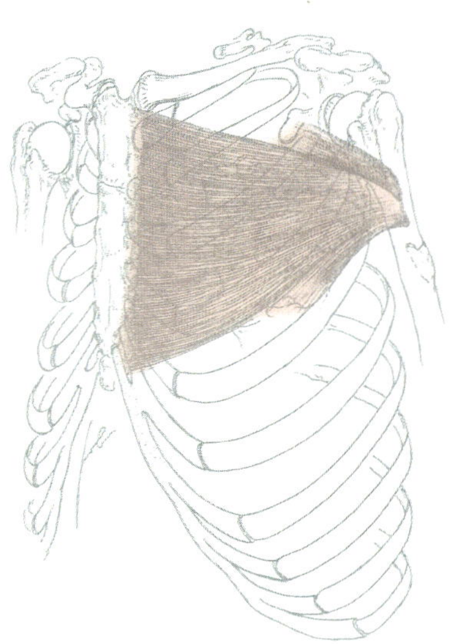

Nerval: N. pectoralis lateralis, C 6–C 8, Th 1

Meridian: Leber **Sp:** Le 2

Organ: Leber

Nährstoffverbindungen/Heilmittel:
Vitamin A, B3 und andere orthomolekulare Faktoren wie Cholin, Methionin, Taurin, Insitol usw.; Gallensalze, Organextrakt Leber, Phytotherapeutika für die Leber.

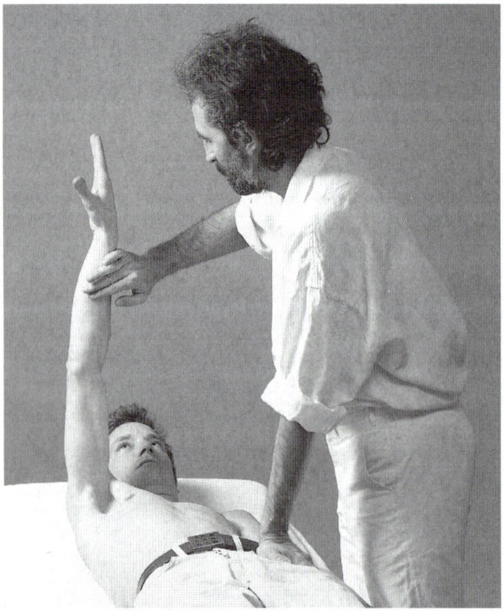

Testung des PMS.

Pectoralis Major – sternaler Teil (Pectoralis Sternalis = PMS)

Ursprung: Sternum bis zur siebten Rippe, Knorpel der echten Rippen und Aponeurose des M. abdominalis obliquus externus.
Ansatz: Lateraler Rand des Sulcus bicipitalis humeri.
Funktion: Adduktion des Humerus in Richtung auf die kontralaterale Hüfte; entscheidender Stabilisator des vorderen Schultergelenks.
Test: Am besten in Rückenlage, aber auch im Stehen, Sitzen und in Bauchlage möglich. Anteflexion im Schultergelenk bis 90° bei maximal gestrecktem Ellbogengelenk, maximale Innenrotation, sodaß der Daumen zu den Zehen zeigt.
Der Patient drückt den geraden Arm in Richtung kontralaterale Hüfte; der Untersucher drückt mit weichem Kontakt am distalen Unterarm in Richtung Abduktion und Flexion.

Beachte:
Als Kennmuskel für die Leber stellt der PMS einen der wichtigsten Testmuskeln dar bei allen toxikologischen und klinisch-ökologischen Fragestellungen, aber auch chronischen Immunsystemproblemen!
Häufig reagiert der PMS als erster Muskel auf die Testexposition mit allergisierenden oder toxischen Substanzen!

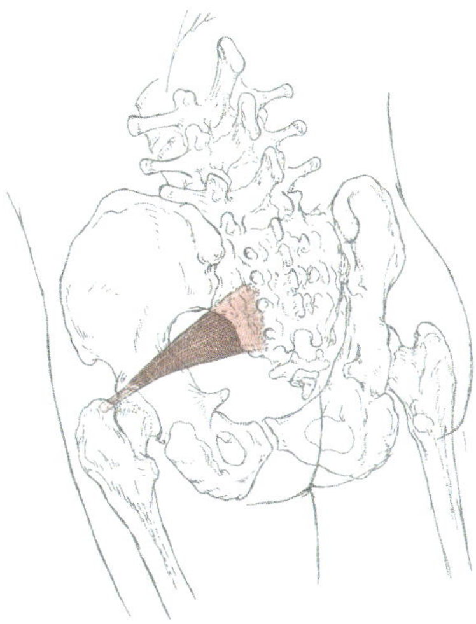

Nerval: Plexus sacralis, L 5, S 1, S 2

Meridian: Kreislauf/Sex **Sp:** KS 7

Organ: Reproduktionsorgane

Nährstoffverbindungen/Heilmittel:
Vitamin E, Vitamin A, Niacin, Zink und andere Co-Faktoren der aus Cholesterin hergestellten Sexualhormone. Organextrakte von Reproduktionsorganen, entsprechende Homöopathika inkl. Nosoden und Phytotherapeutika!

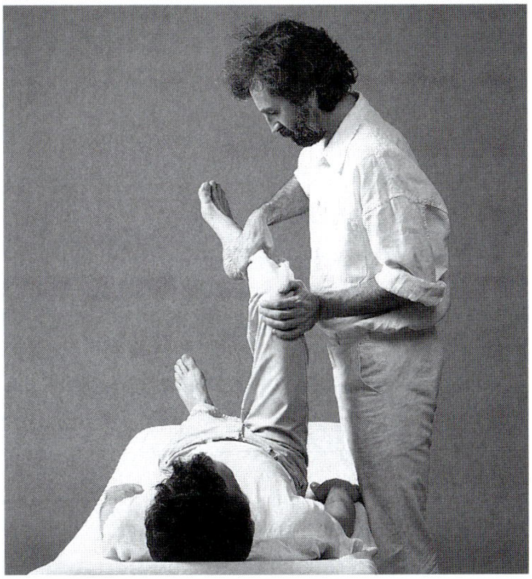

Testung des Piriformis.

Piriformis

Ursprung: Vorderseite des Sacrum zwischen und lateral des Foramen, Kapsel des SIG, Rand des Foramen ischiadicum, Lig. sacrotuberale.
Ansatz: Oberer Rand des Trochanter major.
Funktion: Außenrotation des Oberschenkels, in Flexion Abduktion.
Achtung: Bei Flexion von mehr als 90° im Hüftgelenk wirkt der Piriformis als Innenrotator!
Test im Sitzen und in Rückenlage: Flexion im Hüftgelenk und im Kniegelenk 90° mit maximaler Außenrotation des Oberschenkels. Kontakt am medialen distalen Unterschenkel bei gleichzeitiger Stabilisierung des Knies mit der anderen Hand. Der Patient drückt weiter in Richtung Außenrotation, der Untersucher zieht über den Unterschenkel in Richtung Innenrotation.
Test in Bauchlage: Beugung im Kniegelenk von 90°, maximale Außenrotation des Oberschenkels – dies bedeutet in Bauchlage, daß der Unterschenkel nach medial gedrückt wird! Kontakt am medialen distalen Unterschenkel, Stabilisierung durch die andere Hand, der Testdruck geht dann wieder in Richtung Innenrotation.

Beachte:
- Der Piriformis ist einer der wichtigsten Muskeln bei allen Becken- und Lumbalproblemen. Er zieht direkt über das SIG und ist deshalb für die Stabilität desselben von extremer Bedeutung.
- Eine **beidseitige** Schwäche des Piriformis kann auf schwerwiegende strukturelle Probleme hinweisen, findet sich aber klinisch häufiger bei chronischen Unterleibsprozessen. Gelingt es, den Piriformis beidseits zu stärken, so lassen sich oft auch schwierigste Beschwerden erfolgreich behandeln.
- Bei einseitiger, meist strukturell bedingter Schwäche des Piriformis lohnt sich häufig eine postisometrische Relaxation des kontralateralen, meist total verkürzten und spastischen Muskels.

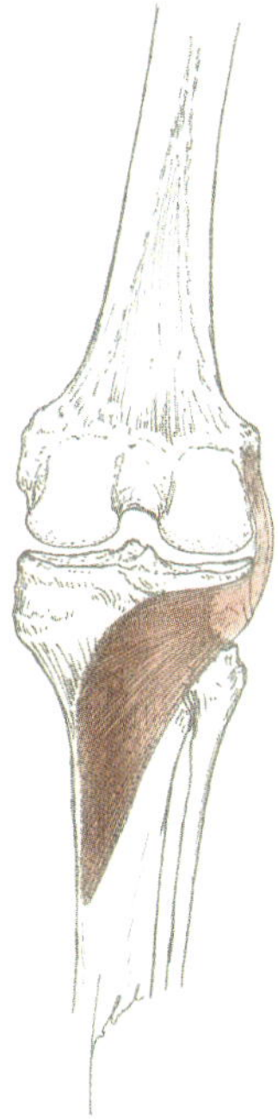

Nerval: N. tibialis; L 4–S 1

Meridian: Gallenblase **Sp:** Gb 38

Organ: Gallenblase

Nährstoffverbindungen/Heilmittel:
Vitamin A, Vitamin F, Gallensalze, Leber-/Gallemittel.

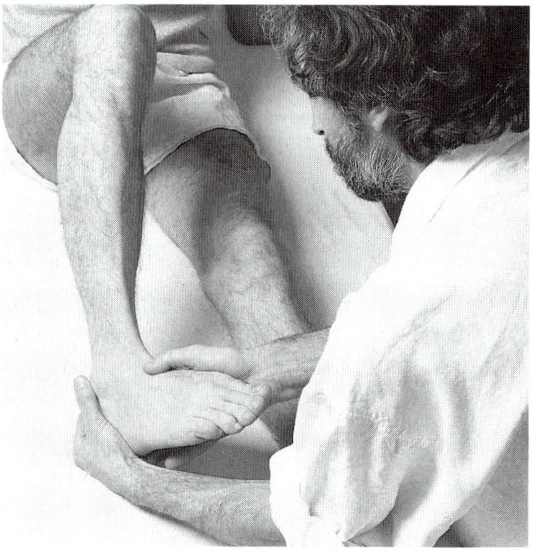

Popliteus

Ursprung: Condylus lateralis des Femur, Kniegelenkskapsel, lateraler Meniskus, Fibulaköpfchen.
Ansatz: Mediale Rückseite der Tibia oberhalb der Linea M. soleus.
Funktion: Bei fixiertem Femur IR der Tibia, – bei fixierter Tibia AR des Femur. Wichtiger Stabilisator des dorsalen Kniegelenks. Zieht den Außenmeniscus bei Flexion des Knies nach hinten. Beim Aufsetzen des durchgedrückten Beines kontrahiert sich der Muskel, um eine Hyperextension oder ein Einrasten des Kniegelenks zu verhindern und hilft so beim Abfedern der Stoßbelastungen.
Test: Im Sitzen; in Rücken- und Bauchlage. Flexion im Kniegelenk und im Sprunggelenk jeweils 90°. Weicher, breiter Kontakt am Innenfuß. Die stabilisierende Hand hält den Calcaneus von hinten und außen. Der Testdruck erfolgt in Richtung Außenrotation der Tibia über den Hebel des Fußes; wichtig ist jedoch, sich nicht darauf zu konzentrieren, ob der Untersucher den Fuß rotieren kann, sondern ob die Tibia, oder genauer das Tuberculum tibiae, fixiert gehalten wird.
Instabilität oder Schmerzhaftigkeit im Knöchelbereich macht eine Testung des Popliteus problematisch bis unmöglich!

Beachte:
Häufig irritieren Narbenstörfelder nach Knieoperationen den Popliteus und den Gallenblasenregelkreis (Lage des Neurovaskulären Reflexes!)

Test des Politeus. Jeglicher Druck auf die Großzehe bzw. das Großzehengrundgelenk (insbesondere bei Hallux valgus) ist zu vermeiden!

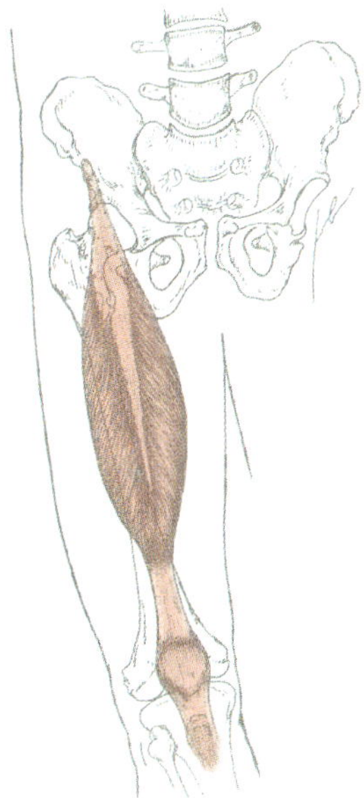

Nerval: N. femoralis, L 2–L 4

Meridian: Dünndarm **Sp:** Dü 8

Organ: Dünndarm

Nährstoffverbindungen/Heilmittel:
Vit. B-Komplex, Vit. D, Calcium, CoQ10; vor allem auch Darmpräparate wie Acidophilus (primärer Keim im Dünndarm), Vitaldophilus® Colibiogen oral®, Hylak (forte)®, Omniflora®, FOS® usw.

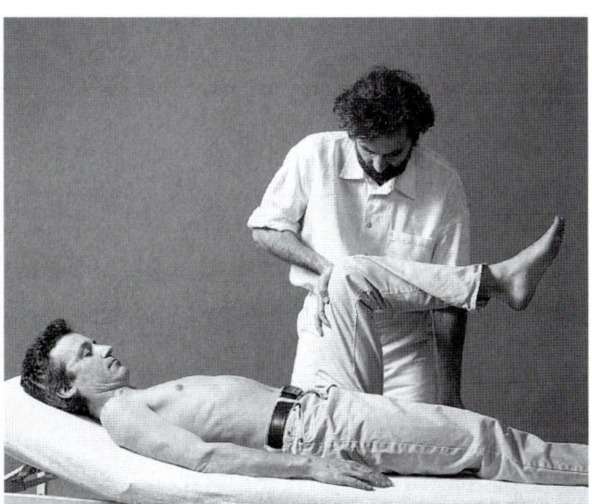

Testung des Rectus femoris.

Rectus femoris

Mit Ausnahme von spezifischen orthopädischen Problemen, v.a. am Knie und Becken, testen wir von den vier Teilen des Quadrizeps normalerweise nur den **Rectus femoris**.
Ursprung: Spina iliaca anterior superior.
Ansatz: Oberrand der Patella.
Funktion: Beugung in der Hüfte, Extension im Knie.
Test: Idealer Indikatortestmuskel in Rückenlage! 90° Beugung im Kniegelenk und 90° Beugung im Hüftgelenk. Kontakt am distalen Oberschenkel. Der Untersucher drückt in Richtung gerader Extension. Jegliche Rotation ist zu vermeiden, ebenfalls sollte der Winkel im Knie nicht verändert werden.
Bei diesem Muskel kommt es besonders darauf an, daß der Untersucher seine eigene Testposition entsprechend der Muskelstärke des Patienten wählt. Dies bedeutet: Ein sehr kräftiger Untersucher wird bei den allermeisten Patienten keine Probleme haben; ist jedoch der Patient im Verhältnis zum Untersucher sehr muskelkräftig, so wird es notwendig sein, sich entweder mit der anderen Hand am Tisch abzustützen oder gar dieses zu kombinieren mit einer verriegelten Position des Testarmes des Untersuchers nahe am Körper.

Beachte:

- Eine bilaterale, teilweise extreme Schwäche des Rectus bds, häufig ohne jeglichen gravierenden Befund an der Wirbelsäule, findet man pathognomonisch bei dünndarmbezogenen Allergien und Dysbiosen, insbesondere auch bei Candidose! Bei diesen Patientengruppen ist auch der umgekehrte Befund häufig anzutreffen: Beidseitiger Hypertonus des Rectus als Folge einer allergischen Reaktion des Dünndarms! Der Rectus ist deshalb der ideale Indikatormuskel zur Untersuchung dieses Problembereichs!
- Die einseitige Schwäche des Rectus ist oft assoziiert mit dem häufigsten Subluxationsbefund am SIG: ›posteriores Ilium‹.

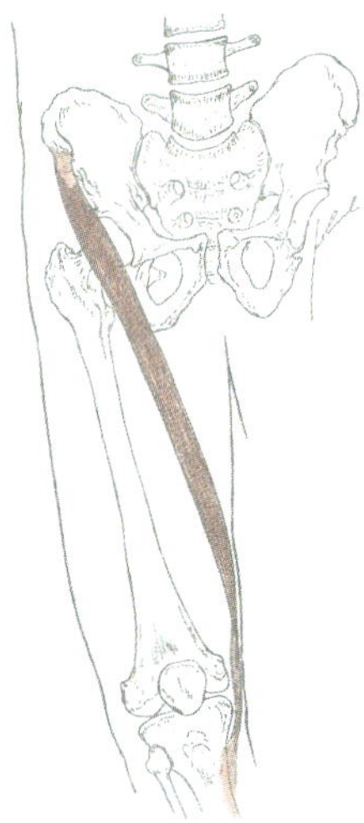

Nerval: N. femoralis, L 2, L 3

Meridian: Kreislauf/Sex (selten 3E)

Organ: Nebenniere **Sp:** KS 7

Nährstoffverbindungen/Heilmittel:
Vitamin C, Mangan, Tyrosin, B-Komplex (insbesondere B6, B12 und Folsäure), Ginseng, Nebennierenextraktpräparate und übrige Faktoren, die für eine optimale Nebennierenfunktion verantwortlich sind!

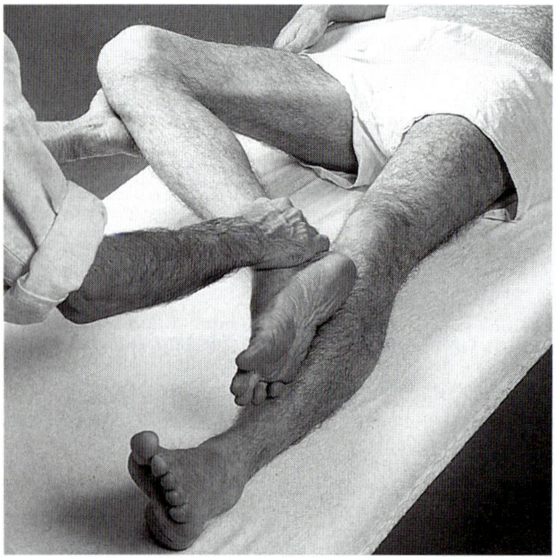

Sartorius-Ausgangsposition: Fuß unterhalb des kontralateralen Knies, Oberschenkel in weitest möglicher Abduktion.

Sartorius

Ursprung: Spina iliaca anterior superior.
Ansatz: Pes anserinus (Medialseite der Tibia).
Funktion: Einziger Muskel, der gleichzeitig Hüft- und Kniegelenk beugt! AR des Oberschenkels; bei Beugung im Kniegelenk IR der Tibia. Wichtiger medialer Stabilisator des Kniegelenks.
Test: Am besten in Rückenlage. Der Test ist einer der schwierigsten in der AK. Es hat sich folgende Testmethode am besten bewährt (am Beispiel des rechten Sartorius): Man faßt mit der linken Hand das Knie von der Außenseite, mit der rechten Hand am distalen Unterschenkel von medial her direkt oberhalb des Malleolus. Das Bein wird durch den Untersucher bei Entspannung aller Muskeln des Patienten in etwa 30–45° Abduktion mit maximaler AR und leichter Flexion im Hüftgelenk gebracht; gleichzeitig Flexion im Kniegelenk, sodaß der rechte Fuß etwa in Höhe des linken Knies des Patienten ist. Nun demonstriert man dem Patienten erst 2–3 mal im entspannten muskulären Zustand die Testbewegung des Untersuchers, die mit der linken Hand in Richtung Adduktion, IR und Extension im Hüftgelenk und mit der rechten Hand in Richtung Extension im Kniegelenk zeitgleich und harmonisch erfolgt. Hat man dem Patienten die komplexe Bewegung ausreichend erklärt, so erfolgt das Kommando, nun aktiv dieser Bewegung möglichst maximalen Widerstand entgegenzusetzen.
Schwächezeichen: Der Patient versucht über die Hamstring-Gruppe, nur im Kniegelenk zu beugen oder, seltener, über die übrigen Abduktoren im Hüftgelenk die Abduktion durchzuführen.

Beachte:

- Bezug zur Nebenniere (Stress!).
- Stabilisierungsfunktion für die Medialseite des Knies sowie für das Os ilium in Richtung anterior; bei Schwäche kommt es oft zum häufigsten Subluxationsbefund des SIG: ›posteriores Ilium‹!

Subscapularis

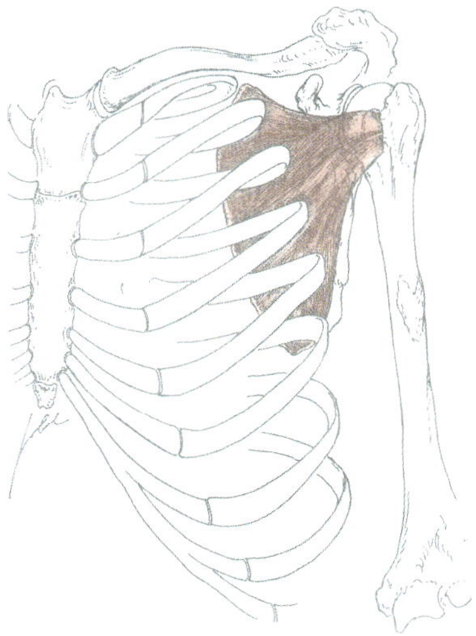

Ursprung: Fossa subscapularis.
Ansatz: Vorderseite des Humerus am Tuberculum minus und am unteren Teil der Schultergelenkskapsel.
Funktion: Innenrotation des Humerus; hilft bei der Adduktion. Wichtigster Stabilisator des Humeruskopfes im Schultergelenk beim Heben und Abduzieren des Armes.
Test: Testbar im Stehen, Sitzen sowie in Bauch- und Rückenlage. Abduktion der Schultern bis 90° mit 90° Beugung im Ellbogen. Maximale Innenrotation. Der Untersucher stabilisiert mit einer Hand den Ellbogen und übt mit der anderen Hand am distalen Unterarm (Achtung: Weicher Kontakt!) einen Druck in Richtung Außenrotation aus.

Nerval: C 5, C 6. Oberer und unterer Anteil des N. subscapularis.

Meridian: Herz **Sp:** He 7

Organ: Herz

Nährstoffverbindungen/Heilmittel:
Vitamin E, B2, B3, Carnitin, Herzmittel.

Beachte:
- Eine beidseitige Schwäche des Subscapularis ist nach Alison Astill-Smith, D.O. mit einer Sternum-Fixation assoziiert!
- Der Subscapularis ist einer der kritischen Muskeln bei ›Frozen Shoulder Syndromen‹. Häufig beginnen durch Veränderungen im Subscapularis die Muster von eingeschränkter Abduktion und Außenrotation. Ursächlich hierfür sind Schwächen der Hauptmuskeln für die Abduktion oder Außenrotation, die dann dazu führen, daß die regelrechte Inhibierung des Subscapularis nicht mehr stattfindet. Bei Verdacht auf Verkürzung des Subscapularis ist unbedingt eine häufig vorhandene extreme Schwäche des Infraspinatus auszuschließen bzw. zu behandeln.

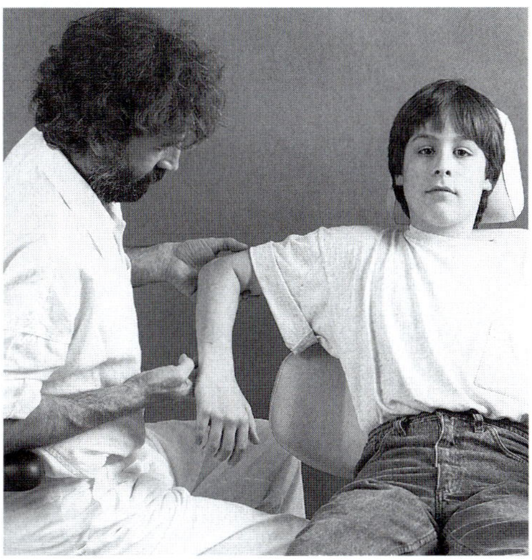

Testung des Subscapularis.

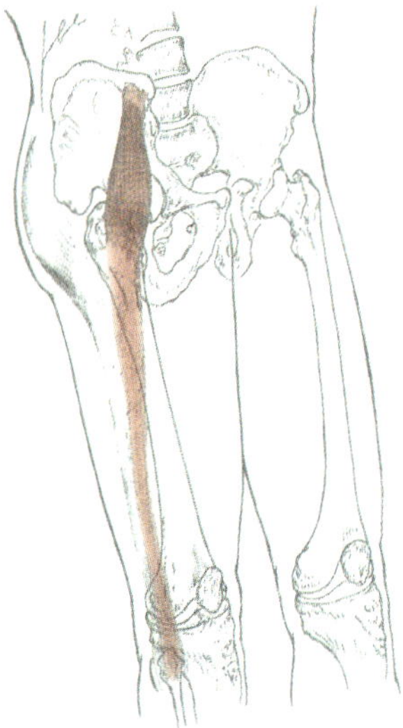

Nerval: N. glutaeus superior, L 4, L 5, S 1

Meridian: Dickdarm **Sp:** Di 2

Organ: Dickdarm

Nährstoffverbindung/Heilmittel: B12, Folsäure, B-Komplex, Eisen, Vitamin D.

Synergistische Darmkeimpräparate wie Acidophilus, Bifidus, Vitaldophilus®, Mutaflor®, Omniflora®, FOS® usw....

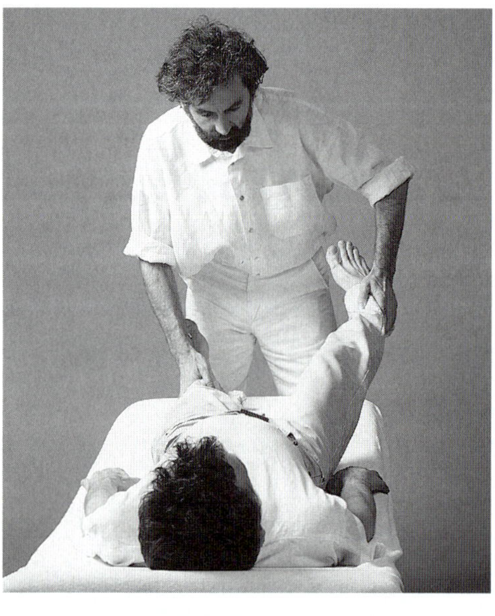

Testung des TFL. Cave: Vermeide Kontakt zum Sprunggelenk und spezifischen Akupunkturpunkten.

Tensor Fasciae Latae (TFL)

Ursprung: Lateral der Spina iliaca anterior superior, am oberen Rand des Os ilium.
Ansatz: Mittleres Drittel des Tractus iliotibialis.
Funktion: Beugung, Abduktion und Innenrotation im Hüftgelenk. Spannt zusammen mit dem Glutaeus maximus die Fascia lata und stabilisiert so über den Tractus iliotibialis das laterale Knie!
Test: Optimale Testposition ist die Rückenlage. Das im Knie maximal gestreckte Bein wird in eine Position der Abduktion, der Innenrotiation und etwa 30° Beugung im Hüftgelenk gebracht. Der Patient drückt das Bein in Richtung weiterer Abduktion und Flexion, also nach außen und oben; der Testdruck des Untersuchers erfolgt mit Kontakt am distalen Unterschenkel in Richtung Adduktion und Extension, also vom Vektor her in Richtung des anderen Beins, das mit der zweiten Hand des Untersuchers auf der Untersuchungsliege stabilisiert wird.

Beachte:
Eine bilaterale Schwäche des TFL ist zu über 80% ein Indikator für eine Anämie! Die entsprechend indizierten Substitutionspräparate wie Eisen, B12 und Folsäure sind dann ideal am TFL zu testen!

TFL bilateral schwach
↓
Anämie

Teres Minor

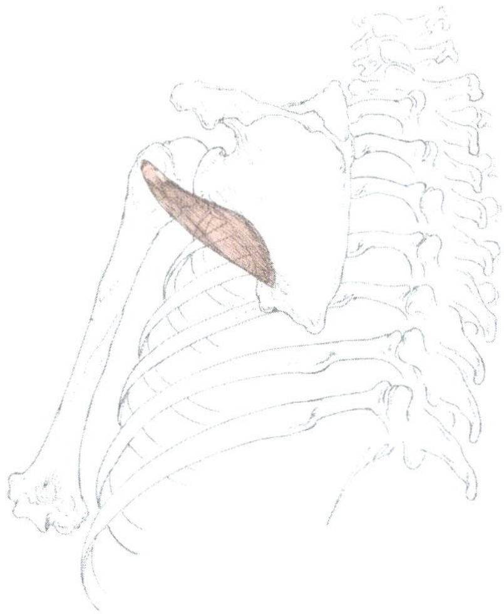

Nerval: N. axillaris – C 4, 5, 6

Meridian: 3E **Sp:** 3E 10

Organ: Schilddrüse

Nährstoffverbindungen/Heilmittel:
Schildrüsenextrakt, organisches Jod, Tyrosin; homöopathische und phytotherapeutische Schilddrüsenmmittel.

Ursprung: Dorsalseite der Scapula, axillärer Rand.
Ansatz: Tuberositas des Humerus und Schultergelenkskapsel.
Funktion: Außenrotation des Humerus mit einer geringen Komponente von Adduktion und Extension. Stabilisierung des Humeruskopfes bei Bewegung, insbesondere Interaktion mit M. deltoideus bei der Abduktion.
Testpositionen: Gut testbar im Sitzen, Stehen und in Rückenlage.
Test: Geringe Abduktion (ca. 10°–15°) und 90° Flexion im Ellbogen. Der Untersucher fixiert mit einer Hand und weichem Kontakt den Ellbogen von dorsal, bringt dann den gebeugten Arm in maximale Außenrotation. Der Patient drückt in Richtung Außenrotation, der Untersucher in Richtung Innenrotation.

Beachte:
Zur Beurteilung der Schilddrüsenfunktion empfiehlt sich zusätzlich zu den üblichen Laboruntersuchungen dringend die axilläre Messung der Basaltemperatur nach Broda Barnes M.D.! Der Optimalbereich liegt zwischen 36.4°– 36.8°!

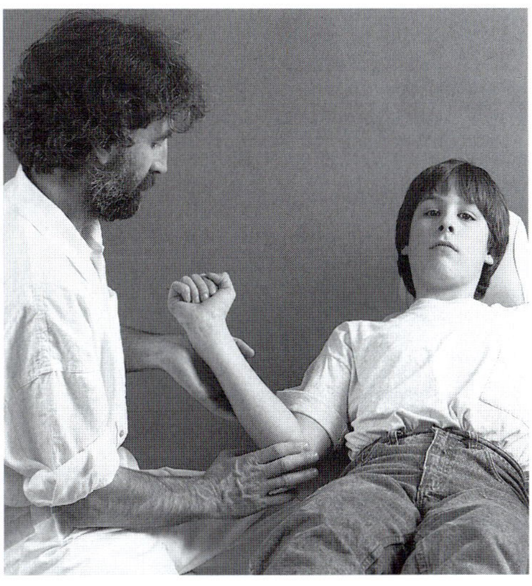

Testung des Teres minor.

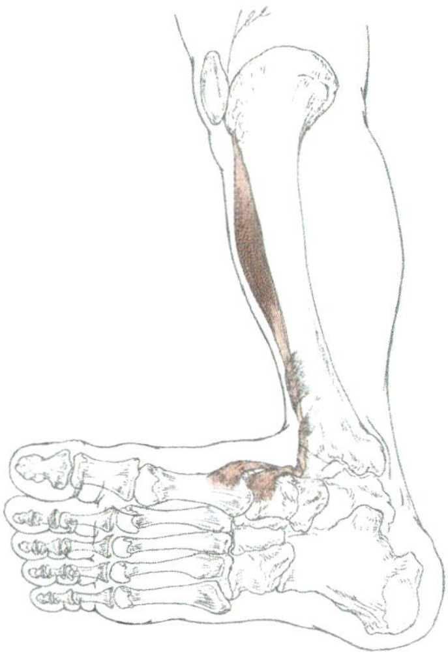

Tibialis anterior

Ursprung: Condylus lateralis tibiae, obere 2/3 der lateralen Tibiafläche, Membrana interossea, Fascia cruris und Septum intermusculare.

Ansatz: Medial-plantare Fläche des Cuneiforme mediale und der Basis des Metatarsale I.

Funktion: Dorsalflexion und Supination des Fußes, Hebung des Vorfußes in der Schwungphase beim Gehen.

Schwächezeichen: Stolperneigung mit lautem Sohlenaufsatz. Verlust der Vorfußstabilität beim Zurücklehnen im Stehen.

Test: Vollständige Dorsalflexion, die durch einen verkürzten Gastrocnemius nicht vollständig möglich ist. Daher werden die Knie 90° gebeugt und der Vorfuß in maximale Supinationsstellung gebracht mit Plantarflexion der Großzehen.

In der Supinationsstellung werden die Peroneii bestmöglich aus dem Test herausgenommen. Die Stabilisationshand liegt am Calcaneus, die Testhand nimmt von lateral kommend weichen Kontakt am Fußrücken unmittelbar distal vom Talus. Der Patient drückt in Extension.

Testvektor: Geht bogenförmig in Flexion.

Achtung: Keinen punktförmigen Knochenkontakt über den Metatarsalia, weil es sonst zur schmerzbedingten Abschwächung kommt. Ein nach **caudal** subluxiertes **Naviculare** schwächt den Tibialis anterior.

Beachte:

Bei organischen oder funktionellen Störungen der Blase ist der Tibialis anterior nur selten schwach. Meistens ist bei entsprechender Fragestellung die Testung per Indikatormuskel und TL zu KG 2/3 oder Gb 25 (Alarmpunkte des Blasen- und Nierenmeridians) empfehlenswerter.

Nerval: N. peronaeus, L 4, L 5, S 1

Meridian: Blase **Sp:** BL 65

Organ: Blase

Nährstoffverbindungen/Heilmittel:
Vitamin A, Thiamin-Komplex, Kalium, Nieren- und Blasenmittel.

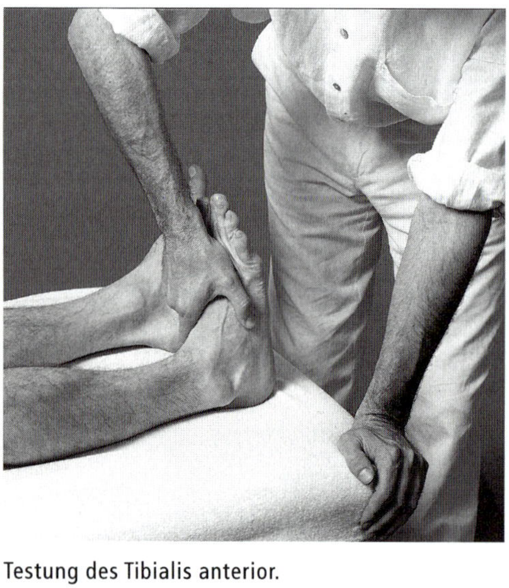

Testung des Tibialis anterior.

5. Therapielokalisation und Challenge

a. Therapielokalisation (TL)

Ändert sich die Stärke bzw. der Tonus eines Testmuskels, wenn der Patient eine spezifische Stelle am Körper berührt, so nennen wir dies eine positive TL.

Eine positive TL sagt uns nicht, was falsch oder therapiebedürftig ist, sondern wo etwas weiter untersucht und ggf. therapiert werden soll.

Je nach Situation erfordert eine positive TL ein weiteres differenziertes Vorgehen (genauere Beschreibung siehe Lehrbuch Gerz).

Häufig verwendete Punkte am Körper, die mit TL untersucht werden sind:

Akupunkturpunkte, Zähne, Gelenke, Wirbel, Herde, Narben, Organe, gestörte Reflexe in Haut, Muskeln, Sehnen, Kapseln.

b. Challenge

In der AK bedeutet Challenge die Testung eines oder mehrerer Muskeln während oder unmittelbar nach einer gezielten Provokation oder Testexposition.

Der Challenge kann strukturell, chemisch, physikalisch oder mental sein.

Zur Durchführung der verschiedenen Challengeformen und den sich daraus ergebenden Konsequenzen sei auf das Lehrbuch Gerz verwiesen.

c. TL zu Akupunkturpunkten

Um mit AK einzelne Akupunturpunkte zu untersuchen, wird zuerst im Bereich des fraglichen Akupunkturpunktes eine TL vom Patienten selbst durchgeführt – je nach Anato-

Therapielokalisation (TL)

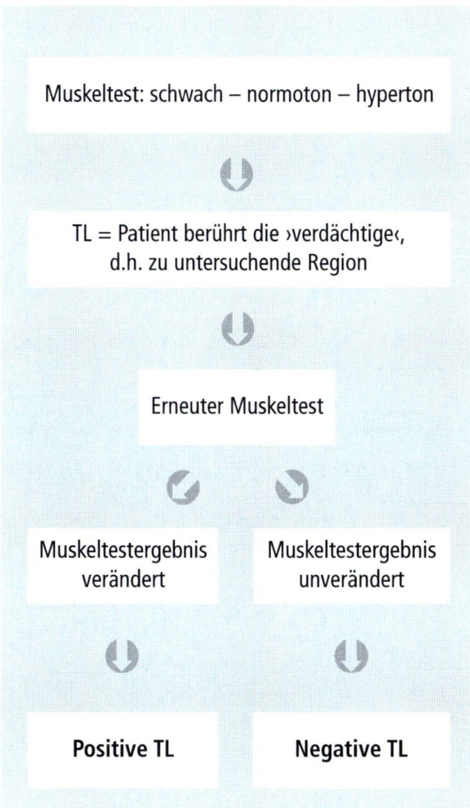

Challenge

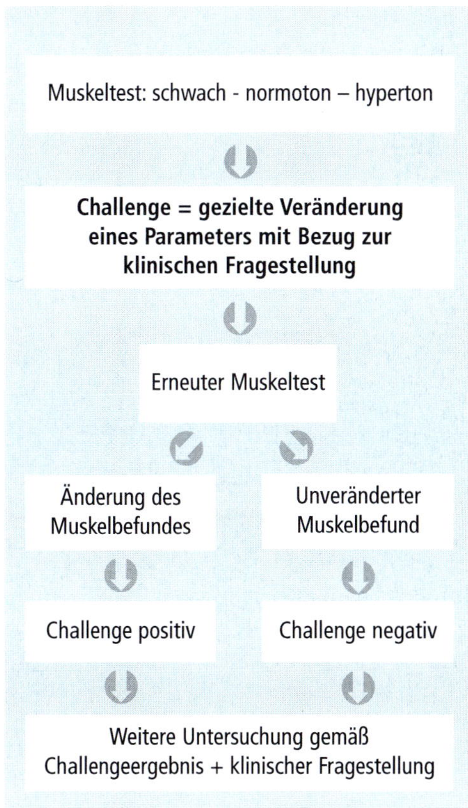

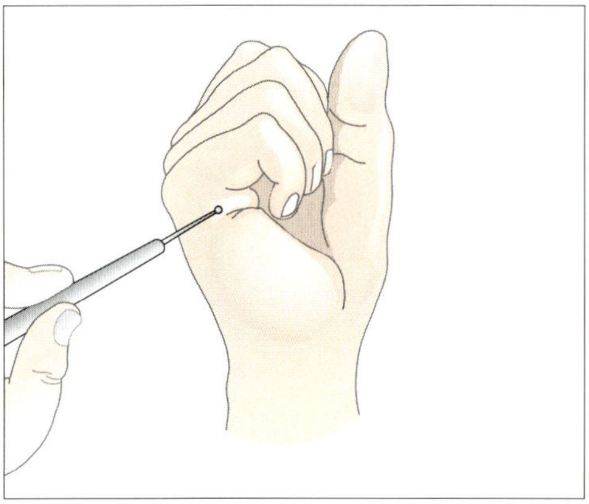

TL mit Knopfsonde zum Dü 3v.

mie und klinischer Fragestellung mit der Fingerkuppe oder der flachen Hand.

Beispiele:
- Di 1 (Elementpunkt Di) oder Ma 45 (Sedierungspunkt Magen) werden mit einer Fingerkuppe untersucht
- KG 2 und KG 3 (Alarmpunkt Blase) werden mit der flachen Hand getestet
- Das Thymusareal mit den Punkten KG 18–21 und der gleichzeitigen Zuordnung zum oberen 3E wird mit der flachen Hand untersucht
- Ma 25 bds (Alarmpunkte Di) oder das Dü 3–Areal nach Gleditsch werden mit je 2–3 Fingerkuppen untersucht

Ist diese Übersichts-TL positiv, gibt es zum genauen Auffinden des ggfs. zu behandelnden Punktes mehrere Möglichkeiten:
- „Very-Point-Technik"
- Klassische Akupunkturtechnik, zuerst mit dem palpierend suchenden Finger und dann bei Nadelung bis zur Auslösung des Nadelgefühls (Deqi)
- Punktförmige TL mit AK: hierbei wird mit nicht traumatisierenden spitzen Instrumenten (z.B. Knopfsonde, Amalgamstopfer, Kugelschreiberspitze usw.) im positiven Areal solange gesucht, bis die genaue Lokalisation gefunden ist

Wenn die TL durch den Patienten selbst nicht durchführbar ist, kann auch durch den Therapeuten die entsprechende TL erfolgen.

Ist beides nicht möglich oder nur schwer durchführbar (Punkte am Rücken oder am Fuß, während z.B. der Teres minor getestet wird), kann auch ein Challenge am Akupunkturpunkt durchgeführt werden.

d. Challenge von Akupunkturpunkten

Dieser erfolgt am besten durch einen kurzen und festen Druck an der jeweiligen Lokalisation des Akupunkturpunktes.

Das zum Teil verwendete „Klopfen" an diesen Stellen hat eine etwas höhere Fehlerquote, sodaß ausreichende Erfahrung und zum Teil eine Gegenprüfung notwendig ist (s. auch Lehrbuch Gerz).

An den Akupunktur-Endpunkten von Finger und Zehen wird am besten mit dem Daumennagel am entsprechenden Nagelwinkel kurz und relativ fest gedrückt.

Der Muskeltest soll jeweils sofort bis maximal ca. 10 Sekunden nach dem Challenge erfolgen. **Akupunkturpunkte mit positiver TL zeigen auch einen positiven Challenge.**

Achtung: der Challenge zu Akupunkturpunkten kann potentiell leichte Reaktionen und „falsch positive" AK-Befunde auslösen. Der Grund liegt wahrscheinlich darin, daß die Stimulation des Punktes fließend übergehen kann in eine zumindest vorübergehende „schon-Therapie" à la Akupressur.

6. Geschichte der Akupunkturlehre in der AK

a. Muskel – Meridian – Organbezug

Schon 1966 stellte Goodheart die erste Meridianregulierung mit Hilfe der AK vor. Die schließliche Erstellung des Bezuges zwischen Muskeln, Meridianen und Organen war ein Meilenstein in der AK.

Oft war vom anatomischen Verlauf her kaum ein Zusammenhang erklärbar (z.B. Rectus femoris und Dünndarm).

Für einzelne Meridiane fand sich nur eine Muskelentsprechung (Popliteus für Gallenblase oder Subscapularis für Herz), während für andere Meridiane mehrere Muskel-Ent-

sprechungen beobachtet werden konnten (z.B. für den KS; s. Abb. S. 22).
Eine interessante Bereicherung für das Verständnis in der Akupunkturlehre war die zusätzliche Erstellung des Muskel- und Organbezuges zu den funktionellen Meridianen 3E und KS, die ja laut TCM keinem Organ zugeordnet sind.
Für den KS fanden sich Muskelzuordnungen mit Organbezug zu Gonaden und Reproduktionsorganen (Piriformis, Glutaeus maximus und Glutaeus medius/minimus) sowie zu den Nebennieren (Sartorius, Gracilis, Soleus, Tibialis posterior, Gastrocnemius).
Für den 3E fand sich die Muskelzuordnung des Teres minor und des Infraspinatus. Die Organzuordnung ist für den Teres minor Schilddrüse, für den Infraspinatus Thymusdrüse.
Die Zuordnungen der verschiedenen Meridiane zu Muskeln und Organen ist der Abb. auf Seite 22 zu entnehmen.

b. Erste therapeutische Erfahrungen

Zur Therapie von Meridianstörungen wurden von den Chiropraktikern in USA aus primär legalen Gründen vorwiegend manuelle „Klopftechniken" an Akupunkturpunkten verwendet.
Schon früh beobachtete Goodheart, daß diese Art der Stimulation körperliche Parameter verändern konnte.
Die manuelle Stimulation der Anfangs- und Endpunkte der Meridiane am Kopf war eine der ersten Therapieformen, die sich aus der AK entwickelt hat und heute noch verwendet wird.
Leider wurde gerade das „Klopfen" von Akupunkturpunkten von Laienversionen der AK (Touch for Health und vielen anderen Kinesiologieschulen) überstrapaziert und als „Meridian-Balancierung" weltweit propagiert, um damit die verschiedensten Krankheiten zu heilen – angefangen von Allergien bis zu Lernstörungen.
In der klassischen Akupunkturlehre gilt diese Art der Meridianbalancierung nur als „Oberflächenkosmetik" bzw. als Regulierung des oberflächlichen „Qi-Flußes".
Eine tiefgreifende Beeinflußung der Meridiane, wie dies von der Akupunktur her bekannt ist, kann dadurch nicht erzielt werden (s. Garten 1995).

c. AK – Muskeltest als Meridian-Untersuchungsinstrument

Der entscheidende Vorteil der AK–Diagnostik für die Akupunktur ist ein annäherndes Erfassen des „Fülle"- oder „Leere"-Zustandes eines Meridianes mit Hilfe des Muskeltestes (Goodheart, Walther, Leaf, Gerz).

- Ein **Meridian in „Leere"** korreliert mit einem oder mehreren schwachen assoziierten Muskeln im AK-Test.
- Ein **normaler Meridian-Zustand** zeigt sich dadurch, daß die bezogenen Muskeln im AK-Test normoton sind, d.h. daß der Muskel stark ist, aber auf Stimulation des Sedierungspunktes schwach wird.
- Ein assoziierter Muskel eines **Meridianes in Fülle** ist ebenfalls stark, aber sozusagen „zu stark" = hyperton und kann durch den Sedierungspunkt nicht mehr geschwächt werden.

Die AK kann ein sehr präzises Untersuchungsverfahren des Meridian- und Organsystems sein.

B. Akupunktur–Grundlagen

„Große Sachen sind eigentlich zutiefst einfach, und ich halte die Akupunktur für eine große Sache“

(Bischko)

1. Geschichte der Akupunktur

Die Akupunktur ist ein wichtiger Teil innerhalb der „Traditionellen Chinesischen Medizin“ (TCM) mit einer Jahrtausende alten Geschichte. Die acht Säulen der TCM sind: Akupunktur und Moxibustion, Phytotherapie, Ernährung, Meditation, Geomantie, Astrologie, Atemübungen und manuelle Techniken (Tuina u.a.).

In der ersten Hälfte des 20 Jahrhunderts fand die Akupunktur über Frankreich (Soulié de Morant, De la Fuye) nach Europa. De la Fuye, Lehrer von Nogier, Bachmann, Bischko und anderen späteren Meistern der Akupunktur prägte folgenden Lehrsatz: „Die Akupunktur verwendet Nadeleinstiche an genau festgelegten Hautpunkten bei funktionellen, reversiblen Erkrankungen zu diagnostischen und therapeutischen Zwecken.“

Während in Deutschland Bachmann 1951 die erste Akupunkturschule gründete, hielt in Österreich Bischko 1954 seinen ersten Akupunkturkurs an der I.Universitätsklinik für Chirurgie in Wien.

Auf medizinischer Ebene stieg die Akzeptanz rasch, als Bischko mit seinem Team 1972 in Wien die erste Tonsillektomie in Akupunkturanalgesie durchführte.

Einen weiteren Meilenstein setzte Leitner bei der ersten Herztransplantation in Österreich 1983 in Innsbruck. Die Analgesie dieser Operation erfolgte durch Elektrostimulation einzelner Akupunkturpunkte.

Neben diesen Erfolgen in der Akupunkturanalgesie konnte sich zunehmend die Akupunktur-Therapie mit langfristigen therapeutischen Effekten etablieren.

Schließlich wurde die Akupunktur 1986 als wissenschaftliche Heilmethode vom obersten Sanitätsrat in Österreich anerkannt.

2. Grundlagen der TCM

Über die altchinesischen Ordnungssysteme von „Yin/Yang“ und den „Fünf Wandlungsphasen“ wird der Zustand der menschlichen Körpers erfaßt und eine entsprechende Therapie ermöglicht.

Diese Ordnungssysteme beruhen auf der Vorstellung von Gleichgewichtsverhältnissen in der Innen- und Außenwelt.

Das chinesische Denken erfordert nicht ein Fokussieren auf eine kausal-analytische Ursache, sondern eine großzügige Berücksichtigung alles Erfaßbaren – eine induktive Synthese.

a. Yin und Yang

Die klassische chinesische Philosophie (Taoismus) bezeichnet das Phänomen der Polarität als Yin/Yang. Diese Theorie besteht bereits seit Jahrtausenden und besagt, daß jedes Objekt und jedes Phänomen im Universum aus zwei entgegengesetzten Aspekten besteht.

Diese Polaritäten sind keine Gegensätze, sondern stehen in engem Austausch und sind somit zwei Aspekte eines Ganzen.

Je mehr die beiden Pole differenziert werden, desto deutlicher tritt ihr Antagonismus hervor und damit die Spannung, die zum Ausgleich drängt.

Beispiele für Yang- und Yin Aspekte

Bewegung☯Ruhe

Himmel☯Erde

Außen☯Innen

Fülle☯Leere

Tag☯Nacht

Hohlorgan☯Vollorgan

Heiß☯Kalt

Mann☯Frau

Funktion☯Substanz

b. Qi

Qi gilt als die Quelle aller Bewegung und Transformationen im Körper. Qi ist jene Lebenskraft die Wachstum, Entwicklung und Stoffwechsel des Körpers ermöglicht. Qi hat eine energetische Wirkung mit bestimmter Zielrichtung. In der Literatur sind über 30 verschiedene Qi-Arten beschrieben.

- **Ursprungs-Qi:** (vorgeburtliches Qi): Dieses von den Eltern mitbekommene Qi wird in den Nieren gespeichert, umgewandelt und je nach Lebensweise mehr oder weniger langsam verbraucht. Es kann nicht zugeführt werden.
- **Nahrungs-Qi:** Diese Qi-Form stammt aus der Nahrung und ist Quelle für nachgeburtliches Qi und Blut.
- **Atmungs-Qi:** Diese Qi-Form schöpft aus der Atemluft und sammelt sich im Brustkorb, wo das „äußere Qi“ mit „innerem Qi“ zusammentrifft.
- **Intersexuelles Qi:** wird als jenes Potential oder jener Spannungszustand bezeichnet, der beim Zusammentreffen zweier Personen verschiedenen Geschlechts entsteht (siehe auch Yin/Yang Polaritäten)

c. Qi-Fluß im Meridiansystem

Nach der TCM wird der Organismus durch ein Netzwerk von Kanälen und Leitbahnen verbunden, die im Westen als „Meridiane“ bezeichnet werden. Über diese erfolgt die Steuerung und Regulation, wobei an besonderen Stellen Akupunkturpunkte liegen, die einen diagnostischen und therapeutischen Zugang darstellen.

Es besteht ein dauernder Qi-Fluß entlang der Meridiane, wobei alle zwei Stunden das Qi-Maximum von einem Meridian zum nächsten wechselt und so in 24 Stunden einmal den gesamten Körper mit einer „Qi–Welle“ versorgt.

Symptome, die zu einer bestimmten Tageszeit auftreten, können auf eine Störung jenes Meridian-Organ-Komplexes hinweisen, welcher zur jeweiligen Zeit im Maximum oder Minimum des Qi-Flußes steht.

Jene Meridiane, die in der Meridianuhr in Opposition zueinander stehen, werden als Mittag-Mitternacht-Partner bezeichnet.

Während der Maximalzeit des einen Partners (z.B. Leber von 1–3 Uhr nachts) hat der andere Partner (Dünndarm) seine Minimalzeit.

Die „Organuhr“ hat sowohl diagnostische als auch therapeutische Bedeutung.

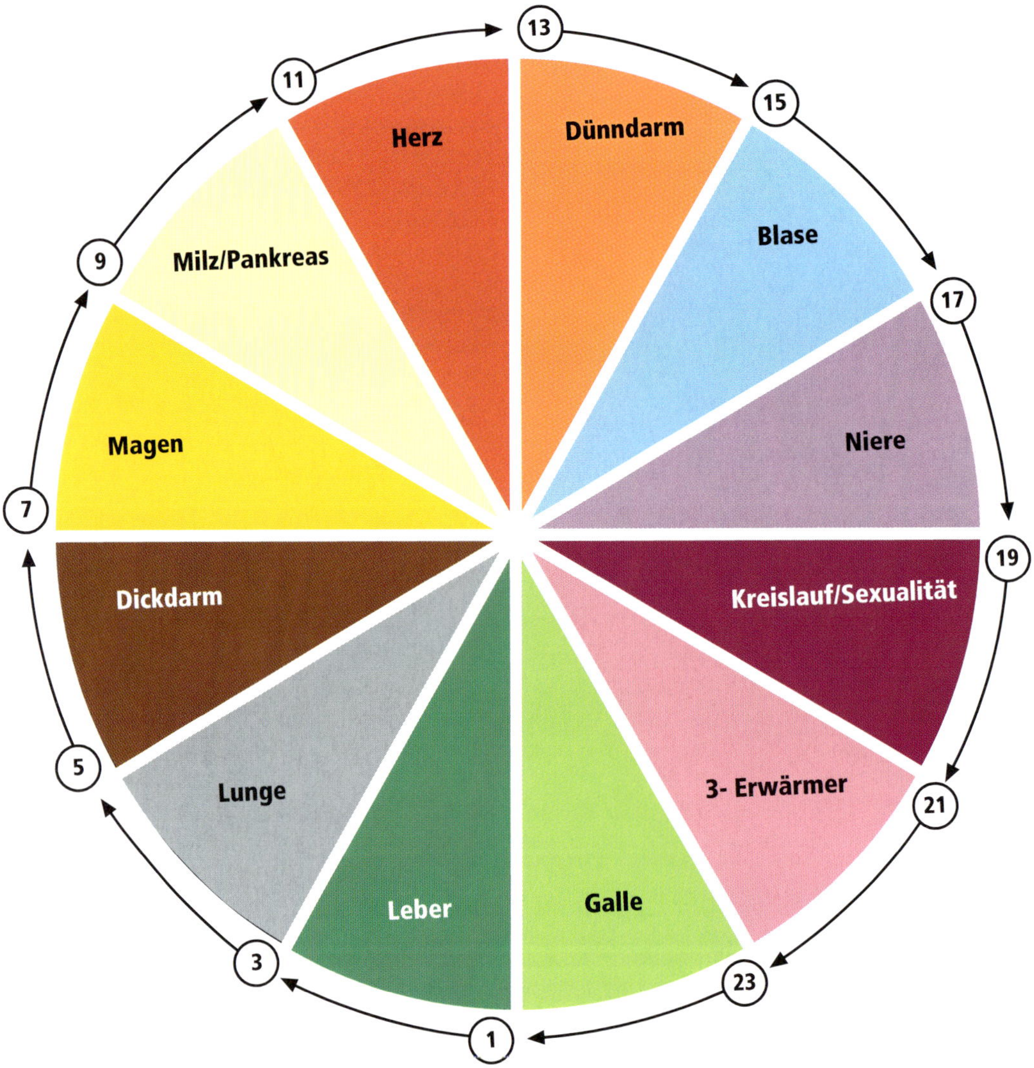

Die Organuhr der chinesischen Akupunkturlehre.

Anmerkung: Zum besseren Verständnis des Buches wird in den Abbildungen durchgehend jedem Meridian eine Farbe zugeordnet. Die Farben entsprechen größtenteils den bestehenden Zuordnungen in der TCM.

d. Entwicklung und Verteilung des Qi

Der Ursprung oder die Kondensation aller Energie des menschlichen Körpers liegt im Bereich zwischen beiden Nieren und dem Punkt KG 6.

Diese wird als „Tai Yi“ bzw. als kosmisches Energiepotential bezeichnet, das sich weiter differenziert wie in untenstehender Abbildung:

Aus dieser Energietransformation wird u.a. die Regel der primären Beeinflußung oder Beeinträchtigung eines Körperquadranten, wie sie in der Neuraltherapie gelehrt wird, ersichtlich. Die frühe Aufteilung in die drei Etagen des 3E zeigt, daß die Therapie eines gestörten 3E eine große Bedeutung für den Körper hat. Auch wird ersichtlich, daß zwischen Oben-Unten- und Innen-Außen-Meridianen besteht eine enge Beziehung besteht.

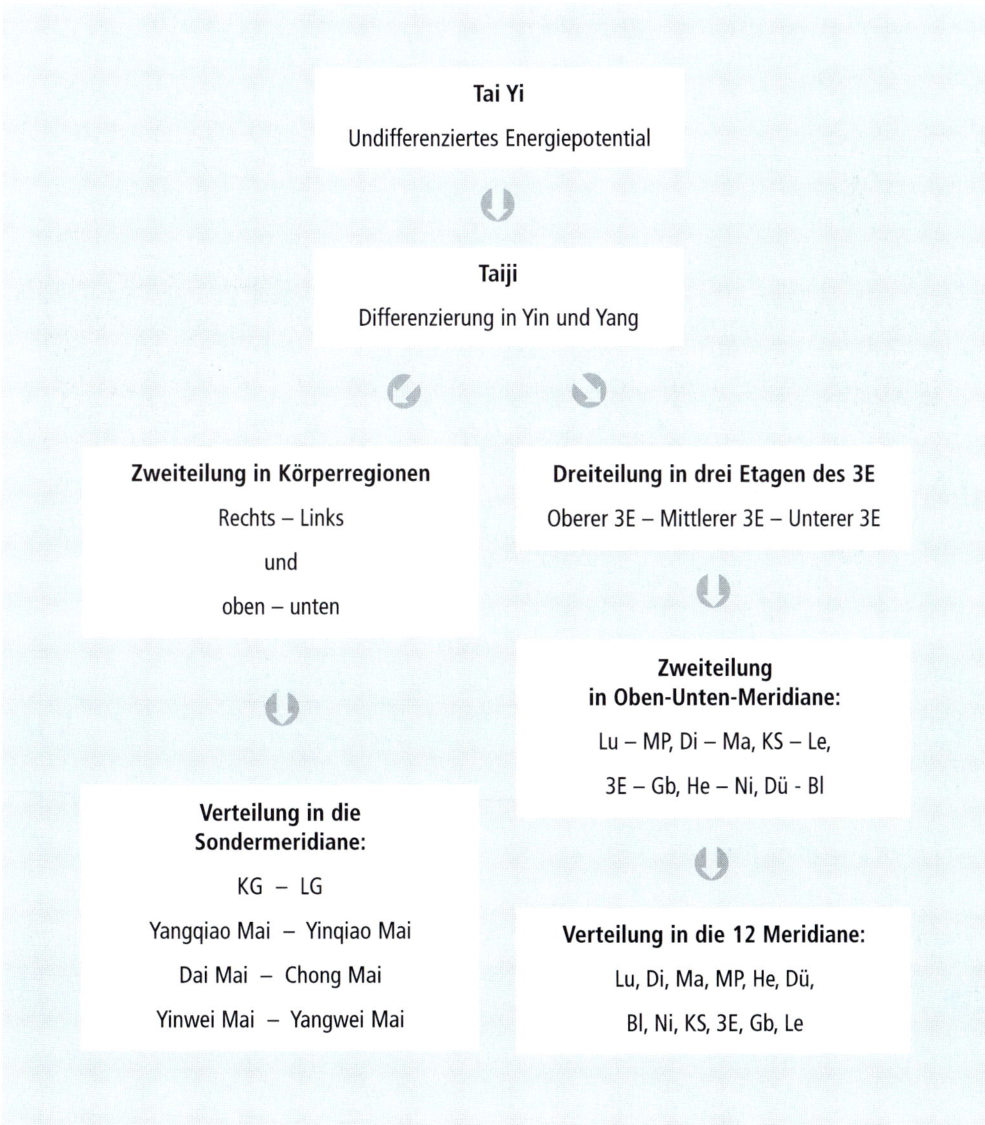

C. Meridiansystem

1. Die zwölf Hauptmeridiane

Es gibt 12 Hauptmeridiane, wobei der Name eines Meridianes durch seinen inneren Verlauf zu einem visceralen Organ herrührt. Nur zwei Meridiane haben keinen sicheren Bezug zu einem Organ, sodaß sie als funktionelle Meridiane gelten.
Sechs Meridiane haben mehr Yin-Qualitäten (Verlauf an der Innenseite der Extremitäten, Verbindung zu einem parenchymatösen Organ usw.) und werden dementsprechend als **Yin-Meridiane** bezeichnet. Es sind dies:
Lungenmeridian (Lu)
Kreislauf/Sexualität-Meridian (KS)
Herzmeridian (He)
Milz/Pankreas-Meridian (MP)
Lebermeridian (Le)
Nierenmeridian (Ni).

Die anderen sechs Meridiane haben mehr Yang-Qualitäten (Verlauf an der Außenseite der Extremitäten, Verbindung zu einem Hohlorgang usw.) und werden entsprechend als **Yang-Meridiane** bezeichnet. Es sind dies:
Dickdarmmeridian (Di)
Dreifacher-Erwärmer-Meridian (3E)
Dünndarmmeridian (Dü)
Magenmeridian (Ma)
Gallenblasenmeridian (Gb)
Blasenmeridian (Bl).

Zum genaueren Verlauf der einzelnen Meridiane und die Punktlokalisationen verweisen wir auf die umfangreiche Akupunkturliteratur (s. Literaturverzeichnis); insbesondere Bischko, Gleditsch, Kampik, König/Wancura, Kubiena/Meng/Petricek.

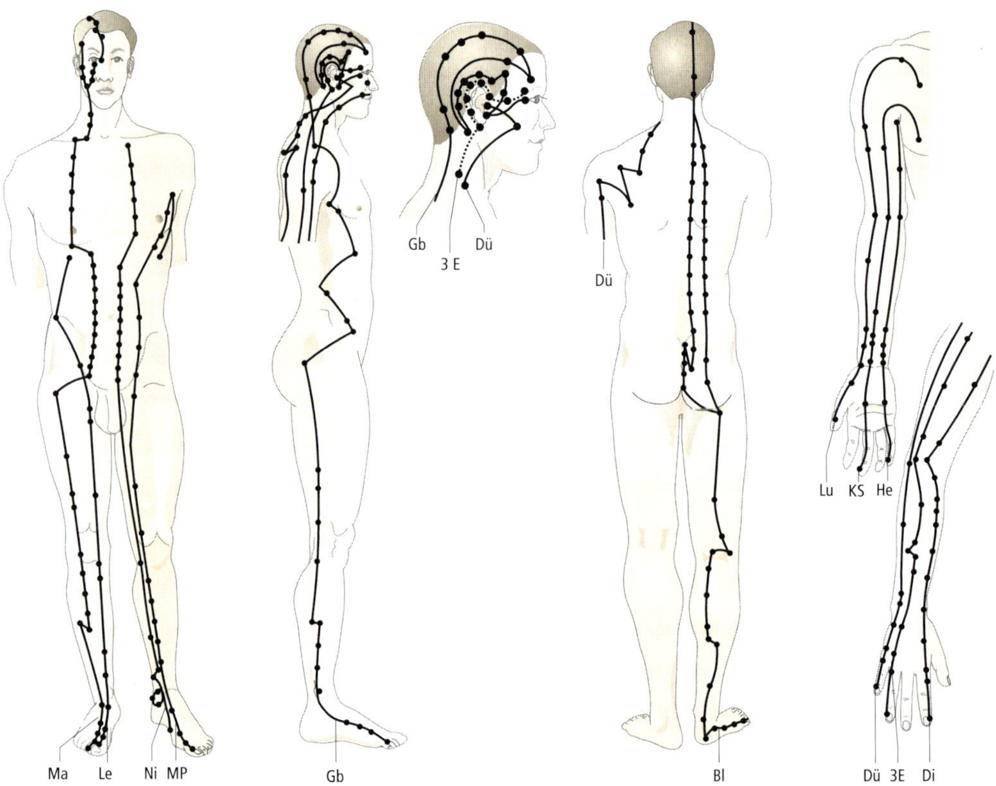

2. Meridianpartner

a. Innen-Außen

Jeweils ein Yin- und ein Yang-Meridian stehen in enger funktioneller Beziehung zueinander, sodaß sie als „Innen-Außen-Partner" oder auch als gekoppelte Partner bezeichnet werden. Die zwischen den Innen-Außen-Partnern bestehenden Interaktionen werden in der „Innen-Außen-Regel" zusammengefaßt.

b. Oben-Unten

Eine weitere enge Beziehung besteht zwischen zwei Meridianen, die an anatomisch korrespondierenden Stellen der oberen und unteren Extremität verlaufen. Sie werden als „Oben-Unten-Partner" oder auch als korrespondierende Partner bezeichnet; ihre Interaktionen als „Oben-Unten-Regel".

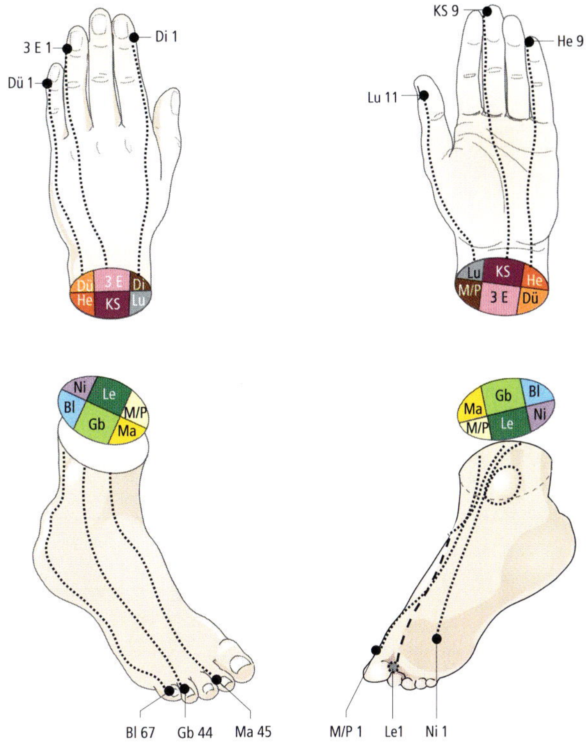

Innen-Außen-Partner und Oben-Unten-Partner im Arm - und Beinbereich.

3. Meridianumläufe

Die räumlich/zeitliche Hintereinanderschaltung der zwölf Hauptmeridiane ergibt einen vorderen, seitlichen und hinteren Umlauf mit je vier Meridianen, die funktionell zusammen hängen.

Der erste Meridian eines Umlaufes zieht jeweils vom Thorax zu den Fingern; der zweite Meridian jeweils von den Fingern zum Kopf; der dritte Meridian jeweils vom Kopf zu den Zehen bzw. zur Fußsohle; der vierte Meridian von dort zurück zum Thorax.

Aus der engen funktionellen Verknüpfung ergeben sich diagnostische Konsequenzen (s. auch Kapitel V. N. sowie Kapitel III. C. 2).

- Ein Störfeld (z.B.Narbe, Zahnherd) beeinflußt zunächst den im Verlauf liegenden oder zugeordneten Meridian.
- Gleichzeitig oder etwas später wird der Innen-Außen-Partner und/oder der Oben-Unten-Partner beeinflußt, sodaß ein ganzer Meridianumlauf betroffen ist.

Anordnung	Innen-Außen	Oben- Unten
• Vorne:	Lunge / Dickdarm Milz-Pankreas / Magen	Lunge / Milz-Pankreas Dickdarm / Magen
• Hinten:	Herz / Dünndarm Niere / Blase	Herz / Niere Dünndarm / Blase
• Seitlich:	KS / 3E Leber / Gallenblase	3E / Gallenblase KS / Leber

Die Störung bleibt aber vorerst auf eine Körperseite bezogen!

- Bei chronischen Störungen können allmählich andere Umläufe beinflußt werden. Viel später unter Einfluß aller Adaptationsvorgänge erfaßt die Dysregulation auch die kontralaterale Körperseite.

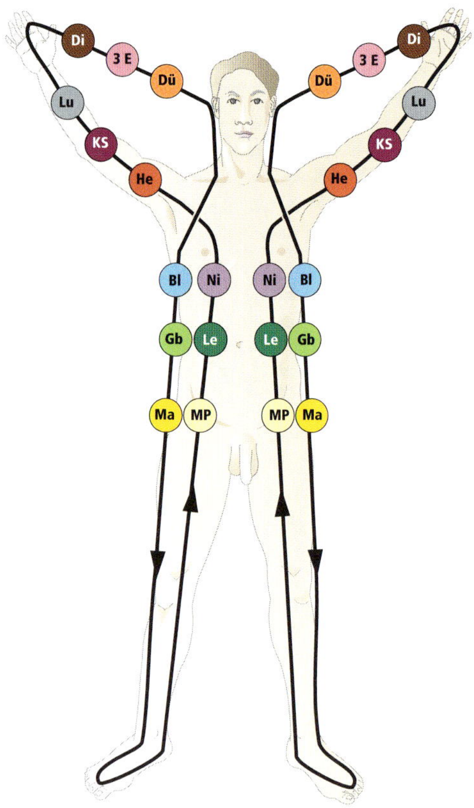

Die drei aufeinanderfolgenden Meridianumläufe ergeben jeweils einen zusammenhängenden Funktionskreis aus vier Meridianen.

4. Sondermeridiane

Neben den zwölf Hauptmeridianen kennt die TCM noch acht Sondermeridiane, die wie Schleusen das Zuviel oder Zuwenig an Qi zwischen den Hauptmeridianen regulieren.
Zwei der Sondermeridiane liegen in der Medianen vorne (Konzeptionsgefäß = KG) und hinten (Lenkergefäß = LG) am Rumpf. Während der Qi-Fluß bei den anderen sechs Sondermeridianen nur durch spezifische Einschaltpunkte, die sogenannten Kardinalpunkte, geöffnet wird, sind KG und LG dauernd mit Qi versorgt.
Die Sondermeridiane werden im Kapitel V, M eingehend behandelt.

5. Akupunkturpunkte

Die Akupunkturpunkte liegen entlang der Meridiane und haben neben ihrer lokalen oft überregionale (z.B. auf den gesamten Meridian) oder sogar systemische Bedeutung.
Wissenschaftlich konnte Kellner in den 70er Jahren eine Häufung von sensiblen Endorganen und freien Nervenendigungen an den als Akupunkturpunkte angesehenen Hautarealen nachweisen.
Ende der 80er Jahre erbrachte Heine den histologischen Nachweis, daß über 82 % der 361 klassischen Akupunkturpunkte an scharf markierten Perforationen der oberflächliche Körperfaszie liegen, wo ein in lockeres Mesenchym gehülltes Gefäß-Nervenbündel in die Tiefe zieht und dort Anschluß an somatische und viscerale Nervenäste findet.

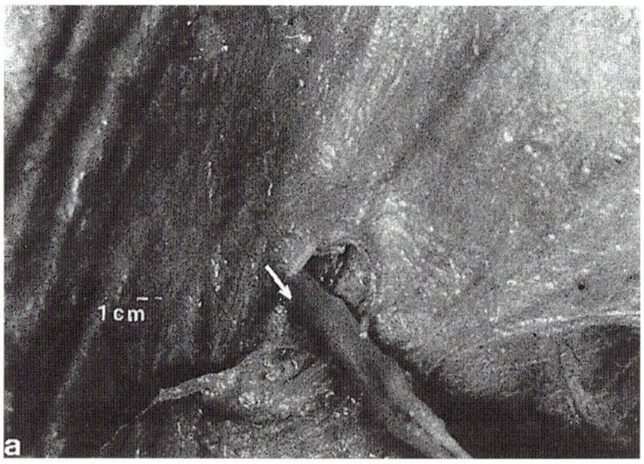

Akupunkturpunkt: Makroskopische Präparation.*

* Die Abbildungen auf dieser und der nächsten Seite wurden mit freundlicher Genehmigung des Autors und des Verlages übernommen aus: H. Heine: Lehrbuch der biologischen Medizin, 2. Auflage, Hippokrates Verlag, Stuttgart 1997.

Nach Bergsmann ist der Akupunkturpunkt ein „Fenster zum Grundsystem“.
Der Zustand der Grundsubstanz zwischen Zelle und Kapillare fungiert als primäres Informationssystem und bestimmt das Reaktionsverhalten des gesamten Organismus.
Über Nadelung von Akupunkturpunkten kann das Grundsystem als Regelstrecke des Zellmetabolismus so beeinflußt werden, daß es zu Veränderungen von Rückkoppelungsvorgängen für den ganzen Körper kommt.
Für weiterführende Information zum Thema „Grundsystem“ verweisen wir auf die Literatur von Heine und Bergsmann.

Akupunkturpunkt: Schema*

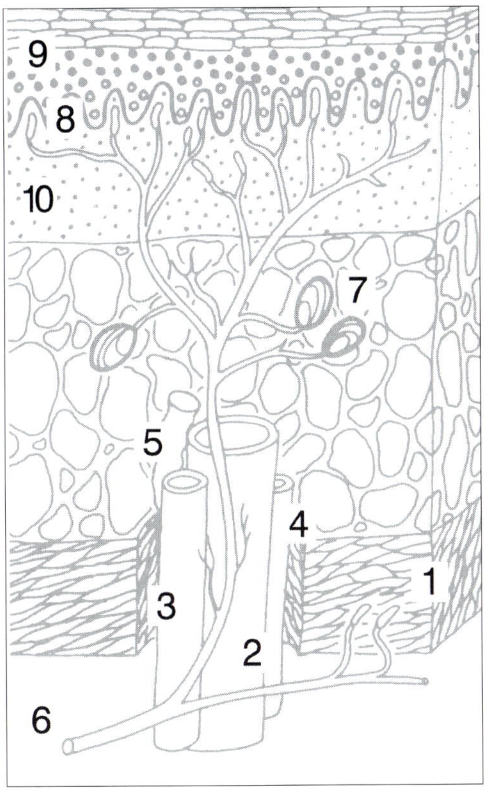

Im Punktbereich wird die oberflächliche Körperfaszie (1) von einem Gefäß-Nerven-Bündel (2 bis 6) durchstoßen. 2 = große Vene, 3 = kleine Vene, 4 = kleine Arterie, 5 = Lymphgefäß, 6 = Nerv, 7 = Vater-Pacinische Lamellenkörperchen, 8 = Meissnersche Tastkörperchen, 9 = Epidermis, 10 subepitheliales Bindegewebe.

Klinisch sind Akupunkurpunkte Prädilektionsstellen reflektorischer Krankheitszeichen auf der Körperoberfläche.
Erst durch eine Störung im betroffenen Meridian-Organ-Komplex wird der Punkt „aktiv“ und damit diagnostisch und therapeutisch bedeutsam.
Zeichen der Aktivität eines Akupunkturpunktes:

- Druckschmerzhaftigkeit
- Änderung der Gewebskonsistenz
- Änderung der Durchblutung
- Änderung des elektrischen Widerstandes und der Leitfähigkeit
- Positive TL im AK-Test
- Positiver Challenge im AK-Test

a. Alarmpunkte

Diese diagnostisch wichtigen Punkte befinden sich auf der Vorderseite des Rumpfes in der anatomischen Lage der Organe mit ihrer segmentalen Projektion. Sie reagieren bei Erkrankung des Organes mit Druckempfindlichkeit und Verquellung und weisen auf ein aktuelles Geschehen hin.

b. Zustimmungspunkte

Diese liegen auf dem inneren Ast des Blasenmeridians am Rücken und entsprechen der segmentalen Beziehung innerer Organe (viscero-somatischer Reflex). Bei positiver Palpation (Verquellung) weisen diese Punkte auf eine strukturelle Störung im Segment und/oder viscerale Störung des Organs hin.
Nach Erkrankungen eines visceralen Organes (z.B. Pneumonie, Herzerkrankung, Ulcus, Pankreatitis, usw.) bleiben palpatorische Befunde an den Zustimmungszonen über Jahre erhalten (Bergsmann).
Die Therapie derselben verhindert Chronizität! Bei Herzerkrankungen kann z.B. die Therapie der entsprechenden Zustimmungszonen im Bereich der mittleren BWS (mit Akupunktur, Neuraltherapie usw.) eine wichtige Begleitmaßnahme und zugleich Prävention bedeuten.

c. Passagepunkte

Diese, auch Durchgangspunkte genannt, haben eine besondere Bedeutung für das Gleichgewicht von Innen-Außen-Meridianpaaren. Es exisitieren darüber hinaus 8 Gruppen-Passagepunkte mit Einfluß auf mehrere Meridiane zugleich (s. Meisterpunkte).

d. Quellpunkte

Sie haben eine bevorzugte Beziehung zum zugehörigen Organsystem und werden bei Fülle- und Leerezuständen verwendet, da sie ausgleichend wirken.
Eine zusätzliche Bedeutung liegt in der Querverbindung zum Passagepunkt des Innen-Außen-Partners.

e. Tonisierungspunkte

Diese gehören zu den Antiken Punkten und können im Fall eines Mangels an Energie in einem Meridian zur Steigerung derselben verwendet werden. In der AK kann so eine einfache Muskelschwäche korrigiert werden.

f. Sedierungspunkte

Ebenfalls zu den Antiken Punkten gehörig, können diese bei einem Überschuß an Energie in einem Meridian zur Ableitung derselben eingesetzt werden. In der AK überprüft man damit den Normotonus bzw. Hypertonus eines starken Testmuskels (s. Kapitel II. A. 3).

g. Kardinalpunkte

Durch Kardinalpunkte können die Zusatzschleusen der Sondermeridiane geöffnet werden, wenn sie als erste und/oder als letzte Nadel in der Akupunktur genadelt werden (siehe Kapitel V. M.).

h. Zusätzliche Akupunkturpunkte

„Punkte außerhalb der Meridiane“ und „Extrapunkte“ sind empirisch gefundene Akupunkturpunkte mit zum Teil besonderer Bedeutung; sie sind je nach Literatur verschieden numeriert.

i. Meisterpunkte

Dies sind Punkte mit einer besonderen Wirkung auf mehrere Meridiane oder Organsysteme:

- Acht einflußreiche Punkte: wirken auf Organsysteme
- Kardinalpunkte – siehe oben
- Gruppen-Passagepunkte (Gruppen-Luo-Punkte): Sie beeinflussen jeweils gleichzeitig drei Yin- oder drei Yang-Meridiane an derselben Extremität.
- Reunionspunkte sind Punkte, die imstande sind, einen oder mehrere Meridiane zusammenzuschließen (s. Bischko: „Akupunktur für Fortgeschrittene“ oder andere Fachliteratur)
- Es existieren auch europäische Zusammenstellungen von Meisterpunkten, die empirisch gefunden wurden und unterschiedlich dargestellt werden.

k. Antike Punkte

Diese werden in ihrer Gesamtheit wegen ihrer überragenden Bedeutung im nachfolgenden Kapitel eingehend besprochen.

Zustimmungs- und Alarmpunkte

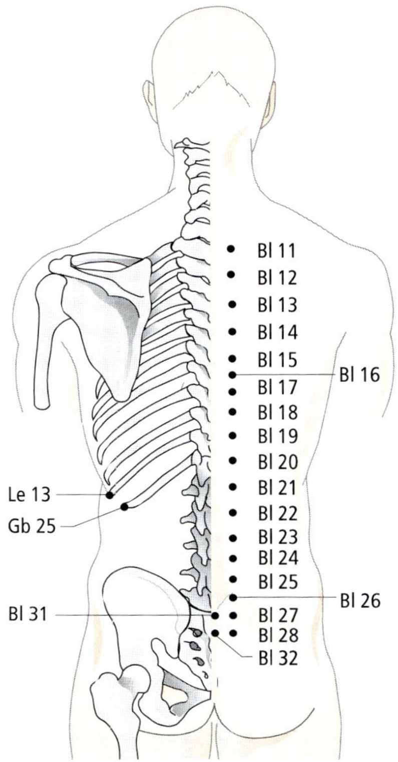

Meridian	ZP	W	AP
Lunge	Bl 13	Th 3	Lu 1
KS	Bl 14	Th 4	KS 1, Ni 11
Herz	Bl 15	Th 5	KG 14
LG	Bl 16	Th 6	
KG, Zwerchfell	Bl 17	Th 7	
Leber	Bl 18	Th 9	Le 14
Gallenblase	Bl 19	Th 10	Gb 24
MP	Bl 20	Th 11	Le 13
Magen	Bl 21	Th 12	KG 12
3E	Bl 22	L 1	KG 5 (7, 12, 17)
Niere	Bl 23	L 2	Gb 25
Dickdarm	Bl 25	L 4	Ma 25
Dünndarm	Bl 27	S 1	KG 4
Blase	Bl 28	S 2	KG 3

ZP = Zustimmungspunkt
W = Wirbelebene
AP = Alarmpunkt

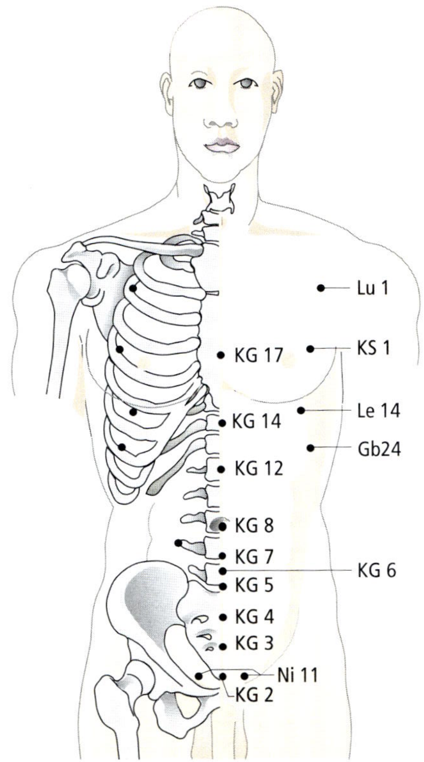

D. Das System der Fünf Elemente bzw. Wandlungsphasen

Der Begriff der „Fünf Wandlungsphasen" entspricht dem der „Fünf Elemente", der sowohl in der gesamten englischen Literatur wie auch im Großteil der deutschsprachigen Literatur verwendet wird.

Während der Begriff „Fünf Elemente" durchaus den Eindruck von etwas Statischem und Unveränderbarem vermittelt, kommt in dem Ausdruck „Fünf Wandlungsphasen" der Aspekt der fließenden Übergänge verstärkt zum Ausdruck.

Wir verwenden in diesem Buch beide Ausdrücke synonym!

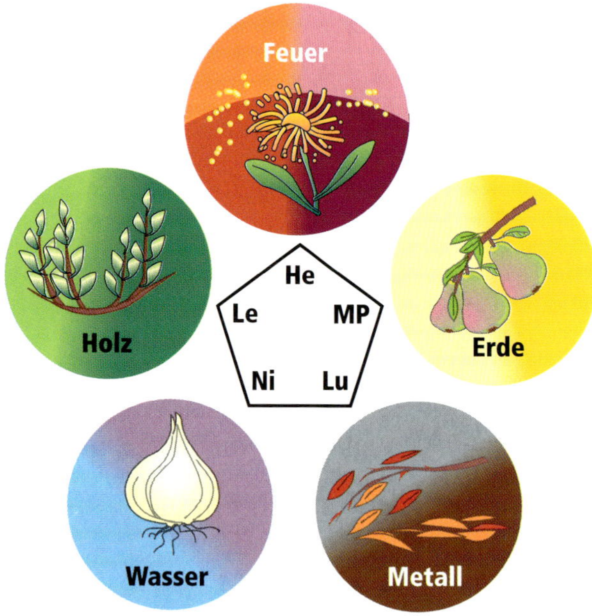

Jahreszeitliche Veränderungen von Pflanzen im Zyklus der Fünf Wandlungsphasen.

Die Fünf Wandlungsphasen beschreiben Zusammenhänge und Gesetzmäßigkeiten einer fünfgliedrigen Weltordnung im Makrokosmos (Jahreszeiten, Wachstumszyklen) und Mikrokosmos (Zuordnung zu Organen, Emotionen, Krankheitssymptome usw.).

Durch dieses aus dem 4 Jh. v. Ch. stammende System wurden verschiedene Gleichgewichtsverhältnisse und Beeinflussungen von Organen, Meridianen und Akupunkturpunkten erklärbar und in der Folge therapierbar.

Die Antiken Punkte leiten sich davon ab.

Die Wachstumsphasen eines Baumes im Wandel der Jahreszeiten kommen dem Verständnis der Wandlungsphasen am nächsten. Am einfachsten stellt sich der Leser das Bild eines winterlich verschneiten Baumes in der Ruhephase vor **(Wandlungsphase Wasser)** mit einer Bewegungslosigkeit und scheinbaren Leblosigkeit - und doch besteht ein konzentriertes Potential, welches im Frühjahr mit geballter Kraft zur Entfaltung drängt.

Im Frühling beobachtet man das stärkste Holzwachstum eines Baumes **(Wandlungsphase Holz)** mit starker Triebbildung nach oben (Bewegungsrichtung nach oben).

Schließlich erstrahlt der Baum im Übergang zum Frühsommer in seiner vollen Blütenpracht **(Wandlungsphase Feuer)** in alle räumlichen Richtungen (Bewegungsrichtung nach außen).

Nach der Blüte beobachtet man die ersten Fruchtansätze mit der allmählichen Reifung der Frucht im Spätsommer **(Wandlungsphase Erde)**, wobei durch die Last der Früchte die Zweige nach unten gebogen werden (Bewegung nach unten).

Wenn der Saftfluß des Baumes sich im Herbst allmählich nach innen verlagert, lösen sich die reifen Früchte **(Wandlungsphase Metall)** und der Baum verliert langsam seine Blätter (Bewegung nach innen).

Die weitere Verinnerlichung und Konzentrierung führt das Leben schließlich wieder bis auf einen Punkt (Samenkorn) mit dem

Potential des Neubeginnes (**Wandlungsphase Wasser)**

Ab jetzt wird im Text meist der genaue und vollständige Terminus – z.B. „Wandlungsphase Feuer“ oder „Wandlungsphase Wasser“ usw. – ersetzt durch „Feuer“, „Wasser“ usw.

Auf den nachfolgenden Seiten erfolgt eine Zusammenfassung der charakteristischen Merkmale und Eigenschaften von jeder der Fünf Wandlungsphasen. Während sich in der Natur ständig alles im Fluß befindet, handelt es sich hierbei um einzelne Momentaufnahmen, anhand derer es uns oft möglich ist, wichtige Hinweise auf die Konstitution des Patienten zu erhalten und akute wie chronische Beschwerden einzuordnen.
Einige Zuordnungen, die oft mehr Verwirrung als Klärung stiften, wurden bewusst weggelassen. So wurde z.B. die Depression, die je nach Literatur verschiedenen Wandlungsphasen zugeordnet wird, nicht erwähnt, weil eigentlich in jeder Phase eine Depression auftreten kann – allerdings in unterschiedlicher Ausprägung und Qualität.

Einer Wandlungsphase sind je zwei Meridiane zugeordnet.
Feuer hat zwei zusätzliche Meridiane (3E und KS) mit der Besonderheit, daß sie keinem substantiellen Organ im westlichen Sinne entsprechen. Sie werden später ausführlicher besprochen.

Wichtiger Praktischer Hinweis:
Eine erster Hinweis für die Zuordnung von Beschwerden zu einer Wandlungsphase ergibt sich aus der Bewegungsrichtung der Symptome, wie die nachfolgende Zeichnung zeigt.

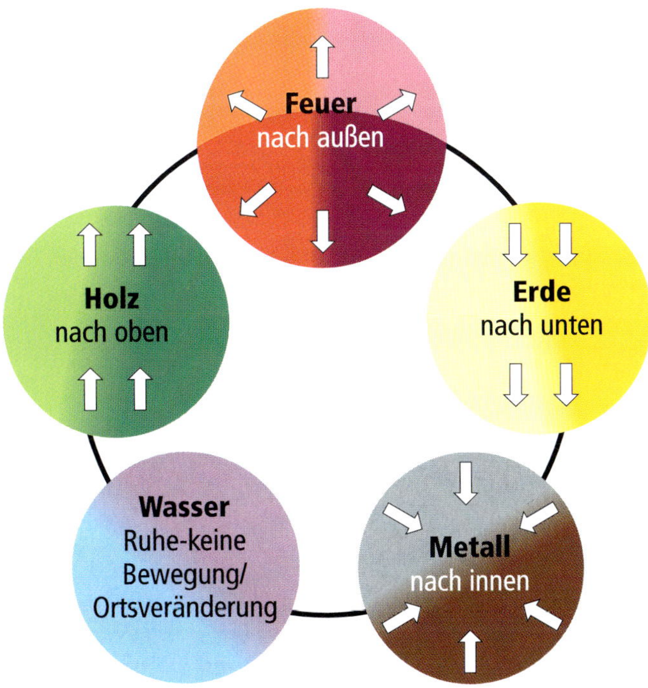
Feuer
nach außen
Holz
nach oben
Erde
nach unten
Wasser
Ruhe-keine Bewegung/ Ortsveränderung
Metall
nach innen

Bewegungsrichtung der Symptome nach den Fünf Wandlungsphasen.

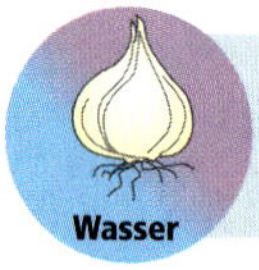

Wandlungsphase – Wasser

Niere – Blase

Phase der Struktur, Materialisierung, Konstitution

Bild: Winter

- Verlangsamung , Erstarrung, Ruhe, Stagnation, Tod
- Quelle, Initiation, Potential, Urvertrauen, Instinkt, Trieb
- Das Wesen des Wassers zeigt sich im Samenkorn

Weitere Entsprechungen:

- Nacht – Norden – Kälte
- Angst – Schwarz – Knochen, Mark
- ZNS – Salzig – Ohr

Emotion:

- Ausgeglichene Wasserphase:
  - Lebenswille, Stabilität, Sicherheit, Beständigkeit, Vertrauen, Selbstvertrauen (Rückgrat)
  - Phase der Selbstversenkung und Meditation (Gelassenheit gegenüber Konfrontation)
  - Elastizität, Anpassungsfähigkeit, Belastbarkeit
- Unausgeglichene Wasserphase:
  - Unsicher, gehemmt, verspannt
  - Angst, Furcht, schreckhaft, Panik
  - Wenig Selbstvertrauen, introvertiert

Organe:

- Niere:
  - Lebenskraft, Erbenergie, Speicher aller Anlagen
  - Fähigkeit, sich den Anforderungen des Lebens zu stellen
  - Organ der Partnerschaft (seelischer Anteil)
  - Kontrolliert die Einatmung
  - Inneres Milieu (Wasser – Salzhaushalt)
  - Hormondrüsen von Nebennieren bis Hypophyse
- Blase:
  - Kontrolliert die Sexualorgane
  - Organ der Partnerschaft (sexueller Anteil)
  - Beeinflußt alle Organe (siehe Zustimmungspunkte)

Krankheitssymptome:

- Wirbelsäule (besonders LWS und Sacrum)
- Starrheit und Einfrieren der Bewegung
- Blasen- und Nierenbeschwerden
- Kälte verschlechtert oder induziert Beschwerden
- Lähmungen, Schwindel
- Schlafstörungen, Vegetativum
- Belastbarkeit eingeschränkt
- Ohrenaffektionen, Stirnhöhlen
- Hypoaktivität, Atrophie
- Verlängerte Rekonvaleszenz

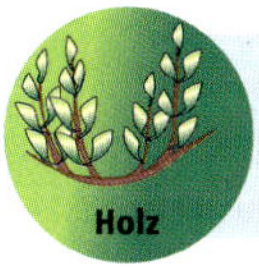

Wandlungsphase – Holz

Leber – Gallenblase

Phase der Bewegung und Dynamik

Bild: Frühling

- Erwachen, Wachstum, Entfaltung, ›sich regen‹
- Vitalität, Kraft, Dynamik, Motorik, Affekt
- Vision, Ausblick

Weitere Entsprechungen:

- Morgen – Osten – Wind
- Zorn – Grün/Blau – Sauer
- Auge – Sehnen – Muskeln (Bewegungsaspekt)

Emotion:

- Ausgeglichene Holzphase:
  - Lust an Bewegung; Antrieb, Unternehmungslust
  - Entscheiden, entdecken, Entschlußfähigkeit
  - Adaptation, Elastizität
- Unausgeglichene Holzphase:
  - Unruhe, Verkrampfung, Verdrehung
  - Ärgern, gereizt, Wut, Aggression, Destruktion
  - Ironie, Zynismus, Verbitterung
  - Resignation, Apathie, Interesselosigkeit

Organe:

- Leber:
  - Planen (Architekt)
  - ›Eine Laus über die Leber gelaufen‹; Wut im Bauch
  - Schluckt, traut sich nicht, Autoaggression
  - Speichert und verteilt Blut
- Gallenblase:
  - Entscheidungen treffen und ausführen (Baumeister)
  - Zorn nach außen getragen, kann sich artikulieren
  - Galle geht über, ›grün und blau ärgern‹

Krankheitssymptome:

- Verkrampfungen; plötzlicher Beginn/Ende
- Wechseln der Beschwerden
- Bewegung nach oben (Kopfschmerz,...)
- Reagiert empfindlich auf Wind und Wetter
- Einseitige Symptome
- Drehung und seitliche Bewegung der Wirbelsäule
- Hüft- und Kniebeschwerden
- Augenaffektionen
- Schwindel (plötzliche Anfälle)
- Hyperaktivität
- Hypermenorrhoe
- Müdigkeit (Frühjahrsmüdigkeit)
- Muskel-und Sehnenbeschwerden

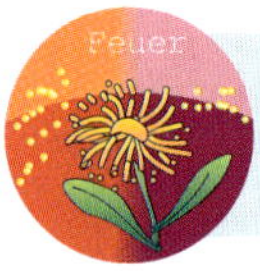

Wandlungsphase – Feuer
Herz / Dünndarm / KS / 3E

Phase des Bewußtseins, Geist und Seele

Bild: Sommer

- Blüte, Höhepunkt, Ausstrahlung, im ›Sein‹ sein
- Fröhlichkeit, Heiterkeit, Begeisterung
- Sprache, Kommunikation, Verbundenheit

Entsprechungen:

- Mittag – Süden – Hitze, Wärme – Subcutis
- Freude – Rot – Gefäß-Nervenbündel
- Bitter – Zunge – Kalor, Tumor, Rubor,...

Organe:

- Herz:
  - Regiert, bewahrt das ›Shen‹ des Menschen
  - Regiert Blut, Blutbahnen, Fluß des Blutes
  - Ausgeglichen:
    - Ausgewogenheit der Gefühle
    - Klare Sprache; Integrität
  - Unausgeglichen:
    - Hektik, Aufregung; Manie; Hysterie
    - Lampenfieber, nervös, schlaflos
    - Stottern, Redeflut, Geschwätzigkeit
    - ›Reden mit gespaltener Zunge‹
- Dünndarm:
  - Trennung von reinen und trüben Flüssigkeiten
  - Assimilation (Nahrung und Ideen)
  - bei Störung: Übernehmen von Unverdautem (Nahrung, Glaubenssätze, Überzeugungen)
- KS:
  - Kanzler, Leibwächter, Beschützer des Herzens, Pericardium
  - Mittler zwischen Herz und Niere (innerste Schicht und Kern der Persönlichkeit; seelische Ebene der Sexualität)
  - Ausgeglichen:
    - Warmherzigkeit, ›läßt sein Herz sprechen‹
  - Unausgeglichen:
    - kaltherzig, engherzig, Distanz, Kontaktarmut (Herz aus Stein – Panzerherz)
- 3E:
  - Außenminister des Feuers, äußerer Beschützer
  - Abstimmung der drei Körperhöhlen – z.B. Atmungsfrequenz, Stoffwechsel, Reproduktion

Krankheitssymptome:

- Rastlos; Übermaß an Emotionen; Energieverbrauch (He)
- Vegetative Symptome: Schwitzen, heißer Kopf, kalte Glieder (3E/KS)
- Frigidität, Unfruchtbarkeit (KS/3E)
- Schlafstörungen, Nervosität, manisch-depressiv (He)
- Epilepsie, Sprachstörungen, Bewußtseinsstörungen (He)
- Durchblutungstörungen, Kreislaufstörungen (He/KS)
- Angina pectoris, Herzrhythmusstörungen (He/KS)
- Immunsystem (3E/KS), Verdauungsstörungen (Dü)
- Symptome mit der Bewegung nach außen

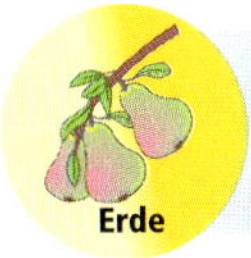

Wandlungsphase – Erde
Magen - Milz / Pankreas

Phase der Einverleibung und Integration

Bild: Spätsommer, Assimilieren, Fruchtphase

- Begegnung, Auflesen, Verdauen
- Mentale Fähigkeit: Denken, Erkennen, Werten
- Inhalt, Sicherheit, Mütterlichkeit, Mitgefühl, Einsicht

Weitere Entsprechungen:

- Nachmittag – Feuchtigkeit, Schleim – Mitte
- Sorge – Mund/Lippen – Gelb
- Bindegewebe/Muskel/Fettgewebe – Süß

Emotion:

- Ausgeglichene Erdphase:
  - Kann Sinneseindrücke verdauen; Erkenntnis
  - Klares und logisches Denken; Ideen
  - Mit beiden Beinen auf dem Boden stehen
- Unausgeglichene Erdphase:
  - Übersteigerter Denkprozeß; zweifeln; grübeln
  - Auseinandersetzung gestört
  - Fixe Ideen; ›einen Spleen haben‹
  - Unsicherheit; überfürsorglich; Aufopferung

Organe:

- Magen:
  - Muß alles verdauen
  - Schickt die reinen Anteile zur Milz, die unreinen zum Dünndarm
  - Hineinfressen, schlucken (z.T. Autoaggression)
- Milz / Pankreas:
  - Bewegt das Reine (Essenz) zur Lunge
  - Hält Blut in Bahnen
  - Hält alles an seinem Platz

Krankheitssymptome:

- Symptome mit der Bewegung nach unten
- Aufgedunsen, aufgeschwemmt; Ödeme; Schleim
- Adipositas; Diabetes mellitus; schwerfällige Bewegung
- Schwache Glieder; weiche Knie
- Immunsystem, RES (Milz, Tonsillen, Thymus, Appendix, Peyer'sche Plaques…)
- Verdauungsschwäche, Verdauungsstörung, Blähungen
- Hauttonus und Bindegewebsstörungen
- Allergien
- Störung exokriner Drüsen (z.B. Mammae)
- Parästhesien
- Suchtpotential
- Ptosen, Varicositas, Hämorrhoiden

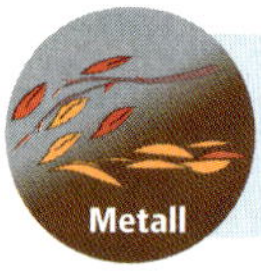

Wandlungsphase – Metall

Lunge - Dickdarm

Phase der rhythmischen Ordnung

Bild: Herbst

- Reifung, Kondensation, Konzentration, Verwesentlichung
- Eingebung, Kreativität, Intuition, Transzendenz
- Bewegung nach innen, Ernte, Lösung

Weitere Entsprechungen:

- Abend – Westen – Trockenheit – Haut
- Trauer – Weiß – Scharf – Nase

Emotion: Wandlungphase der Rhythmik: ›dem Rhythmus des Lebens anpassen‹

- Ausgeglichene Metallphase:
  - Jene Emotionen, die bei Trennung erlebt werden (normales Erleben von Trauer und Loslösung)
  - Reinigung, Reifung
  - Nase: riechen, wittern, Grenzerfahrung; ›jemanden riechen können‹, »Nur durch Loslassen und Zulassen der Leere entsteht Platz für Neues« Tao de King
- Unausgeglichene Metallphase:
  - ›Sich gegen den Lebensfluß stellen‹
  - Vertrocknung, Versteifung
  - Hängt an der Vergangenheit, Kummer, Melancholie, tiefe Trauer, Depression
  - Loslass-Problematik (Luft aus Lunge → Asthma, Stuhl → Verstopfung)

Organe:

- Lunge: empfängt das Qi des Himmels
  - Einatmung (hereinlassen, annehmen, empfangen)
  - Ausatmung (hergeben, loslassen)

→ Einziges Organ mit sowohl bewußter als auch unbewußter Steuerung (Zugang zu anderen Bewußtseinsebenen)

- Dickdarm:
  - Symbiose mit Mikroorganismen (Zusammenleben und Austausch), Ausscheidung, Abtrennung, Lösung
- Haut:
  - Vorderste Verteidigung gegen Fremdes (Sitz der Wehrenergie)
  - Verbindung mit Umgebung (Permeabilität - Austausch)

Krankheitssymptome:

- Erkrankungen des Respirationstraktes und des Darmtraktes
- Veränderung der Beschwerden bei Trockenheit, am Abend, im Herbst
- Trockener Mund und Lippen, trockene, dicke Haut
- Allergien:
  - ›allergisch reagieren auf Person, Klima, Nahrung…‹;
  - Vergiftung durch Verstopfung
- Schulter, Ellenbogen, Arm
- Segmente: untere HWS – obere BWS, LWS (L 4–5)
- Sinus ethmoidalis, Tonsilla tubaria, Nasenbereich, Halsbereich
- Symptome mit Bewegung nach innen

III. Welt der Antiken Punkte und Physiologie der Fünf Wandlungsphasen

A. Wechselbeziehungen

Die chinesische Tradition kennt im wesentlichen vier Gesetzmäßigkeiten der Beziehung der Wandlungsphasen untereinander, die als Zyklen bezeichnet werden.

- Mutter-Sohn-Zyklus (Tonisierung)
- Sohn-Mutter-Zyklus (Sedierung)
- Großmutter-Enkel-Zyklus (Kontrolle)
- Enkel-Großmutter-Zyklus (Unterstützung)

Die der jeweiligen Wandlungsphase vorausgehende Phase ist die „Mutter" für die nachfolgende Wandlungsphase.

1. Mutter-Sohn-Zyklus = Tonisierungszyklus

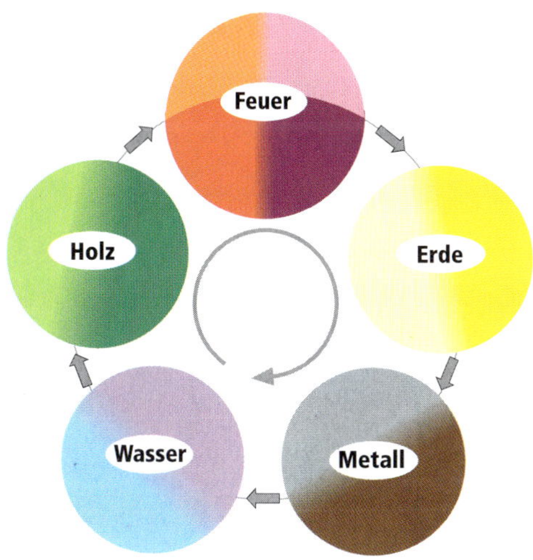

Dieser besagt, daß die Stimulation einer Wandlungsphase die nachfolgende fördert, ähnlich wie eine Mutter ihr Kind. Dies wird als Tonisierung bezeichnet – und genau dies ist eine der Verwendungen der Antiken Punkte, die sowohl in der üblicherweise gelehrten Akupunktur als auch in der AK (zur einfachen Stärkung eines schwachen Muskels) eingesetzt wird.

Je nach Literatur wird der Mutter-Sohn-Zyklus auch als Hervorbringungszyklus bezeichnet.

2. Sohn-Mutter-Zyklus = Sedierungszyklus

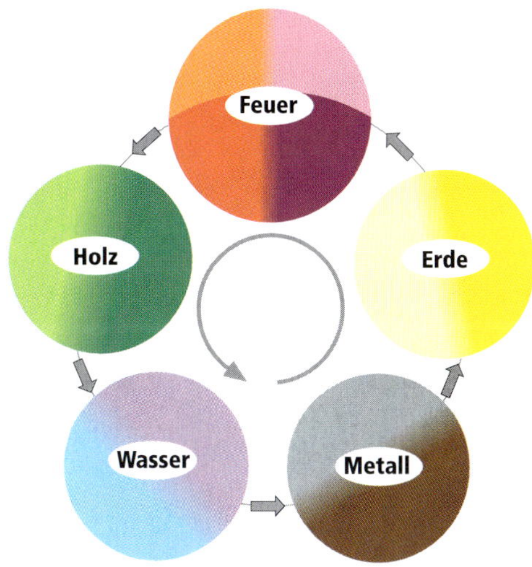

Dieser besagt, daß die Stimulation einer Wandlungsphase die vorhergehende schwächt, ähnlich wie ein anstrengendes Kind der Mutter die Kraft entziehen kann. Dies wird als **Sedierung** bezeichnet – und auch diese Wirkung wird in der Akupunktur wie auch in der AK bei der Differenzierung des starken Muskels (Normotonus oder Hypertonus) bisher eingesetzt.

Je nach Literatur wird der Sohn-Mutter-Zyklus auch als Entziehungszyklus bezeichnet.

3. Großmutter-Enkel-Zyklus = Kontrollzyklus

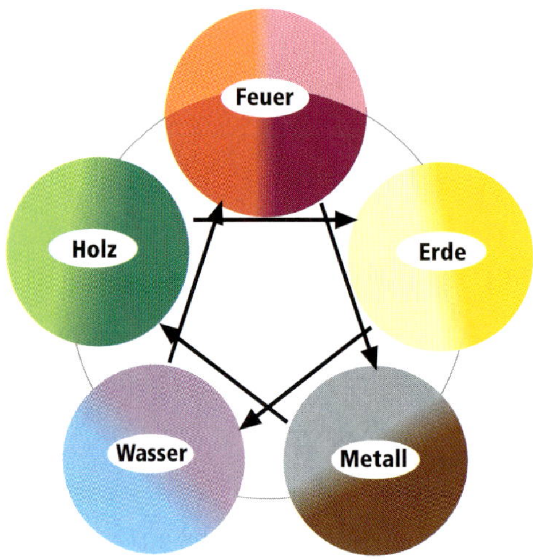

Die therapeutischen Wirkungen der Tonisierungs- und Sedierungspunkte sind oft nicht ausreichend. Dies wird interessanterweise auch von Walther bereits angeführt, ohne daß er aber eine effektivere Alternative wirklich konkret beschreibt. Er verweist lediglich auf eine intensivere Beschäftigung mit den Gesetzen der Fünf Wandlungsphasen!
Wir haben uns deshalb auch mit den nun folgenden zwei Zyklen intensiv auseinandergesetzt, wobei diese dem normalen Akupunkteur meist allenfalls dem Namen nach bekannt sind, während ein therapeutischer Zugang im Regelfall nicht besteht.
Tatsächlich herrscht in Bezug auf die Verwendung der Antiken Punkte vielerorts solche Unkenntnis und/oder Meinungsverschiedenheit, daß führende Akupunkturschulen diskutieren, sie überhaupt nicht mehr zu lehren!!
Aus unserer Sicht ist aber – mit Hilfe der AK-Diagnostik – genau hier ein phänomenales Therapiepotential vorhanden!
Der Großmutter-Enkel-Zyklus – sonst meist Kontroll- oder Bändigungszyklus genannt – besagt, daß die Stimulation einer Wandlungsphase die übernächste kontrolliert. Allerdings ist der Begriff „Kontrolle" meist etwas negativ, einschränkend, nicht fördernd besetzt.

Unsere Erfahrungen zeigen hingegen, daß hierüber eine optimal regulierende Wirkung auf eine Wandlungsphase möglich ist – und durchaus im positiven Sinn.
Anmerkung: Im alten China betreuten die Großeltern die Enkelkinder, während die Eltern arbeiteten mußten. Die Großeltern waren also mit der Erziehung und Kontrolle der Enkel beschäftigt.

4. Enkel-Großmutter-Zyklus = Unterstützungszyklus

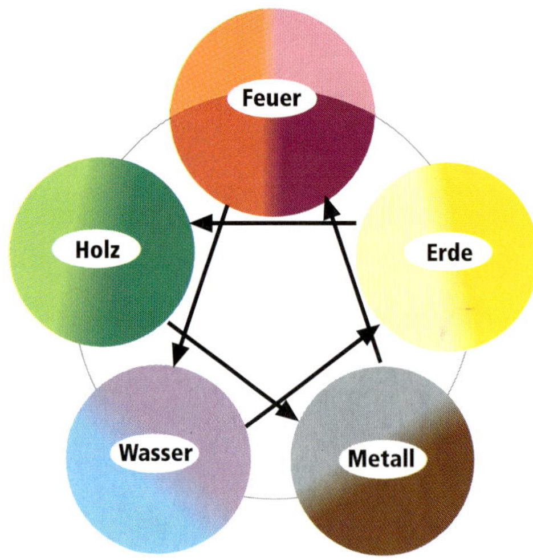

Diese Beeinflußung wird in der Literatur bisher als Verachtungs- oder Verletzungszyklus bezeichnet, was aber unserer Meinung nach völlig irreführend ist und der wirklichen Funktion diametral widerspricht.
Unsere Erfahrungen an Tausenden von Patienten zeigen: es handelt sich physiologisch um die intensivste Stärkungs- bzw. Unterstützungsfunktion!
Dementsprechend wird in diesem Buch dafür der Begriff „Unterstützungszykus" verwendet.
Anmerkung: Am besten kann dies mit der gesteigerten Lebensfreude oder Unterstützung des Lebenswillens von Großeltern beschrieben werden beim Anblick oder beim Zusammensein mit ihren Enkelkindern.

B. Antike Punkte – Lokalisation und Funktion

Als Antike Punkte werden fünf Punkte auf jedem der zwölf Meridiane bezeichnet, die einer Wandlungsphase zugeordnet sind. Die grundlegenden Gesetzmäßigkeiten zwischen den Fünf Wandlungsphasen zeigt die nachfolgende chinesische Originalabbildung, die allerdings den Unterstützungszyklus nicht aufweist.

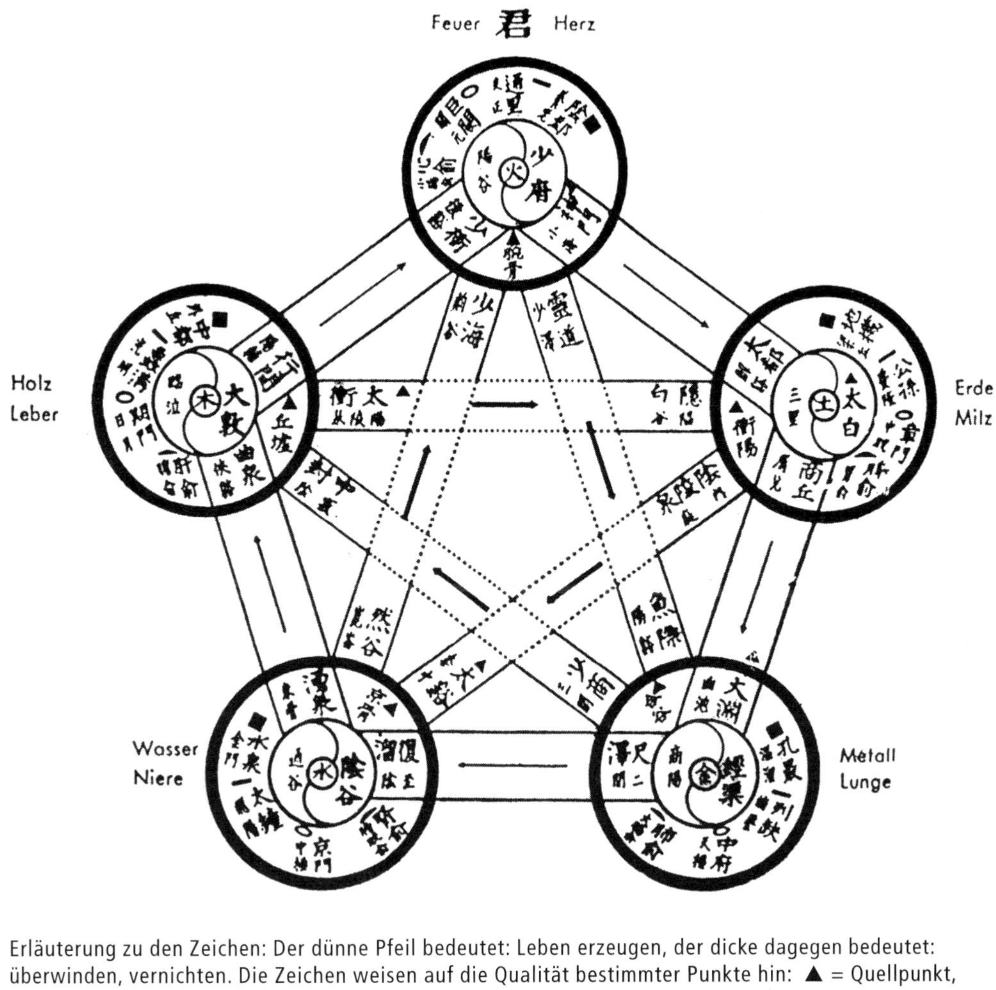

Erläuterung zu den Zeichen: Der dünne Pfeil bedeutet: Leben erzeugen, der dicke dagegen bedeutet: überwinden, vernichten. Die Zeichen weisen auf die Qualität bestimmter Punkte hin: ▲ = Quellpunkt, – = Lo-Punkt, o = Alarmpunkt, ▲= Zustimmungspunkt. Das Zeichen ■ weist auf Punkte hin, die in einer bestimmten Beziehung zum Tonifikationspunkt stehen. Aus dem Schema ergibt sich ein Hinweis auf die zu benutzenden Punkte, soweit nach der „5-Elementen-Lehre" behandelt wird.*

* Diese Abbildung wurde mit freundlicher Genehmigung des Verlages übernommen aus: Bachmann, G.: Die Akupunktur – eine Ordnungstherapie, 1959, Haug Verlag, Heidelberg.

Meridian	Feuerpunkt	Erdpunkt	Metallpunkt	Wasserpunkt	Holzpunkt
Lu	10	9	8	5	11
Di	5	11	1	2	3
Ma	41	36	45	44	43
MP	2	3	5	9	1
He	8	7	4	3	9
Dü	5	8	1	2	3
Bl	60	40	67	66	65
Ni	2	3	7	10	1
KS	8	7	5	3	9
3E	6	10	1	2	3
Gb	38	34	44	43	41
Le	2	3	4	8	1

Jeder Meridian besitzt je einen Wasserpunkt, Holzpunkt, Feuerpunkt, Erdpunkt und Metallpunkt.

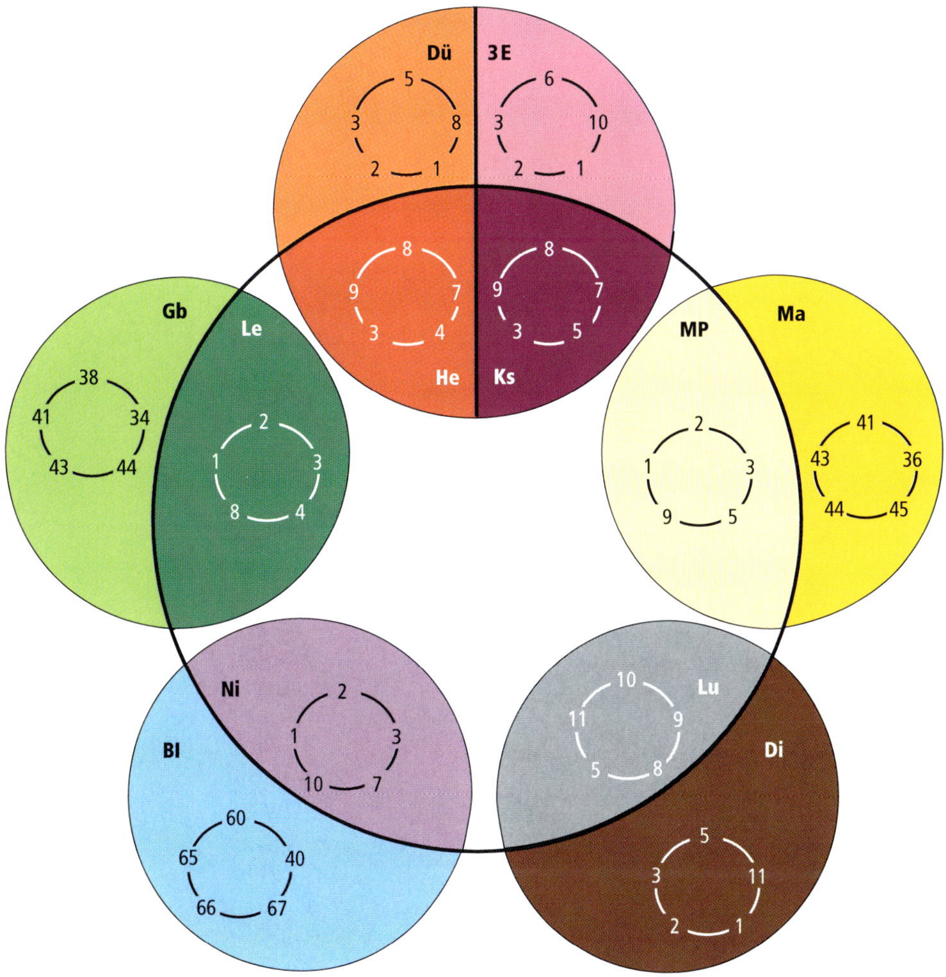

Bei jedem Meridian ist an der Position der jeweiligen Wandlungsphase der entsprechende Antike Punkt angeführt:

- Oben mitte: Feuerpunkt
- Oben rechts: Erdpunkt
- Unten rechts: Metallpunkt
- Unten links: Wasserpunkt
- Oben links: Holzpunkt

1. Elementpunkt

Wenn sich die Wandlungsphase des Punktes mit der dem Meridian zugeordneten Wandlungsphase deckt, wird dieser Punkt als elementeigener Punkt oder kurz als Elementpunkt bezeichnet.
Die Elementpunkte befinden sich an derselben Position im kleinen Kreis innerhalb des Elementes wie das Element selbst im Gesamtsystem der Fünf Wandlungsphasen. Bei den Feuer-Meridianen (oben Mitte) bedeutet dies, daß der Elementpunkt auch in der Position oben Mitte angeführt ist. Bei den „Metall-Meridianen“ (unten rechts) ist der Elementpunkt entsprechend unten rechts angeführt usw..
Mit Kenntnis der Elementpunkte können die Funktionen der weiteren Antiken Punkte entsprechend der beschriebenen Gesetzmäßigkeiten hergeleitet werden.
Die Bezeichnung „vor“ oder „nach“ dem Elementpunkt bezieht sich auf den Uhrzeigersinn.

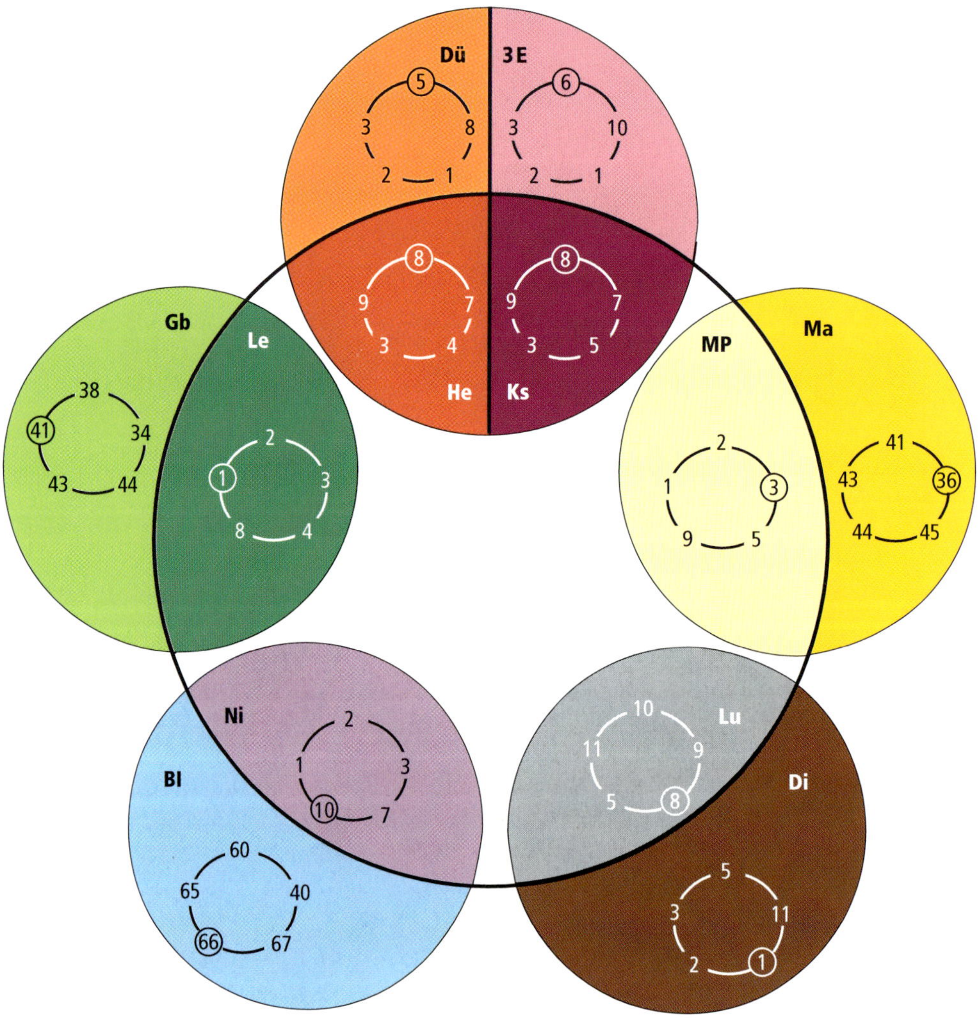

Elementpunkte: hervorgehoben im Kreislauf der Fünf Wandungsphasen.

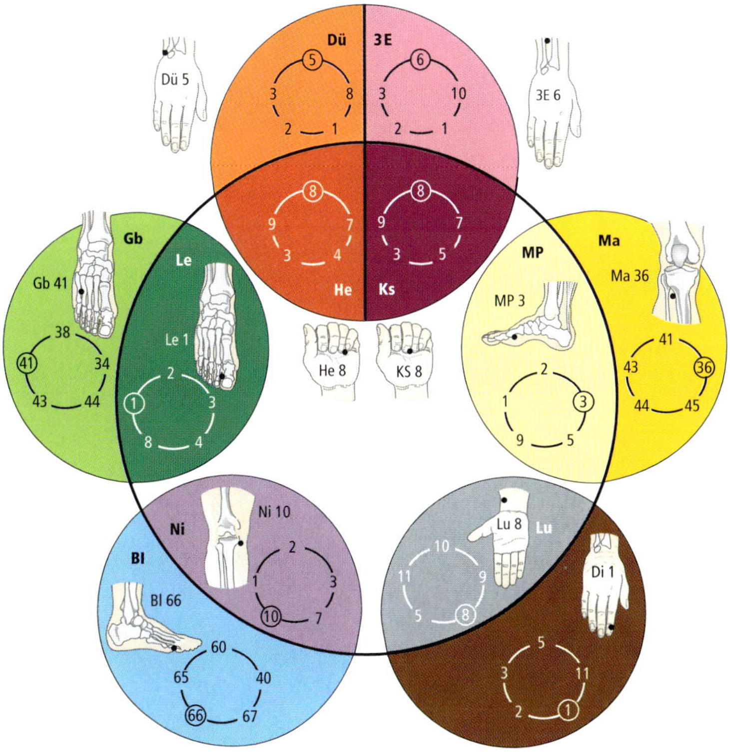

Elementpunkte: anatomische Lokalisation.

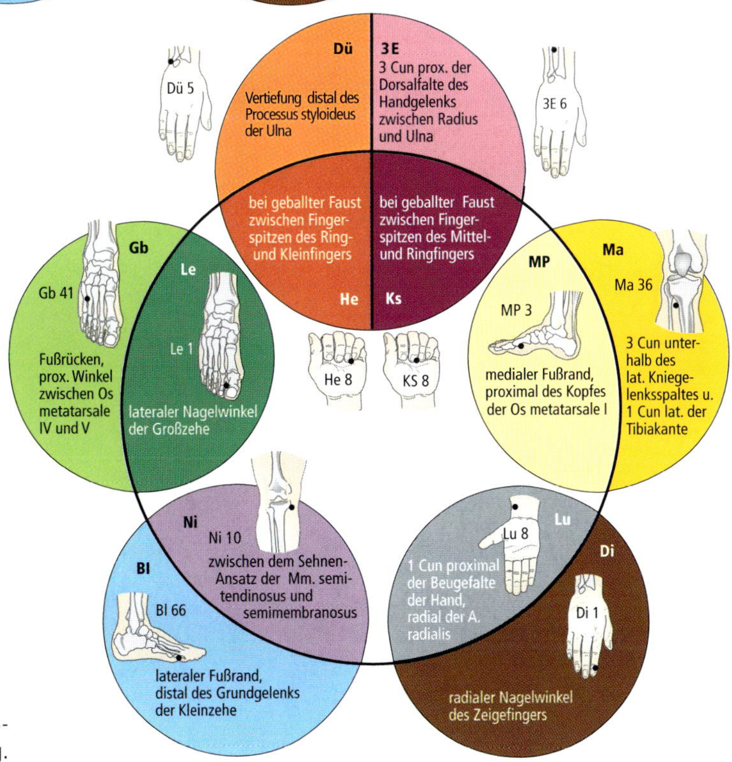

Elementpunkte: anatomische Beschreibung.

2. Tonisierungspunkt

Der Antike Punkt in der Position **vor dem Elementpunkt** entspricht der Mutter-Sohn-Regel und wird entsprechend als Tonisierungspunkt bezeichnet.

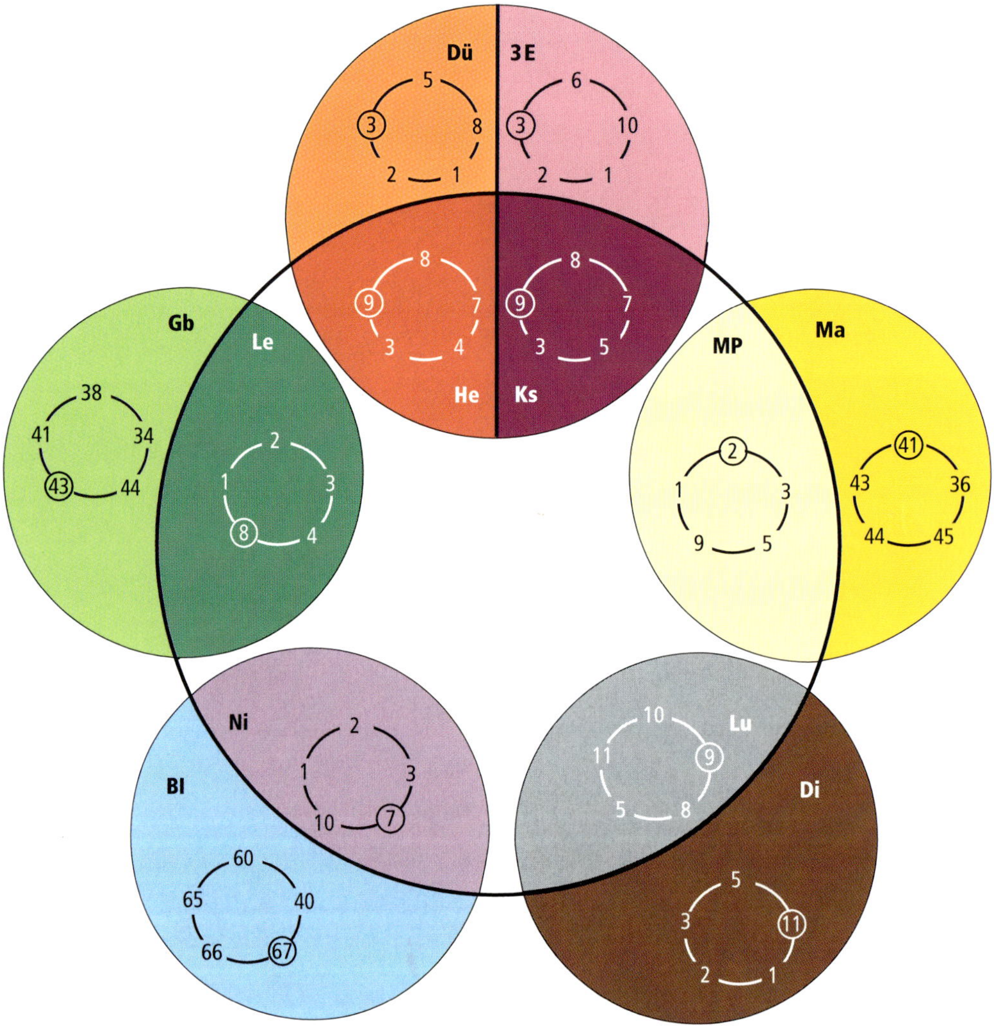

Tonisierungspunkte: hervorgehoben im Kreislauf der Fünf Wandungsphasen

Tonisierungspunkte: anatomische Lokalisation.

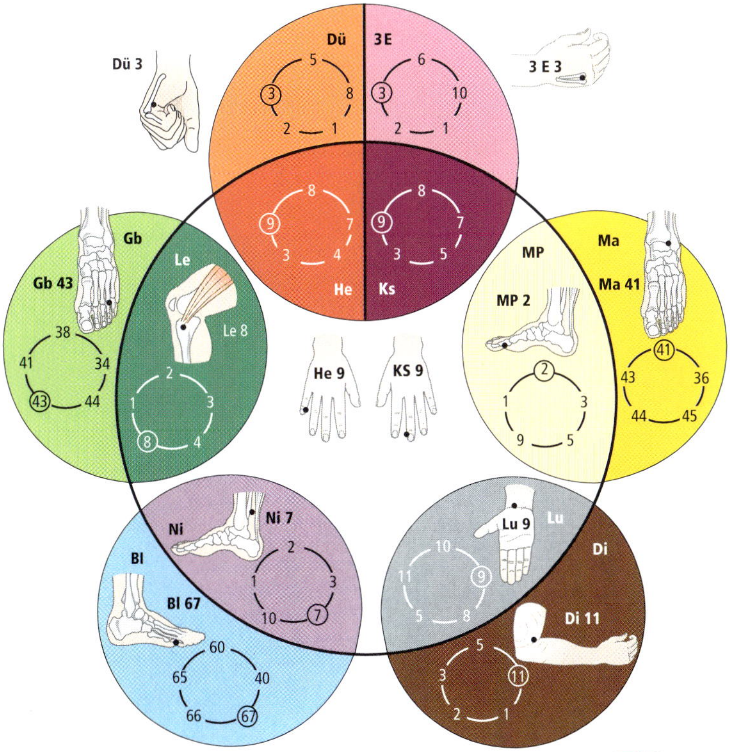

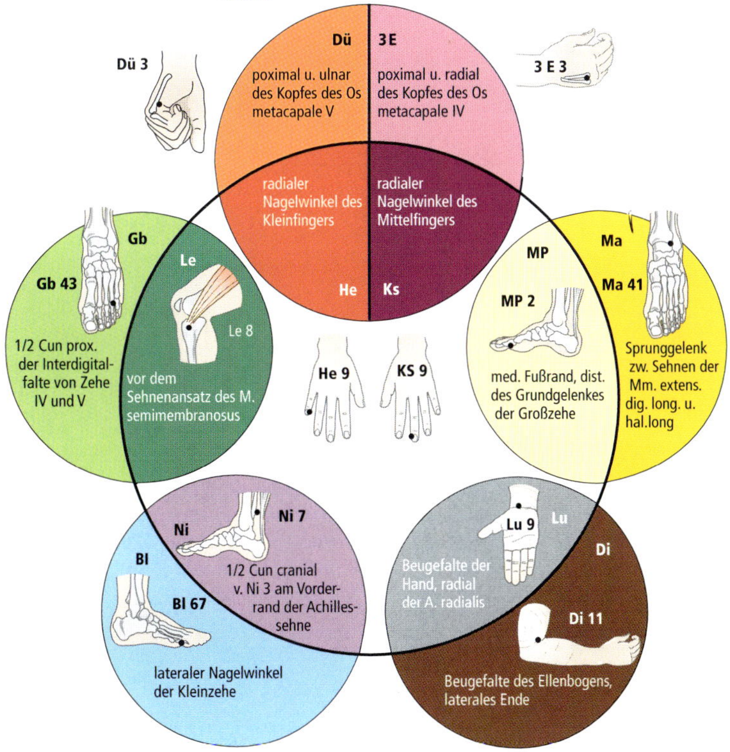

Tonisierungspunkte: anatomische Beschreibung.

3. Sedierungspunkt

Der Antike Punkt in der Position **nach dem Elementpunkt** entspricht der Sohn-Mutter-Regel und wird entsprechend als Sedierungspunkt bezeichnet.

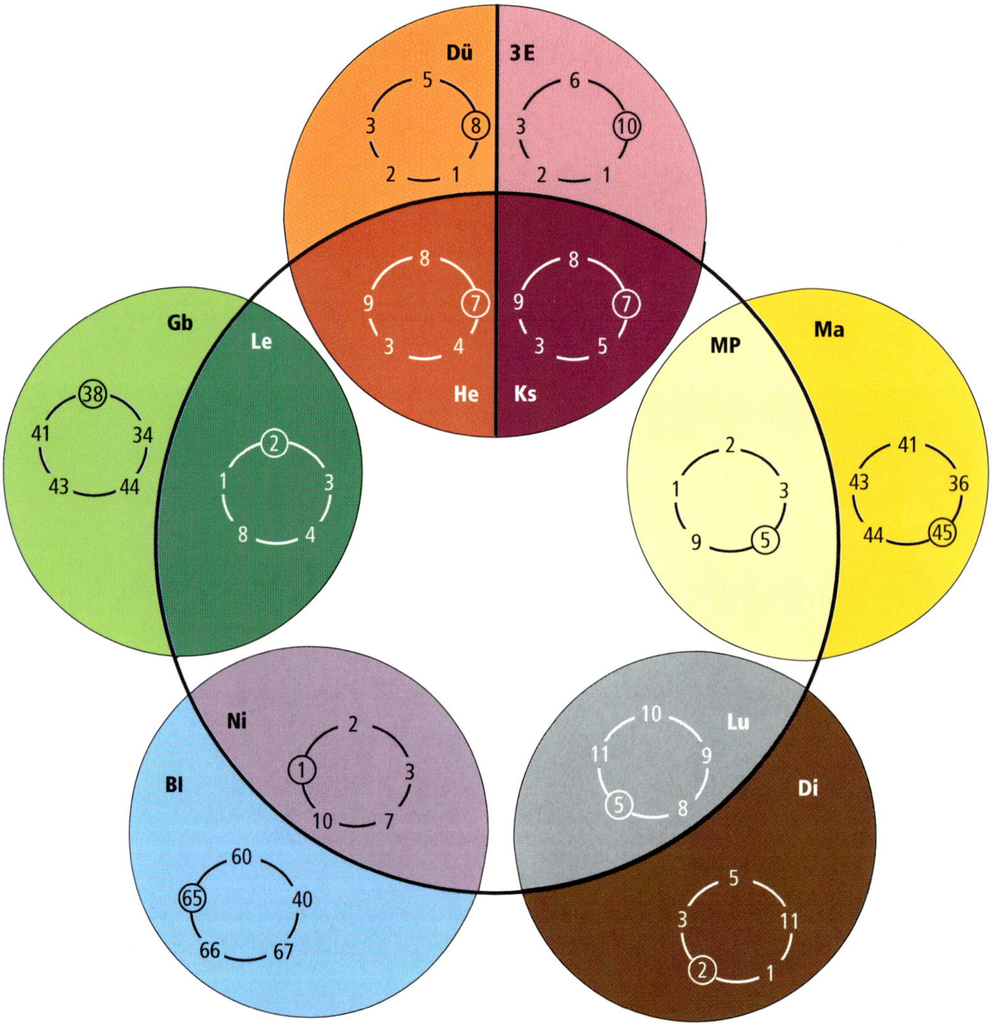

Sedierungspunkte: hervorgehoben im Kreislauf der Fünf Wandungsphasen.

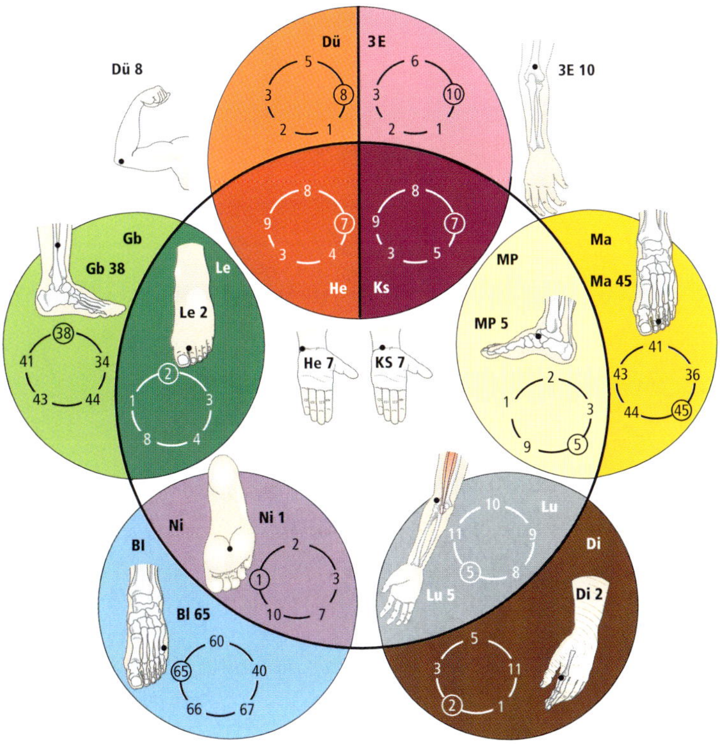

Sedierungspunkte: anatomische Lokalisation.

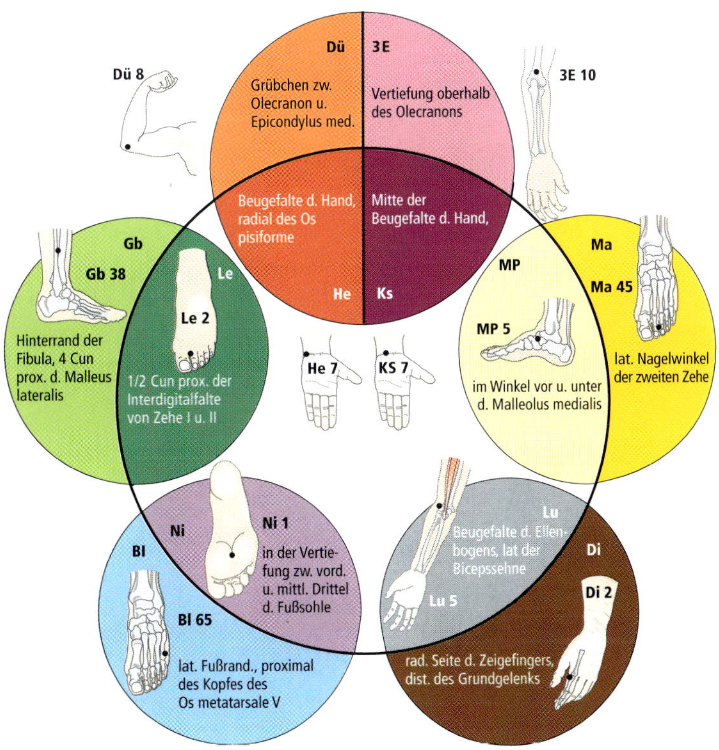

Sedierungspunkte: anatomische Beschreibung.

4. Kontrollpunkt

Der Antike Punkt in der **zweiten Position vor dem Elementpunkt** entspricht der Großmutter-Enkel-Regel und wird entsprechend als Kontrollpunkt bezeichnet.

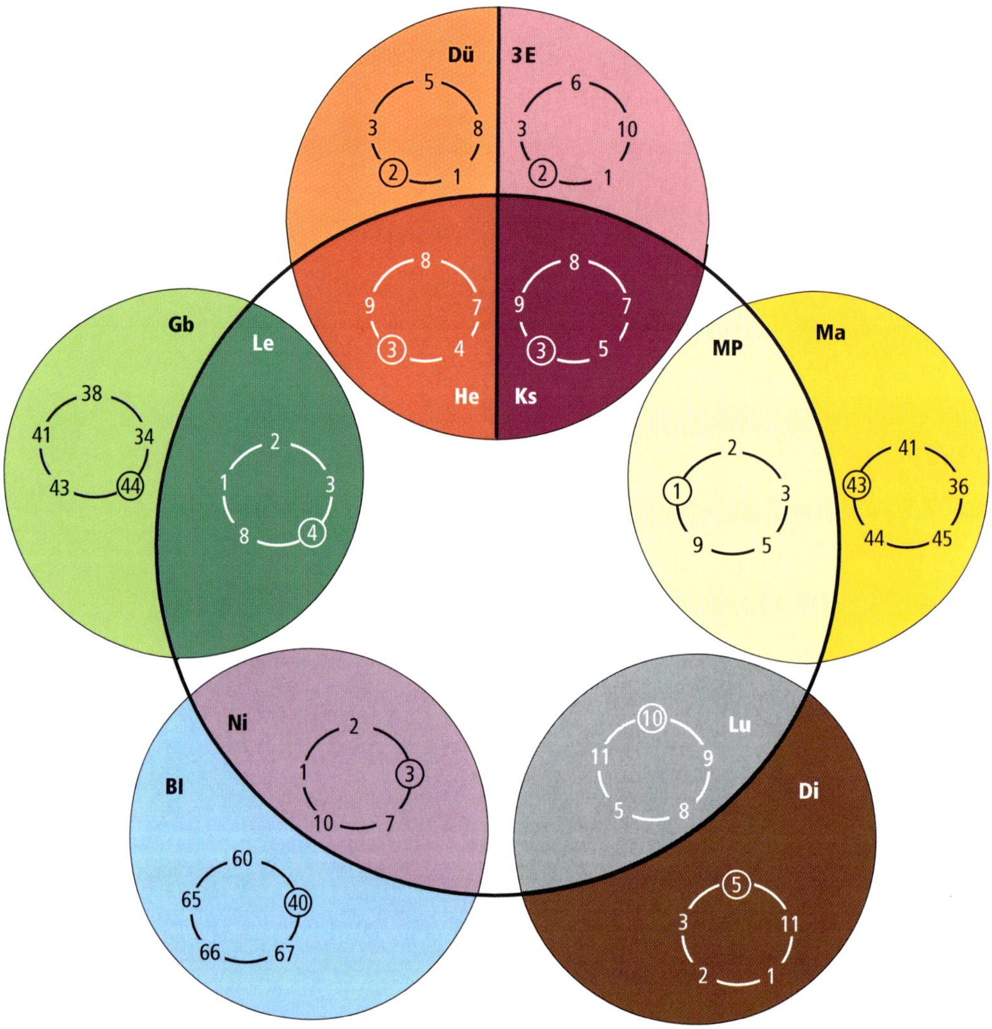

Kontrollpunkte: hervorgehoben im Kreislauf der Fünf Wandungsphasen.

Kontrollpunkte: anatomische Lokalisation.

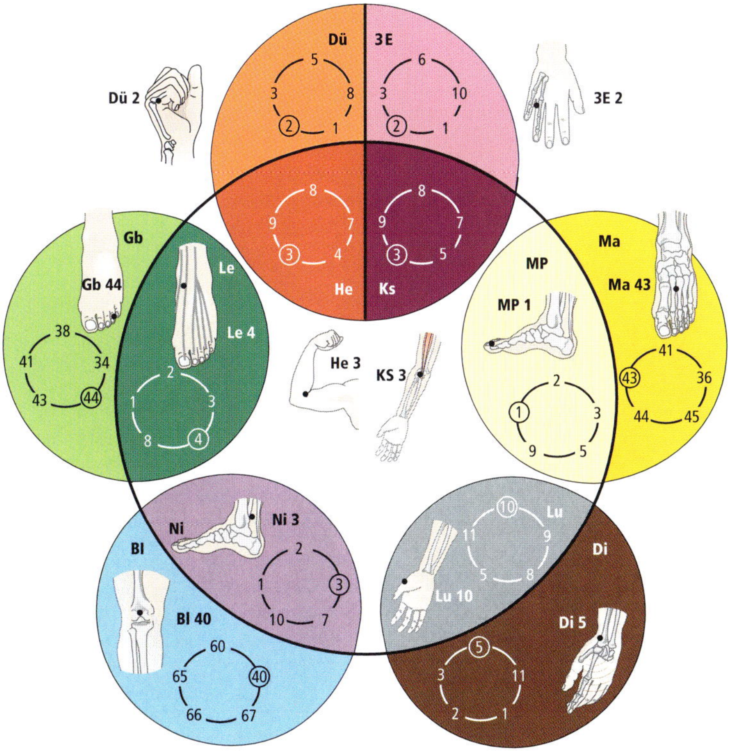

Kontrollpunkte: anatomische Beschreibung.

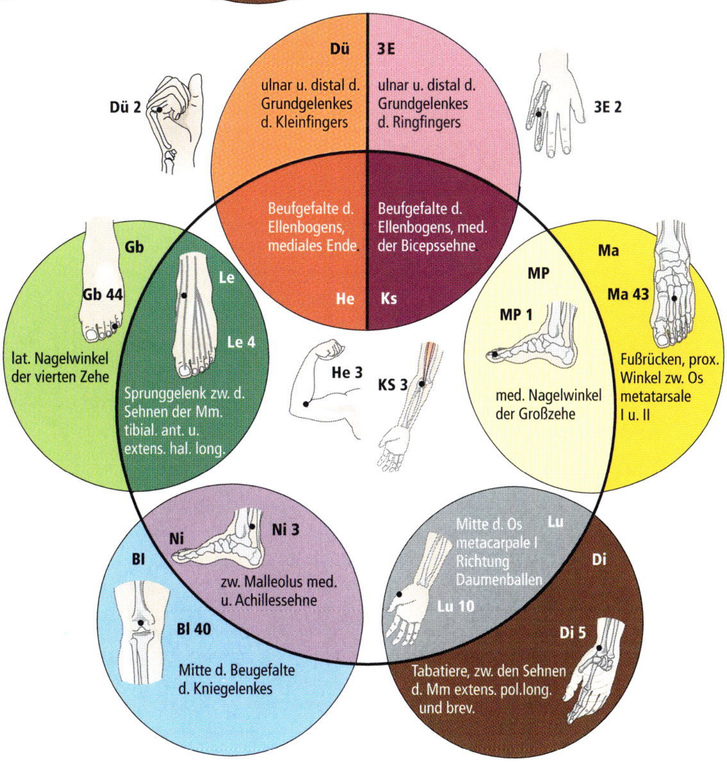

5. Unterstützungspunkt

Der Antike Punkt in der **zweiten Position nach dem Elementpunkt** entspricht der Enkel-Großmutter-Regel und wird entsprechend als Unterstüzungspunkt bezeichnet.

bei Mark Seem:
Überlastungszyklus

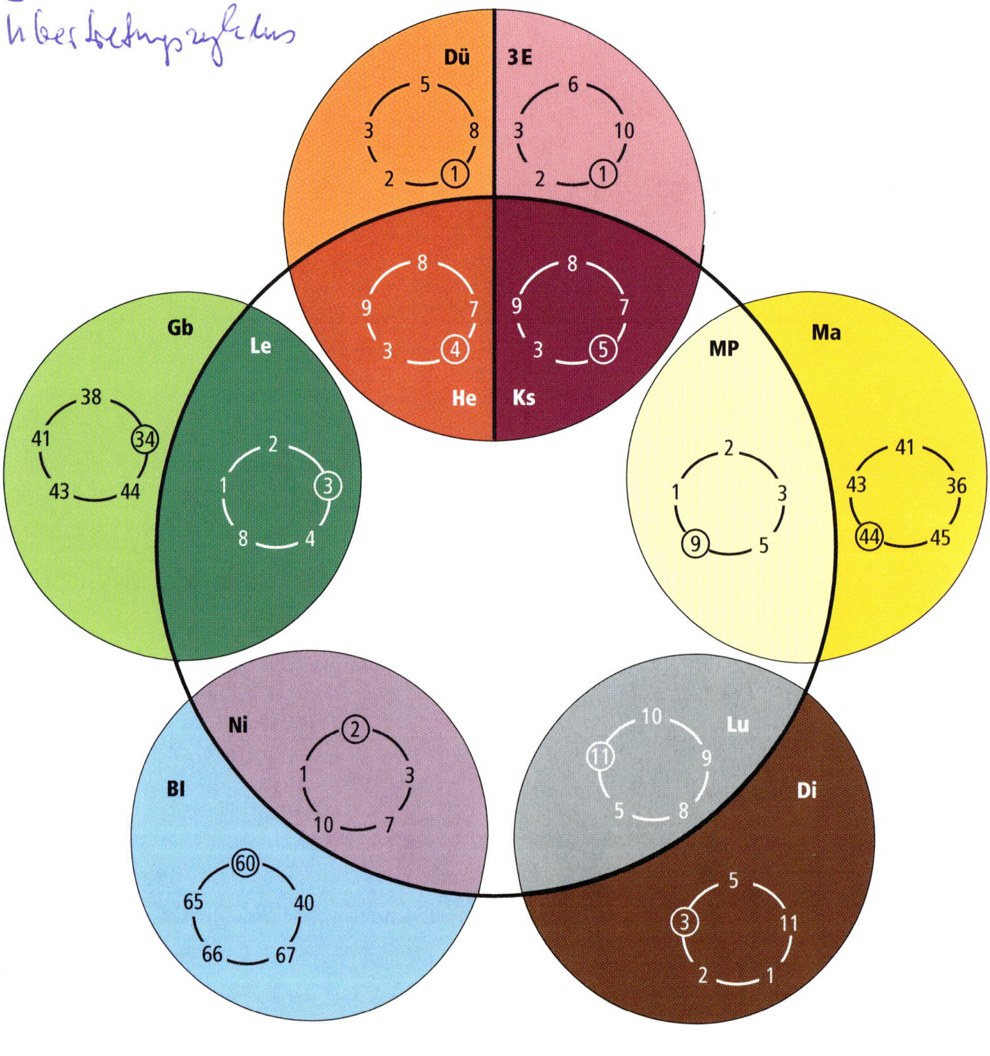

Untersützungspunkte: hervorgehoben im Kreislauf der Fünf Wandungsphasen.

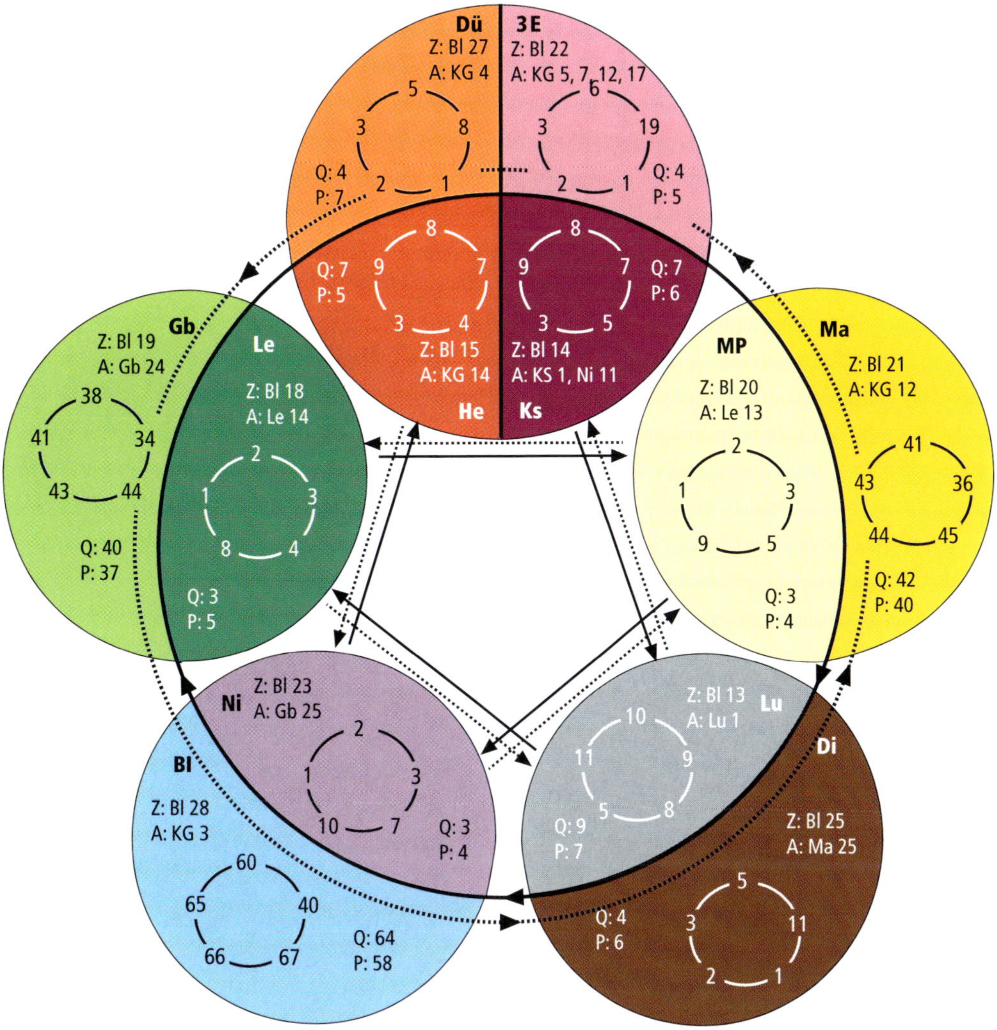

Bei jedem Meridian sind folgende Akupunkturpunkte mitangefügt:

A = Alarmpunkte
Z= Zustimmungspunkte
P= Passagepunkte
Q= Quellpunkte

Unterstützungspunkte: anatomische Beschreibung.

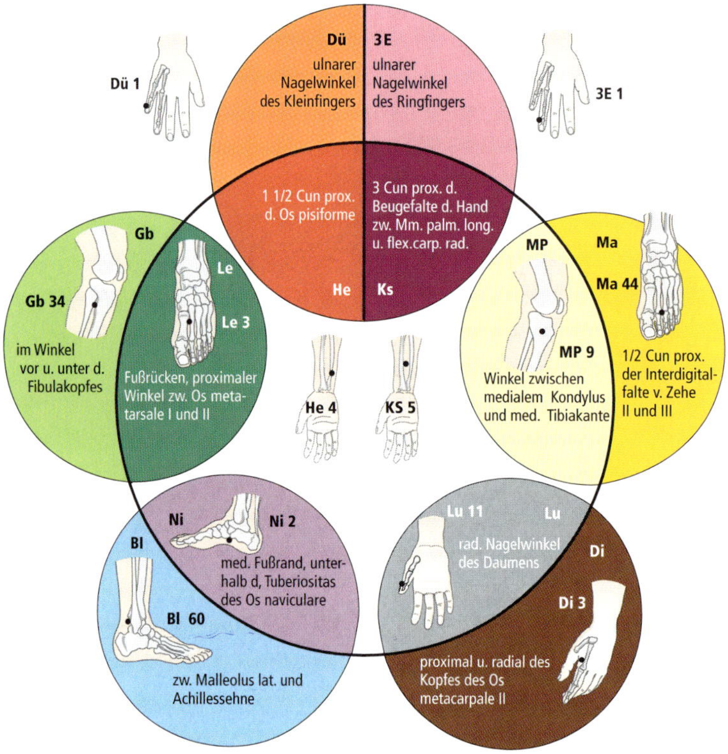

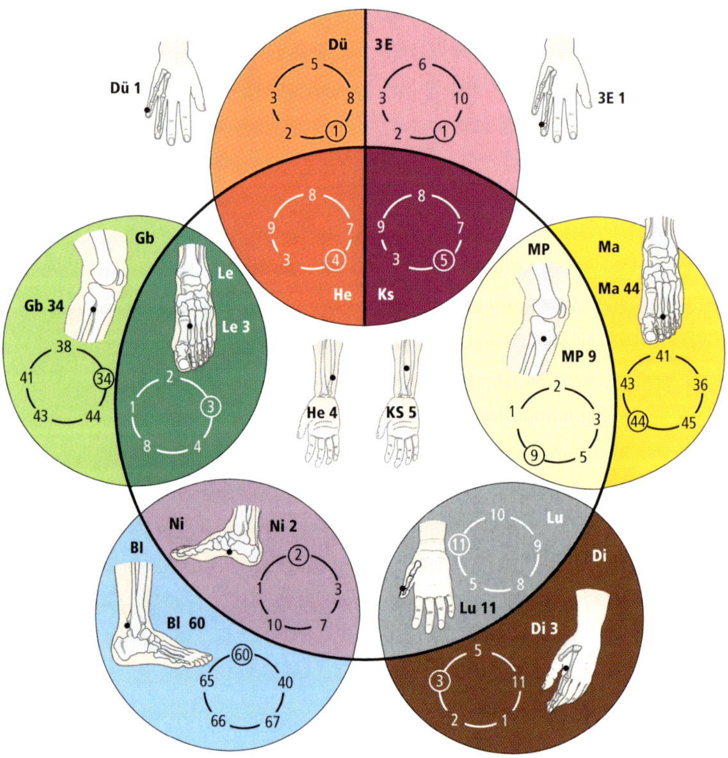

Unterstützungspunkte: anatomische Lokalisation.

C. AK-Diagnostik mit Antiken Punkten

Mit Hilfe der AK konnten wir in den letzten Jahren die physiologische Wirkungsweise der Antiken Punkte sowohl innerhalb der Meridiane als auch meridianübergreifend untersuchen und immer besser verstehen.
Das nachfolgende Bild des Qi-Brunnens hilft vielleicht am besten zum Verständnis:

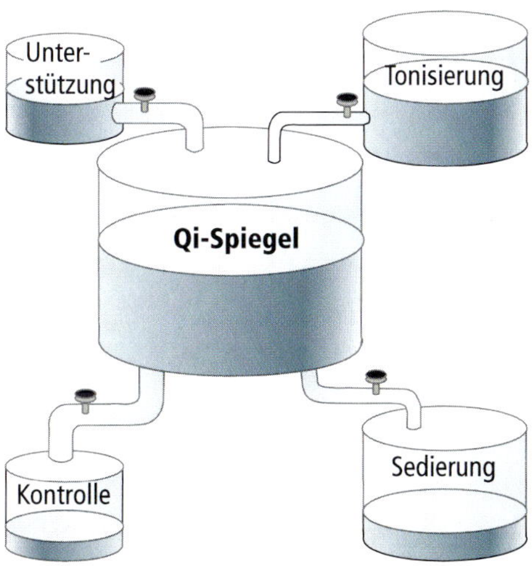

Der Wasserspiegel des Brunnens kann mit dem „Qi-Spiegel" einer Wandlungsphase gleichgesetzt werden. Zwei Zulaufrohre (Tonisierung und Unterstützung) und zwei Ablaufrohre (Sedierung und Kontrolle) beeinflussen den Wasserspiegel. Die Rohre der Unterstützung und Kontrolle weisen einen größeren Querschnitt auf und können dementsprechend schneller oder stärker wirken. Ihr Reservoir bzw. Auffangbecken ist jedoch kleiner als jenes der Tonisierung und Sedierung. Dadurch besteht über die Tonisierung und Sedierung eine langsamere, aber längere Regulierungsmöglichkeit, was bei längerfristigen Beeinflussungen wie z.B. der Ernährung eine besondere Bedeutung hat. Die vier „Wandlungsphasen-Rohre" werden jeweils durch Elementpunkte reguliert.

1. Wirkungsweise der Elementpunkte

Von den fünf Antiken Punkten eines Meridians repräsentiert der Elementpunkt die stärkste Ausprägung der zugeordneten Wandlungsphase. Er beeinflusst maximal die anderen Elemente, hingegen nur in geringem Maße das eigene.

- Ein Elementpunkt hat je nach Position seiner Wandlungsphase zu den anderen gleichzeitig das stärkste Potential der Tonisierung, der Sedierung, der Kontrolle oder der Unterstützung für die anderen Wandlungsphasen inne.
- Elementpunkte sind damit für Diagnostik und Therapie die primären Punkte zur Beeinflussung der Fünf Wandlungsphasen.
- Elementpunkte eines Yang-Meridianes beeinflussen jeweils nur Yang-Meridiane.

Der Elementpunkt des Magens (Ma 36) führt z.B. nach der Mutter-Sohn-Regel zu einer Tonisierung des Dickdarmes, nicht aber der Lunge.
Entsprechend beeinflussen Elementpunkte von Yin-Meridianen jeweils nur Yin-Meridiane. Der Elementpunkt der Lunge (Lu 8) führt nach der Mutter-Sohn-Regel zu einer Tonisierung der Niere, nicht aber der Blase.

Dies gilt für alle vier beschriebenen Beeinflussungszyklen!

- Alle Beeinflussungen über die Antiken Punkte betreffen jeweils nur die gleiche Körperseite (Ausnahme s. Kapitel IV).
- Da ein Elementpunkt alle anderen Wandlungsphasen beeinflusst, führt dies indirekt natürlich auch zu einer regulierenden Einflussnahme auf den eigenen Meridian.

2. Wirkungsweise der Kontroll- und Unterstützungspunkte

a. Wirkungsweise innerhalb der Meridiane

Der **Kontrollpunkt** hat innerhalb des Meridians einen stärker sedierenden Einfluß als der eigentliche Sedierungspunkt.
Der **Unterstützungspunkt** hat einen stärker tonisierenden Einfluß als der eigentliche Tonisierungspunkt.
Das Bild des Brunnens (s.o.) veranschaulicht am besten die Wirkungsweise. Der Kontroll- und Unterstützungspunkt beeinflussen jeweils Rohre mit größerem, der Tonisierungs- oder Sedierungspunkt Rohre mit kleinerem Durchmesser.

b. Meridianübergreifende Wirkungsweise

Nach der klassischen Akupunkturlehre stehen jeweils sechs Innen-Außen-Paare und sechs Oben-Unten-Paare in enger funktioneller Beziehung (s. Kap. II. C. 2 + 3).

- In der Regel besteht ein gewisser Antagonismus zwischen einem Meridian und seinem Innen-Außen-Partner. Bestehen Hinweise auf ein Ungleichgewicht zwischen Innen-Außen-Partnern, so wird nach gängiger Akupunkturlehre oft der Passagepunkt für einen Qi-Ausgleich verwendet.

In der Regel besteht ein gewisser Synergismus zwischen einem Meridian und seinem Oben-Unten-Partner. Bei einer Störung des Blasenmeridianes werden beispielsweise neben Punkten auf dem Blasenmeridian auch gerne Punkte des Oben-Unten-Partners Dünndarm gestochen.
Neben diesen bekannten Zusammenhängen konnten wir mit AK eine weitere sehr bedeutsame Funktion von Kontroll- und Unterstützungspunkten für Innen-Außen- und Oben-Unten-Partner feststellen:

Kontrollpunkte schwächen den eigenen Meridian und den Oben-Unten-Partner (synergistische Beziehung), stärken aber den Außen-Innen-Partner (reziproke Beziehung).

Beispiel:

- Bei einem normotonen Muskel (Beispiel: PMC) führt der eigene Kontrollpunkt (Ma 43) zu einer Schwächung des Muskels, die stärker als die über den Sedierungspunkt Ma 45 ist.
- Gleichzeitig führt dieser Antike Punkt (Ma 43) auch im Oben-Unten-Partner zu einer Schwächung, sodaß in diesem Beispiel der Dickdarm-Muskel (z.B. TFL) mitgeschwächt wird. Diese Sedierung ist ebenfalls stärker als durch den eigenen Sedierungspunkt Di 2.
- Weiters führt der Kontrollpunkt des Magens (Ma 43) zu einer Tonisierung des Innen-Außen-Partners MP. Diese Tonisierung ist wiederum stärker als die über den eigenen Tonisierungspunkt MP 2.

Beeinflussungen durch den Kontrollpunkt

- **Dü 2** schwächt Dü + Bl, stärkt aber He
- **He 3** schwächt He + Ni, stärkt aber Dü
- **Gb 44** schwächt Gb + 3E, stärkt aber Le
- **Le 4** schwächt Le + KS, stärkt aber Gb
- **Ma 43** schwächt Ma + Di, stärkt aber MP
- **MP 1** schwächt MP + Lu, stärkt aber Ma
- **Bl 40** schwächt Bl + Dü stärkt aber Ni
- **Ni 3** schwächt Ni + He, stärkt aber Bl
- **3E 2** schwächt 3E + Gb, stärkt aber KS
- **KS 3** schwächt KS + Le, stärkt aber 3E
- **Di 5** schwächt Di + Ma, stärkt aber Lu
- **Lu 10** schwächt Lu + MP, stärkt aber Di

Unterstützungspunkte stärken den eigenen Meridian und den Oben-Unten-Partner (synergistische Wirkung), schwächen aber den Innen-Außen-Partner (reziproke Wirkung).

Beispiel:

- Bei einem schwachen Muskel (Beispiel: PMS) führt der eigene Unterstützungspunkt (Le 3) zu einer Stärkung des Muskels. Dieser Effekt ist größer als die Stärkung über den eigenen Tonisierungspunkt Le 8.
- Gleichzeitig führt dieser Antike Punkt (Le 3) auch im Oben-Unten-Partner zu einer Stärkung, sodaß in diesem Beispiel der KS-Muskel (z.B. Piriformis) ebenfalls gestärkt wird. Diese Tonisierung ist stärker als über den eigenen Tonisierungspunkt KS 9.
- Weiters führt der Unterstützungspunkt Leber (Le 3) zu einer Schwächung des Innen-Außen-Partners. Der zur Gb-Muskel Popliteus wird geschwächt. Diese Sedierung ist stärker als über den eigenen Sedierungspunkt Gb 38.

3. Wirkungsweise der Sedierungs- und Tonisierungspunkte

a. Wirkungsweise innerhalb der Meridiane

Wie das Bild des Brunnens veranschaulicht, hat der Sedierungspunkt eine schwächende Funktion innerhalb seines Meridians, analog dem Abflußrohr mit kleinem Durchmesser. Der Tonisierungspunkt hat eine fördernde Funktion, entsprechend dem Zuflußrohr mit kleinem Durchmesser.

b. Meridianübergeifende Wirkungsweise

Die Meridiane, deren Pulstaststellen an anatomisch korrespondierenden Positionen rechts und links liegen, haben eine besondere Beziehung, die in der TCM als „Gesetz von Ehemann und Ehefrau" beschrieben ist.

Das Gesetz besagt, daß diese zwei Meridiane – wie Ehepartner – eng verbunden sind und daß die Tonisierung über den Tonisierungspunkt des einen Partners eine Sedierung des anderen Partners zur Folge hat.

Umgekehrt führt die Sedierung über den Sedierungspunkt des einen Partners zu einer Tonisierung des anderen Partners.

Ehemann-Ehefrau-Partner:

Herz – Lunge

Dünndarm – Dickdarm

Leber – Milz/Pankreas

Gallenblase – Magen

Niere – KS

Blase – 3E

Tabelle der Beeinflußungen durch den Unterstützungsspunkt

Dü 1	stärkt Dü + Bl, schwächt aber He	**Bl 60**	stärkt Bl + Dü, schwächt aber Ni
He 4	stärkt He + Ni, schwächt aber Dü	**Ni 2**	stärkt Ni + He, schwächt aber Bl
Gb 34	stärkt Gb + 3E, schwächt aber Le	**3E 1**	stärkt 3E + Gb, schwächt aber KS
Le 3	stärkt Le + KS, schwächt aber Gb	**KS 5**	stärkt KS + Le, schwächt aber 3E
Ma 44	stärkt Ma + Di, schwächt aber MP	**Di 3**	stärkt Di + Ma, schwächt aber Lu
MP 9	stärkt MP + Lu, schwächt aber Ma	**Lu 11**	stärkt Lu + MP, schwächt aber Di

Beispiel für eine physiologische Beziehung („gute Ehe“) zwischen diesen Partnern:

- Der normotone Rectus (Dü!) wird durch den Tonisierungspunkt des Ehemann-Ehefrau-Partners (Di 11) sediert.
- Ein schwacher Rectus, der durch seinen eigenen Tonisierungspunkt zu stärken ist, wird auch über den Sedierungspunkt des Ehemann-Ehefrau-Partners (Di 2) mit einer Stärkung reagieren.

Zum Teil wird in der Literatur beschrieben, daß die dem Ehemann zugeordneten Meridiane (Pulstaststellen der linken Hand: Dü, Gb, Bl, He, Le, Ni) über jene der Ehefrau (Pulstaststellen der rechten Hand: Di, Ma, 3E, Lu, MP, KS) dominieren.

Mit AK konnte keine Dominanz von Ehemann oder Ehefrau festgestellt werden, hingegen zeigte sich eine reziproke Beziehung dieser Meridiane über Tonisierungs- und Sedierungspunkte. Da diese Antiken Punkte im AK-Test weder den Innen-Außen-Partner noch den Oben-Unten-Partner beeinflußen, aber den Ehemann-Ehefrau-Partner, liegt folgender Schluß nahe:

Die Ehemann-Ehefrau-Beziehung ist sensibler als die Innen-Außen- oder Oben-Unten-Partnerschaften.

Worsley schreibt dazu, daß eine dauernde Störung der Beziehung zwischen Ehemann- und Ehefrau-Meridianen schwerwiegende gesundheitliche Störungen nach sich ziehen kann. Therapieziel sollte u.a. auch die Wiederherstellung einer physiologischen Beziehung zwischen Ehemann-Ehefrau-Partnern sein.

4. Diskussion und Konsequenzen

Bei der Anwendung dieser Regeln in der Praxis kamen wir mit AK zu folgenden Ergebnissen:

a. Akute Beschwerden

Diese sind häufiger durch Elementpunkte des Kontroll- oder Unterstützungs-Zyklus zu beeinflussen, z.B. dem Holz zugeordnete Beschwerden über Metall oder Erde. Im Bild der Fünf Wandlungsphasen sieht man den großen Abstand zwischen gestörtem Element und dem – gegenüberliegenden – therapeutisch optimalen Element.

Analog kommen von den meridianeigenen Antiken Punkten primär die Kontroll- oder Unterstützungspunkte bei akuten Beschwerden in Frage.

b. Chronische Beschwerden

Diese sind häufiger durch Elementpunkte des Tonisierungs- oder Sedierungs-Zyklus zu beeinflussen, die in der Nachbarposition stehen, z.B. dem Holz zugeordnete Beschwerden über Wasser oder Feuer.

Analog kommen von den meridianeigenen Antiken Punkten eher die Tonisierungs- oder Sedierungspunkte bei chronischen Beschwerden in Frage.

Eine altbekannte wichtige Akupunkturregel konnte somit hervorragend bestätigt werden:

Akute Beschwerden sind über möglichst weit entfernte und chronische über nahegelegene Punkte zu behandeln!

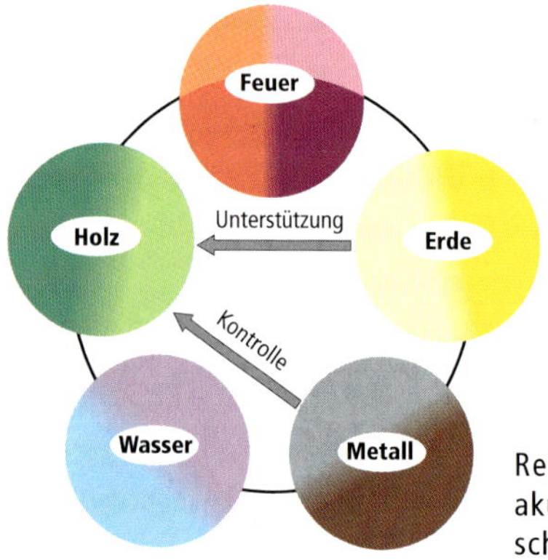

Regel für akute Beschwerden.

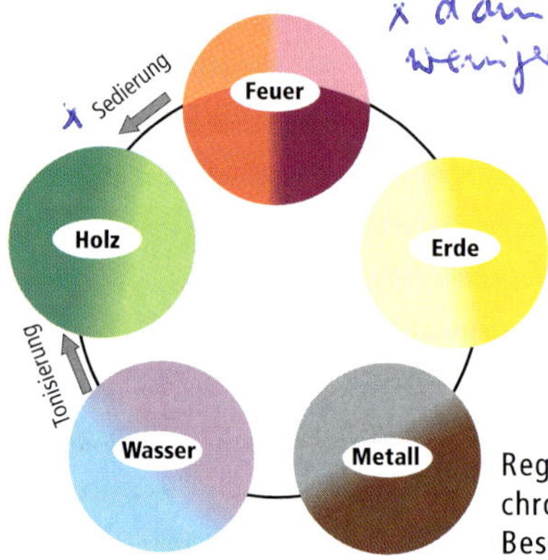

Regel für chronische Beschwerden.

D. Erweiterte Tonisierungs- und Sedierungsregeln

1. Tonisierungsmöglichkeiten

Entsprechend den Gesetzen der Fünf Wandlungsphasen sind für jeden Meridian und den bzw. die zugeordneten Muskel(n) über den jeweiligen Tonisierungspunkt hinaus weitere tonisierende Punkte herleit- und einsetzbar:

- Tonisierungspunkt
- Unterstützungspunkt des Meridianes
- Elementpunkt des „Mutter"-Meridianes
- Elementpunkt des „Enkel"-Meridianes

Diese vier Punkte weisen unterschiedlich stark tonisierende Wirkungen auf mit einer Zunahme der Tonisierungsstärke in der oben angeführten Reihenfolge.
So ist z.B. Di 1 als Elementpunkt des Enkelmeridians Di für die Großmutter Dü (Rectus) physiologischerweise die stärkste Tonisierungsmöglichkeit.
In der folgenden Tabelle sind in der Spalte ganz rechts jeweils die am stärksten tonisierenden Elementpunkte aufgeführt.

Für die AK bedeutet dies:
Ist ein schwacher Muskel durch seinen Tonisierungspunkt zu stärken, so kann man ihn immer auch über drei weitere tonisierende Punkte stärken.
Mit dieser Kenntnis kann für die fortgeschrittene AK-Diagnostik eine Differenzierung des schwachen Muskels erfolgen, wie sie im Kapitel IX, A. dargestellt ist.

Di 1 = Zahnschmerzpunkt

	Tonisierungsp.	Unterstützungsp.	Mutter-Elementp.	Enkel-Elementp.
Dünndarm (Rectus femoris)	Dü 3	Dü 1	G 41	Di 1
Herz (Subscapularis)	He 9	He 4	Le 1	Lu 8
Magen (PMC)	Ma 41	Ma 44	Dü 5	Bl 66
Milz/Pankreas (Latissimus)	MP 2	MP 9	He 8	Ni 10
Lunge (Deltoideus)	Lu 9	Lu 11	MP 3	Le 1
Dickdarm (TFL)	Di 11	Di 3	Ma 36	Gb 41
Gallenblase (Popliteus)	Gb 43	Gb 34	Bl 66	Ma 36
Leber (PMS)	Le 8	Le 3	Ni 10	MP 3
Blase (Tibialis anterior)	Bl 67	Bl 60	Di 1	Dü 5
Niere (Iliopsoas)	Ni 7	Ni 2	Lu 8	He 8
Kreislauf/Sex (Piriformis)	KS 9	KS 5	**Le 1 kon.lat.	**Lu 8 kon.lat.
3E (Teres minor)	3E 3	3E 1	**Gb 41 kon.lat	**Di 1 kon.lat

**Achtung: in Bezug auf die Meridiane KS und 3E gilt eine Sonderregel: im Gegensatz zu allen anderen Meridianen erfolgt hier die Beeinflussung über die auf der anderen Körperseite gelegenen Punkte!!

2. Sedierungsmöglichkeiten

Entsprechend den Gesetzen der Fünf Wandlungsphasen sind für jeden Meridian und den bzw. die zugeordneten Muskel(n) über den jeweiligen Sedierungspunkt hinaus weitere sedierende Punkte herleit- und einsetzbar:

- Sedierungspunkt
- Kontrollpunkt des Meridianes
- Elementpunkt des „Sohn"-Meridianes
- Elementpunkt des „Großmutter"-Meridianes

Diese vier Punkte weisen unterschiedlich stark sedierende Wirkungen auf mit einer Zunahme der Sedierungsstärke in der oben angeführten Reihenfolge.

So ist z.B. Bl 66 als Elementpunkt der Großmutter Bl für den Enkel Dü (Rectus) physiologischerweise die stärkste Sedierungsmöglichkeit.

In der folgenden Tabelle sind in der Spalte ganz rechts jeweils die am stärksten sedierenden Elementpunkte aufgeführt.

Für die AK bedeutet dies:

Ist ein starker Muskel durch seinen Sedierungspunkt zu schwächen, so kann man ihn immer auch über drei weitere sedierende Punkte schwächen.

Mit dieser Kenntnis kann für fortgeschrittene AK-Diagnostik eine Differenzierung des hypertonen Muskels erfolgen, wie sie im Kapitel IX A dargestellt ist.

	Sedierungsp.	Kontrollp.	Sohn-Elementp.	Großmutter-Elementp.
Dünndarm (Rectus femoris)	Dü 8	Dü 2	Ma 36	Bl 66
Herz (Subscapularis)	He 7	He 3	MP 3	Ni 10
Magen (PMC)	Ma 45	Ma 43	Di 1	Gb 41
Milz/Pankreas (Latissimus)	MP 5	MP 1	Lu 8	Le 1
Lunge (Deltoideus)	Lu 5	Lu 10	Ni 10	He 8
Dickdarm (TFL)	Di 2	Di 5	Bl 66	Dü5
Gallenblase (Popliteus)	Gb 38	Gb 44	Dü 5	Di 1
Leber (PMS)	Le 2	Le 4	He 8	Lu 8
Blase (Tibialis anterior)	Bl 65	Bl 40	Gb 41	Ma 36
Niere (Iliopsoas)	Ni 1	Ni 3	Le 1	MP 3
Kreislauf/Sex (Piriformis)	KS 7	KS 3	**MP 3 kon.lat	**Ni 10 kon.lat
3E (Teres minor)	3E 10	3E 2	**Ma 36 kon.lat	**Bl 66 kon.lat

**Achtung: in Bezug auf die Meridiane KS und 3E gilt eine Sonderregel: im Gegensatz zu allen anderen Meridianen erfolgt hier die Beeinflussung über die auf der anderen Körperseite gelegenen Punkte!!

IV. Die übergeordnete Rolle von KS und 3E

A. Grundlagen

Diese zwei Meridiane sind entscheidend wichtig zum Verständnis folgender Aspekte:

- Energiebereitstellung und -Verteilung
- Sonderstellung des Feuerelementes in den Fünf Wandlungsphasen
- Verbindung des Meridiansystems mit der Phytotherapie und anderen TCM-Verfahren
- Switching – eines der schwierigsten Themen der AK
- Endokrinologisch-immunologische Störungen
- Psychovegetative Beschwerdebilder
- Viele chronisch-therapieresistente Krankheitsbilder

In der frühen deutschsprachigen Literatur (v.a. Bachmann) wurde der KS noch eingehend beschrieben mit einer engen Beziehung zur strömenden Blutmasse mit der Summe ihrer serologischen und endokrinen Bestandteile (Einfluß auf Durchblutung und endokrines System).

Heute wird der KS wie auch der 3E – wohl v.a. mangels einer definierten Organzuordnung für diese beiden Meridiane in der TCM – nicht mehr ausreichend gewürdigt.

Dagegen ist bei Worsley, einem der berühmtesten englischsprachigen Autoren, auf den sich auch die amerikanische AK-Literatur immer wieder bezieht, der 3E und KS von entscheidender Bedeutung gerade in der heutigen Zeit:

„Etwas, das heute stärker fehlt als zu irgendeiner anderen Zeit, ist Feuer."

Auf den ersten Blick erscheint das angesichts des immer größeren Drucks (= Stress) auf den Einzelnen paradox.

Was Worsley aber meint, ist das Fehlen bzw. die Fehlleitung innerer Energien!!

Paßt dies nicht auffällig zu den immer häufiger werdenden chronisch-therapieresistenten Krankheitsbildern, zu den endokrinologisch-immunologischen Störungen und psychovegetativen Beschwerden, die wir zunehmend als Normalfall in der Allgemeinpraxis sehen?

Nach der TCM liegt der Einsatz und die Stärke der Akupunktur besonders in der Therapie von Yang-Störungen.

Hierunter versteht man Störungen, die eher mit Fülle und Stauung, Wärme und Hitze und Überfunktion verbunden sind, eher an oberflächlichen Schichten auftreten, akuter und oft als funktionelle Störungen beschrieben werden.

Dagegen versteht man unter Yin-Störungen Leere- bis Erschöpfungszustände mit einer Kältesymptomatik, die sich eher im Inneren, in der Tiefe des Körpers abspielen

Bei Vorliegen von Yin-Zuständen sind weitere Säulen der TCM wie Phytotherapie, Moxibustion, Ernährung und/oder eine Veränderung der Lebensführung neben einer eventuellen Akupunktur unbedingt mitzuberücksichtigen.

Wie diese Grundüberlegungen in die Strategie zur Diagnose und Therapie einfließen können, wird ausführlich im nachfolgenden Kapitel V beschrieben.

Atmung - Verdauung - Ausscheidung

B. Physiologie und Zuordnungen

1. Kreislauf/Sexualität KS

Der KS wird in der Literatur teilweise auch als Perikard-Meridian bezeichnet. Worsley nennt ihn auch „Beschützer des Herzens".
Wir bevorzugen den Begriff Kreislauf/Sexualität, da er der umfassenden Bedeutung dieses Meridians näher kommt. Im übrigen sei auf den Artikel von Burtscher/Suntinger im Appendix B 4. verwiesen.
Mit AK bietet sich die Möglichkeit, die Aspekte des KS spezifisch zu untersuchen. Hierzu verwenden wir die Alarmpunkte des KS (s. unten) und die organassoziierten Muskeln:

- Sartorius
- Tibialis posterior
- Piriformis
- Glutaeus Maximus
- Glutaeus Medius/Minimus
- Gastrocnemius/Soleus

Psychisch-emotionale Bedeutung

Folgende Beschreibungen weisen auf eine Störung des KS hin: „Es hat ihr/ihm das Herz gebrochen" ;„sie/er ist unfähig, das Herz zu öffnen"; „sie/er ist kaltherzig".
Daraus können ein Mangel an Lebensfreude, Lustlosigkeit, Depression, kalte Akren und andere Durchblutungsstörungen, Impotenz, Frigidität, sexuelle Perversion etc. resultieren.
Bei ausgeglichenem KS treffen tiefe emotionale Belastungen (Liebeskummer, Trennung, Heimweh...) nicht wirklich das Herz.

2. Dreifacher Erwärmer (3E)

Der Name „Dreifacher Erwärmer" (wörtliche Übersetzung : „Drei Höhlen, die brennen") weist auf drei Funktionsabschnitte hin:

- **Oberer 3E:** Feinabstimmung der Funktion oberhalb des Zwerchfells (Atmung, Zirkulation), Verteilung und Zirkulation der Säfte
- **Mittlerer 3E:** Feinabstimmung der Funktion zwischen Zwerchfell und Nabel (Verdauung), Bereitstellung und Transformation der Säfte
- **Unterer 3E:** Feinabstimmung der Funktion unterhalb des Nabels (Ausscheidung, Reproduktion), trennt klare von unklarer Flüssigkeit und scheidet letztere aus.

Der 3E wird in der TCM über Funktionen definiert. Er koordiniert das komplexe Zusammenspiel aller Organe vorwiegend über folgende drei Prozesse:

- Ying-Qi (nährendes Qi aus der Nahrung): bewegt sich innerhalb der Meridiane und ernährt die Organe in ihren funktionellen Beziehungen.
- Wei-Qi (Abwehr-Qi): bewegt sich außerhalb der Meridiane und schützt die Körperoberfläche vor dem Eindringen äußerer pathogener Faktoren.
- Jinye (Sammelbegriff für Körperflüssigkeiten – befeuchtet und ernährt Haut, Muskeln und Organe) - entsteht aus der durch Magen und Milz aufbereiteten Nahrung.
- Die Trennung der Qi-Muster für die drei Körperabschnitte des 3E erfolgt an übergeordneter Position (s. Kapitel II. B. 2)). **Deshalb ist die Therapie des 3E oft eine hochkarätige, sehr grundlegend ansetzende Maßnahme!**
- Die Funktionskoordination umfaßt auch die Einstellung der „Betriebstemperatur" der einzelnen Etagen des 3E (Schilddrüse!!). Dies ist ein wichtiger Schritt im Aufbau des Abwehr-Qi. Nur dadurch erlangt der Körper die Resistenz gegen die äußeren pathogenen Faktoren (Kälte, Hitze, Wind, Trockenheit, Feuchtigkeit).
- Der 3E (besonders der digestive Teil) ist die ersten sieben Jahre des Lebens noch „unreif". Wie der Jahreszyklus der Wandlungsphasen hat der Mensch auch einen Sieben-Jahre-Zyklus bzw. – in der TCM – acht Jahre für Männer. Durch das Wechseln in die „Feuer-Phase" nach dem 7. Lebensjahr wird der 3E erst voll aktiv (Entfachung durch das Feuer). Im Alter erlöscht das Feuer des 3E wieder langsam.

Dies bedeutet, daß z.B. die Ernährung für ein kleines Kind und für einen älteren Menschen ähnlich sein sollte: leicht verdaulich und „wärmend".

- Zur Diagnostik wird in der TCM neben der Pulsdiagnostik die palpierende Hand im Bereich des oberen (KG 17), mittleren (KG 12) und unteren 3E (KG 7 bzw. KG 5) verwendet, um herauszufinden, welche der drei Etagen des 3E kälter oder wärmer „eingestellt" ist. Dabei werden oft größere Temperaturunterschiede gefunden.
- Die Interpretation ist schwierig, da z.B. das kühlere Gebiet des unteren 3E folgende Bedeutung haben kann:
  - Der untere 3E ist „zu kalt eingestellt", die anderen richtig
  - Der untere 3E ist richtig, die anderen Etagen sind „zu warm eingestellt"
  - Alle Etagen sind zu kalt, der untere 3E aber sehr kalt eingestellt
  - Paradoxe Einstellungen

Mit Hilfe eines „thermischen Challenge" (siehe Kapitel V. F + G. 2) kann der 3E gut untersucht und entsprechende Therapiemaßnahmen getestet werden.

In der westlichen Medizin kommt das hormonelle System mit seinen Querverbindungen zum Immunsystem zumindest teilweise dieser Vorstellung am nächsten (besonders Schilddrüse und Nebenniere sowie das Adaptationssystem nach Selye mit seinen drei „Zielorganen" Thymus, Magen und Nebenniere). Im übrigen sei wiederum auf den Artikel im Appendix B 8. verwiesen.

Ist der 3E frei durchgängig, so ist das Innere harmonisch, das Äußere ruhig, so sind Oben und Unten, sowie Rechts und Links in Verbindung.

3. Alarmpunkte für KS und 3E

a. KS

Während häufig in der deutsch- und englischsprachigen Literatur als Alarmpunkt für den KS der KG 17 angegeben wird, existieren bei Bachmann, Bischko, Kubiena sowie in der französischen Literatur (De la Fuye) zwei Alarmpunkte:

KS 1 für den Kreislauf-Anteil
Ni 11 für den Sexualitäts-Anteil

Nach Überprüfung von vielen gesunden Probanden mit den jeweiligen Alarmpunkten zur Maximalzeit (s. Kap. V. C. 2 und Kap X) bestätigten sich für die Autoren diese Alarmpunkte!

b. 3E

Der 3E hat vier Alarmpunkte:

- KG 5 – **3E-Hauptalarmpunkt**
- KG 7 – sexuell (unterer 3E)
- KG 12 – digestiv (mittlerer 3E)
- KG 17 – respiratorisch (oberer 3E)

Zur engen Interaktion und auch Diskussion der z.T. gemeinsamen Alarmpunkte sei wiederum auf den Artikel „Switching, Stress, Muskulärer Hypertonus..." im Appendix verwiesen!

4. KS und 3E im System der Fünf Wandlungsphasen

Während sich KS und 3E innerhalb des eigenen Meridians noch an die Regel der gleichen Körperseite halten, haben wir für die Wirkung der Elementpunkte auf die anderen Wandlungsphasen folgendes entdeckt:

Die Elementpunkte von 3E und KS beeinflussen Meridiane der anderen Körperseite!

So schwächt z.B. der Elementpunkt 3E 6 nach der Sohn-Mutter-Regel den Popliteus (Gb) **kontralateral!**

Umgekehrt beeinflussen in gleicher Weise Elementpunkte anderer Wandlungsphasen die Muskeln mit Bezug zu 3E und KS kontralateral.

So schwächt z.B. der Elementpunkt MP 3 nach der Sohn-Mutter-Regel den Piriformis **kontralateral.**

Vergleiche hierzu die Tabellen in Kap. III. D.

V. AKMT (AK-Meridiantherapie)

A. Einleitung

Das Konzept von Yin und Yang wurde erstmals um 700 v. Chr. im „Buch der Wandlungen“ erwähnt. Zusammen mit dem System der Fünf Wandlungsphasen bildete es etwa 300 Jahre später in der sog. Yin/Yang- oder Naturalismus-Schule die Basis der chinesischen Medizintheorie. Es galt, natürliche Phänomene positiv zu deuten und die Handlungen der Menschen in Harmonie mit den Naturgesetzen zu gestalten.

Der Einfluß dieses Konzeptes unterlag während der Jahrhunderte einem undulierenden Verlauf, z.B. wurden je nach damaligen, in der Bevölkerung vorherrschenden Erkrankungen, die Denkmodelle der Vier-Schichten und der Drei Erwärmer bevorzugt. Dennoch wurde das System von Yin/Yang und den Fünf Wandlungsphasen zur gemeinsamen Grundlage für nachfolgende Denkschulen der Song-, Ming- und Qing-Dynastien.

In der Auseinandersetzung mit zahlreichen Akupunktur- und TCM-Lehrern sowie Kollegen aus dem asiatischen und europäischen Raum hat sich gezeigt, daß die östlichen Lehren das System der Grundregulation nach Pischinger nicht kennen und auf Themen wie z.B. „Schwermetallbelastung“ therapeutisch nicht gesondert eingehen.

Natürlich kann man den Standpunkt vertreten, ganz gleich in welcher Form eine Intoxikation vorliegt, primär die Ausscheidungs- und Entgiftungsorgane zu stützen. Jedoch handelt es sich heute dabei meist um wesentlich aggressivere Toxine, die in der Häufigkeit sowie Intensität ihres Auftretens nicht mehr mit denen der tradierten asiatischen Zeit zu vergleichen sind – und wir haben im Gegensatz zu früher erprobte Diagnose- und Therapiemethoden!

Dafür zwei Beispiele:

a) Eine dreiundfünfzigjährige Deutsche, die zwanzig Jahre in Thailand gelebt hat, bevor sie durch die berufliche Versetzung ihres Ehemannes die letzten drei Jahre wieder in Deutschland verbrachte, kam wegen rezidivierender Infekte und BWS/LWS-Blockierungen zur Behandlung. Durch die Untersuchung – mit AK und Labor – wurde eindeutig ein Zusammenhang zwischen einer erheblichen Quecksilber- und Bleibelastung und ihren Beschwerden festgestellt. Die Patientin konnte dies nachvollziehen, zumal sie seit über fünfunddreißig Jahren Amalgamfüllungen in allen Molaren und Prämolaren besaß. Was sie jedoch verwunderte, war der Umstand, daß sich bei ihr in der ganzen Zeit in Thailand diesbezüglich keine Beschwerden zeigten, jedoch in den letzten drei Jahren in Deutschland diese verstärkt und mit progredientem Verlauf auftraten, obwohl sie ernährungsmäßig die für sie wesentlich bekömmlichere thailändische Kost beibehalten hatte. Des Rätsels Lösung bestand wohl u.a. darin, daß die Patientin in Thailand an der dort üblichen Tradition teilnahm, sich mehrmals pro Woche einer Akupunkturmassage zu unterziehen, die dort für jeden Bürger preislich absolut erschwinglich ist und der Patientin zu permanent aufrechterhaltener Fitness verhalf. In Deutschland war ihr dieses Vorgehen aufgrund unflexiblerer Arbeitszeiten und im Verhältnis um ein Vielfaches höherer Kosten nicht möglich. Auf die Empfehlung, sich die bereits auch sehr porösen Amalgamfüllungen entfernen zu lassen und anschließend eine entsprechende Ausleitungstherapie durchzuführen, wollte die Patientin nicht eingehen, da sie sowieso beabsichtigte, mit ihrer Familie für immer nach Thailand zu ziehen. Bezogen auf ihren gesundheitlichen Zustand wurde die Zeit bis dahin mit Substitution orthomolekularer Substanzen, phytotherapeutischer Leber- und Nierendrainage sowie Maßnahmen der manuellen Therapie überbrückt. Die Patientin war überzeugt davon, daß die Akupunkturmassagen in Thailand ausreichen würden, um ihr früheres Wohlbefinden wiederherzustellen.

b) Bei einem anderen Fall in Bulgarien handelte es sich um einen Patienten mit massiver Neurofibromatose im Gesichtsbereich, fast bis zur Unkenntlichkeit entstellt, der sich bisher mehreren chirurgischen Eingriffen unterzog, was allerdings nur wenig bis gar keinen Erfolg brachte; die Neurofibrome exazerbierten ständig. Daraufhin versuchte man in einer Akupunkturambulanz der Universitätsklinik über mehrere Wochen bis Monate hinweg in täglichen Behandlungen mit Akupunktur die Tumoren im Gesicht zu beeinflußen; dabei wurden sie mit Nadeln umstochen, teilweise auch im Zentrum des Tumors eine Nadel gesetzt. In der Tat brachte dieses Vorgehen sehr langsame, aber über den bisherigen Beobachtungszeitraum anhaltende Teilerfolge.
Die zuständigen Dermatologen und Neurologen bestätigten zwar auf Rückfragen, auch den katastrophalen Zahnstatus des Patienten zur Kenntnis genommen zu haben, jedoch sei es aufgrund der schlechten wirtschaftlichen Lage des Landes, der Klinik und des Patienten nicht möglich, an eine Zahnsanierung zu denken, auch wenn höchstwahrscheinlich ein Zusammenhang zwischen den massiven dentogenen Herdbefunden und der Immunitätslage des Patienten bestünde. Man wolle es weiterhin mit dieser Form der Akupunktur versuchen, auch wenn es sich dabei um einen jahrelangen Therapieprozeß handeln würde. Angesichts fehlender Alternativen war der Patient mit diesem Vorgehen einverstanden.
Diese beiden Beispiele verdeutlichen, daß je nach therapeutischen und finanziellen Gegebenheiten und Möglichkeiten des jeweiligen Landes und seiner Patienten mit der traditionellen Akupunktur und einigen Modifikationen positive Therapieschritte zu erzielen sind. Jedoch bedürfen die therapeutischen Maßnahmen oft engmaschiger Wiederholungen über sehr lange Zeiträume, was in anderen Ländern für die Patienten und teilweise auch die Therapeuten aus den unterschiedlichsten Gründen nur sehr schwierig bis gar nicht durchführbar ist.
Auch wird in einigen Nationen keine Rücksicht darauf genommen, ob die behandelten Patienten dem teilweise erheblichen Ausmaß an Schmerzen während verschiedener dispergierender Akupunkturmaßnahmen subjektiv und v.a. emotional gewachsen sind. Auf Rückfragen diesbezüglich bekommt man häufig von Akupunkteuren zur Antwort, daß Asiaten oder auch Balkaneuropäer grundsätzlich wesentlich weniger schmerzempfindlich sind als die westeuropäischen Patienten. Mag dies auch in einigen Fällen zutreffen, so ist es doch fraglich, ob es für die dortige Bevölkerung wirklich so allgemeingültig ist wie es angenommen wird.
Aus ärztlicher Sicht bleibt außerdem die Verpflichtung zu einer möglichst kausalen Therapie bestehen – und gerade die beiden beschriebenen Fälle hatten wohl nicht wirklich einen Mangel an Akupunkturmassage oder Nadelakupunktur!
Wer sich auf die Systeme von Yin und Yang und den Fünf Wandlungsphasen einlassen möchte, aber mit dem Willen zur Synopsis und der Bereitschaft, sich auch mit der Herdproblematik und Problemen neuerer Zeit wie Schwermetallbelastung, Übersäuerung, Impffolgeschäden, Krankheiten des allergischen und rheumatischen Formenkreises etc., auseinanderzusetzen, dem bieten wir im Rahmen der nachfolgend dargestellten **AKMT** = **AK-M**eridian**t**herapie nachvollziehbare, überprüfbare und logische Diagnose- und Therapiemöglichkeiten.
Die Autoren haben diesbezüglich sehr viele Möglichkeiten gesehen, in mehreren Praxen ausprobiert und mit AK überprüft, bevor die Ergebnisse in dieser Form beschrieben wurden.
Die AKMT beruht nicht nur auf den alten Grundlagen des Meridiansystems und der asiatischen Phytotherapie, sondern wird er-

gänzt durch die gesamte Bandbreite der mit AK einsetzbaren Naturheilverfahren.
In diesem Buch folgen die Grundregeln der Neuraltherapie und Herddiagnostik sowie die Anwendung der europäischen Phytotherapie in den Kapiteln VI und VII, während für die Gebiete Homöopathie, orthomolekulare Medizin, Schwermetallentgiftung, Manuelle Medizin inkl. Stomatognathem System u.a.m. auf das Lehrbuch Gerz verwiesen wird.
Die Diagnostik im Sinne der AKMT ist somit wohl die bessere Alternative zur chinesischen Pulsdiagnostik, was umso bedeutsamer ist, wenn man bedenkt, daß es vor allem für einen westlichen Therapeuten sich extrem anspruchsvoll gestaltet, die chinesische Pulsdiagnostik bis in alle Einzelheiten exakt zu beherrschen (s. Vorwort Bischko!).
Vielleicht ist es fast unmöglich, wenn sogar ein solch erfahrener Therapeut wie Worsley zugegeben hat, trotz täglicher Praxis erst im hohen Alter die sechsundzwanzigste von den existierenden achtundzwanzig Pulsqualitäten erlernt zu haben.
Mit der AK kann man verschiedene diagnostische wie therapeutische Möglichkeiten sehr elegant individuell am Patienten überprüfen, um sich dann für die effektivste Therapieform, im Speziellen für die wirksamsten Akupunkturpunkte, zu entscheiden. Wir bieten ein völlig rationales westliches Umgehen mit dem Meridiansystem, basierend auf den Regeln eines der ältesten Konzepte in der Akupunkturgeschichte, und bitten die LeserInnen, dies alles selbst auszuprobieren, die Faszination des Themas aufzunehmen und diagnostisch wie therapeutisch zu (er)leben.
Vermutlich stellt unsere bisherige Darstellung erst den Anfang von sehr vielen weiteren denkbaren Möglichkeiten einer dem Patienten individuell angepaßten und sehr effektiven Akupunkturtherapie dar. Das gesamte Thema steht für weitere Entwicklung nach oben hin offen und wir bitten alle LeserInnen, an diesem Prozeß teilzuhaben.

B. Definition

Als Ausdruck **AKMT** = AK-Meridiantherapie wollen wir ab jetzt die ganzheitlich ausgerichtete Behandlungsweise bezeichnen, die auf der Basis der TCM mit den Fünf Wandlungsphasen, der AK und der modernen Komplementärmedizin versucht, gesundheitliche Störungen möglichst kausal zu korrigieren, wobei die funktionelle Diagnostik wie die Wahl der Therapiemaßnahmen **mit AK-Testung** erfolgt. Hierzu setzen wir v.a. folgende Methoden ein:

- Akupunktur und andere Meridian-regulierende Verfahren (Acupatch, Akupressur, Laser, Moxibustion…)
- Neuraltherapie, und wo nötig, chirurgische Herdsanierung
- Phytotherapie
- Orthomolekulare Medizin
- Homöopathie
- Bachblüten
- Ernährungsberatung
- Manuelle Medizin im Sinn der AK
- Therapeutisches Gespräch (Lebensführung, Psychosomatik…)
- Allopathie (wenn nötig)

C. Grundlagen

1. Anamnese und Einschätzung des Krankheitsbildes nach Yin/Yang

Zusätzlich zu einer komplementärmedizinisch orientierten Anamnese (s. Lehrbuch Gerz) ist es notwendig, weitere Information über den Yin/Yang-Charakter des Beschwerdebildes zu erheben. Auch eine möglichst genaue Klassifizierung nach den Fünf Elementen (s. Kap. II. D) ist sehr hilfreich für nachfolgende therapeutische Ansätze.

Als Yang-Störung werden wir nachfolgend klinische Zustände mit einem Überwiegen von Yang-Symptomen bezeichnen; umgekehrt wird bei einem Überwiegen von Yin-Symptomen der Terminus Yin-Störung verwendet.

Im Einzelfall muß man dann bei Yang-Störungen entscheiden, ob die Therapie durch Ableitung von Yang erfolgt und/oder durch Zufuhr von Yin-fördernden Maßnahmen.

Bei Yin-Störungen liegt häufig ein kombinierter Mangel von Yin und Yang vor, wobei die Therapie meist über yangisierende Maßnahmen erfolgt.

Nehmen wir als Beispiel eine typische bakterielle Infektion mit Fieber. Alle klinischen Zeichen, die wir dabei beobachten, sind typische Yang-Qalitäten. Hier sind möglichst ableitende Therapien indiziert: angefangen vom feuchten Wadenwickel, der Phytotherapie mit kühlenden Pflanzen (z.B. Eibisch usw.) über ableitende Akupunktur mit entfernten Punkten.

Diese Maßnahmen haben eine stark kühlende Wirkung und erzielen dadurch oft einen raschen Fieberabfall. Aber auch Antibiotika (bes. Penicillin) haben neben der vorrangigen mikrobiologischen eine stark kühlende Wirkung.

Ein Beispiel für eine lokale Yang-Störung ist eine Contusion mit anschließendem Auftreten aller Entzündungszeichen (Tumor, Rubor, Dolor, Calor, Functio laesa). Auch hier sind alle Therapien hilfreich, die die lokale Stauung (zuviel = Yang) entlasten.

Dies reicht von lokalen Kältepackungen über phytotherapeutische Maßnahmen (z.B. Roßkastanienextrakt – als zusammenziehend-abschwellend bekannt) bis zu NSAR.

Die Acetylsalicylsäure wirkt energetisch kühlend – genauso wie die Weidenrinde, aus der sie ursprünglich extrahiert wurde, kühlend und abschwellend wirkt.

Ein Beispiel für eine schwere Yin-Störung ist der heute so häufige Patient mit Müdigkeit, chronischer Verdauungsstörung, Mykose, Kälteempfindlichkeit und praktisch ohne Fieber bei Infekten.

Gerade eine langsam verlaufende Pilzinfektion entzieht dem Körper die Wärme bzw. Energie. Oft gibt der Patient anamnestisch an, daß etwas Kühlendes eine Verschlechterung verursacht (z.B. Symptome auf Penicillin oder kühlende Nahrungsmittel usw.) und daß Wärme guttut.

Hier wäre eine alleinige Akupunktur wenig hilfreich, ja sogar eine Unterlassung, wenn nicht zuvor eine gezielte Pilztherapie mit wärmender Ernährungsumstellung und Phytotherapie (z.B. Thymian usw.) und/oder eine orthomolekulare Substitution erfolgt.

Ein weiteres leider typisches Beispiel ist der erschöpfte Patient mit vegetativer Symptomatik (Kreislauflabilität mit niedrigem RR, nächtliche Hyperhidrosis, nicht mehr belastbar, usw.).

Auch hier finden sich viele Symptome einer schweren Yin-Störung. Gleichzeitig weist die Symptomatik für den AK´ler auf eine Nebennieren-Erschöpfung hin. Auch hier wäre die alleinige Akupunktur weit überfordert und würde einer ausreichenden Therapie nicht gerecht. Vielmehr muß eine umfassende Nebennierentherapie erfolgen, die von Phytotherapie, orthomolekularer Substitution bis zur Veränderung der Ernährung und Lebensführung reicht.

Schließlich sei erwähnt, daß chronische Subfebrilität oder atypische bakterielle Infektionen (Mycoplasmen usw.) ebenfalls zu schweren Yin-Störungen zählen und entsprechend umfassend therapiert werden müssen. **Eine gute Anamnese weist zu fast 90% auf das vermutlich erforderliche Therapiearsenal hin. Genauere und spezifischere Aussagen ergeben sich durch die nachfolgende AK-Untersuchung.**

2. AK-Untersuchung

Jede AK-Untersuchung beinhaltet neben der Inspektion (Farbe, Körperhaltung usw.) die Palpation von wesentlichen bzw. in Frage kommenden Strukturen sowie entsprechende Funktionsanalysen. Beizuziehen sind natürlich je nach Fall sinnvolle weiterführende Untersuchungen (Labor, US, Röntgen usw.).
Erst danach beginnt die Testung einzelner Muskeln:
Primär werden jene Muskeln überprüft, die schon wegen des Organbezugs oder der Lokalisation zum Beschwerdebild ihre Bedeutung haben. Dabei ist die Suche nach schwachen und eventuell schmerzhaften Muskeln im Beschwerdegebiet sehr wichtig, da jede der nachfolgenden Therapien, die die gefundenen Muskelschwächen stärkt bzw. die Schmerzempfindung verringert, als wichtig und vorrangig einzustufen ist.
Dies ist ein großer Unterschied zu „Kinesiologieformen“, die um schwache und schmerzhafte Muskeln einen Bogen schlagen und diese als nicht verwendbar einstufen.
Natürlich sind hypertone Muskeln (ev. mit Schmerz) ähnlich einzustufen.
Weiters sollten von möglichst vielen Meridianen entsprechende Muskeln untersucht werden – zumindest aber jene, deren Meridiane nach Anamnese und Untersuchung als verdächtig, gestört, einzustufen sind.
Anschließend erfolgt die weitere Diagnostik mit TL zu Organzonen und/oder Alarmpunkten. Auch werden verschiedene Challenges (z.B. Kompression, Traktion, Torsion von Stukturen usw.) versucht, um möglichst nahe ans Geschehen zu kommen.

a. AK-Diagnostik und Alarmpunkte

Mit Hilfe der Alarmpunkte bietet sich in der AK eine hervorragende Möglichkeit, neben der Testung von assoziierten Muskeln möglichst organ- und meridianspezifisch verschiedenste Therapieansätze (s. die Fallbeispiele!) gegenzutesten.

- Walther beschreibt, daß ein Meridian mit spontan schmerzhaftem Alarmpunkt in Fülle steht, dagegen ein verquollener, verspannter, aber nicht schmerzhafter Alarmpunkt auf einen Leerezustand des bezogenen Meridians hinweist. Diese Beobachtung können wir in vielen Fällen, aber nicht zu 100% bestätigen.
- Goodheart findet bei der Mehrzahl der Patienten ein Fülle in den Yang-Meridianen und eine Leere in den Yin-Meridianen.
- **Cave: ein Alarmpunkt, dessen Meridian zur Untersuchungszeit seine Maximalzeit in der Organuhr inne hat, schwächt physiologischerweise einen normotonen Muskel.**

Dies erklärt sich dadurch, daß zur Maximalzeit die Durchflutung mit Qi in diesem Meridian-Organ-Komplex so groß ist, daß der assoziierte Alarmpunkt sofort mitreagiert.
Zur Maximalzeit eines Meridians ist es somit nicht sinnvoll, über diesen Alarmpunkt verschiedene Heilmittel zu testen. Zum Beispiel ist zwischen 13 und 15 Uhr der Dünndarm im Maximum und sein Alarmpunkt KG 4 wird einen normotonen Muskel schwächen.
Praktisches Vorgehen:
Wird ein starker Muskel (normoton oder hyperton) durch einen Alarmpunkt, der nicht zur Untersuchungszeit seine Maximalzeit hat, geschwächt, liegt eine Störung im Meridian-Organ-Komplex vor.
Durch wirksameTherapeutika wird der so geschwächte Muskel wieder normoton!

b. AK-Hinweise auf Störungen zwischen Innen-Außen- und Oben-Unten-Partnern

Innen-Außen: Die zugeordneten Muskeln eines Meridianes testen schwach (z.B. der KS-assoziierte Piriformis) und Muskeln des Innen-Außen-Partners hyperton (3E-bezogene Muskeln: Teres minor oder Infraspinatus).

Oben-Unten: Muskeln von Oben-Unten-Partnern (z.B. Di und Ma) sind im Muskeltest entweder beide hyperton oder beide schwach.

In beiden Fällen besteht die Wahrscheinlichkeit, daß durch die Hilfe des einen Partners auch der andere profitiert.

Fallbeispiele hierzu s. Kap. V. J

c. Diagnostische Verknüpfung von Muskelbefunden, Akupunkturlehre und strukturellen Störungen

Leaf hat einige wichtige Zusammenhänge bei der Verwendung der Alarmpunkte und Passagepunkte beschrieben:

- Wenn ein schwacher Muskel durch seinen bezogenen Alarmpunkt stark wird, wird eine Therapie für das Organ dem Muskel helfen.

Wenn z.B. ein schwacher Rectus re eine strukturelle Störung mit posteriorem Ileum re verursacht, so wird eine Therapie für den Dü zur Stärkung des Rectus und damit anhaltender Stabilisierung des Beckens führen.

- Wenn ein schwacher Muskel durch den Alarmpunkt des Innen-Außen-Partners stark wird, bedeutet dies, daß dieser Partner-Meridian in Fülle steht. Folgendes Vorgehen wird dann empfohlen:
  - Überprüfe den meridianeigenen Passagepunkt (Meridian in Leere mit schwachem Muskel)
  - Überprüfe die Wirbel in Nachbarschaft des Zustimmungspunktes des gekoppelten Meridians auf Subluxation (Meridian in Fülle) und überprüfe auch den „Lovett Brother"-Wirbel (s. Lehrbuch Gerz).
- Wenn schwache Muskeln durch den Alarmpunkt des Innen-Außen-Partners, des kontralateralen Partners oder des Mittag-Mitternachts-Partners stark werden, so sollten Passagepunkte der Meridiane in Leere (mit schwachen Muskeln) überprüft werden.

Dieses Vorgehen ist auf jeden Fall der Überprüfung wert, doch ist das Problem aus unserer Sicht, daß Leaf, wie die meisten anderen amerikanischen Diplomates, nicht die regelmäßige Überprüfung des starken Muskels auf Normotonus oder Hypertonus durchführt. Die Bewertung „Meridian in Fülle" erfolgt primär über die Schmerzpalpation des Alarmpunktes (s. oben).

Interessant ist, daß Leaf empfiehlt, auf die Fünf Wandlungsphasen zurückzugreifen, wenn das beschriebene Vorgehen nicht zielführend ist !!

d. AK-Diagnostik und EAV-Punkte

- In der modernen AK ist zu fordern, daß der Bezug des Challenge oder der TL zum Beschwerdebild möglichst nahe liegt. Bei verschiedenen Erkrankungen sind die diagnostisch verwendeten Endpunkte der Meridiane an den Akren, wie sie Voll beschrieben hat, sehr hilfreich.
- Der Bezug dieser Endpunkte zur Haut (Hautdegeneration), Nervensystem (Nervendegeneration), Organen (Organdegeneration), Gelenken (Gelenksdegeneration) oder zu Allergien (Allergiemesspunkte) ermöglicht über TL einen spezifischen Einstieg zu einem Beschwerdebild.
- Ein bekannter Zugang zum häufig überlasteten Lymphsystem am Kopf sind Punkte auf dem Lymphmeridian nach Voll. Der Meßpunkt Lymphe 1 bezieht sich besonders auf den Halsbereich, Lymphe 2 auf den Kieferbereich und Lymphe 3 auf den Sinus-Bereich.

Diese Punkte sind als Übersichtscreening verwendbar, ersetzen aber nicht lokale TL´s.

Abbildungen und Fallbeispiele zur Verwendung der EAV-Punkte s. Kap. V. N.!

D. Strategische Überlegungen

Nach der Anamnese und den Ergebnissen der Erstuntersuchung ergeben sich folgende strategische Überlegungen, die anhand einiger typischer Fälle in der Praxis beschrieben werden sollen:

1. Störfeldgeschehen

Wie im Kap. VI beschrieben besteht bei den meisten chronischen Erkrankungen der Verdacht auf ein Störfeldgeschehen, sodaß in der Praxis bei den meisten Patienten vorab danach gefahndet werden muß.

Nur eine akribisch genaue Anamnese führt möglichst nahe an vermutete Störherde, die anschließend mit AK überprüft werden.

Werden z.B. Narben im AK-Test als störend gefunden, sollte nach Erheben aller Zusammenhänge eine Narbenentstörung (s. Kap. VI. F) erfolgen. Erst die danach veränderten bzw. gebesserten AK-Befunde entscheiden über weitere Maßnahmen und Therapiemethoden. Häufig ist die Störfeldsanierung der entscheidende Schritt zur Aufarbeitung von Grunderkrankungen nach dem Motto: „der Körper würde schon…, wenn er nicht chronisch gestört werden würde."

Therapieversager in der Akupunktur können durch eine primäre Herdsanierung deutlich reduziert werden.

2. Allergie – Rheuma

Die vielleicht häufigste Diagnose in der Allgemeinpraxis ist heute allergische Diathese und/oder rheumatische Beschwerden.

Bei der AK-Untersuchung finden sich häufig generalisiert hypertone Muskeln (GHT). Zielführend ist hier die Vorgehensweise, wie sie im Allergie-Screening (s. Lehrbuch Gerz) beschrieben ist.

Neben Maßnahmen, die sich aus dem Screening ergeben, können z.B. beim Heuschnupfen oft Akupunkturpunkte in der Nasen-oder Augengegend gefunden werden, die einen SC verursachen (Di 20 und Di 20a; Ma 1–3, Bl 1 + 2; PDM; Dü 18). Werden diese Punkte genadelt, so haben sie eine gute lokalreflektorische Wirkung, sind aber meist nicht in der Lage, die zugrunde liegende Regulationsstörung kausal zu behandeln. Deshalb werden bei der AKMT jene Akupunkturpunkte gesucht, die diese Schwächung wieder in einen Normotonus führen.

Auch bei Asthma bronchiale ist diese Vorgehensweise mit Punkten am Thorax (z.B. Lu 1; KG 17, 19; Bl 13) sinnvoll und zielführend.

Werden bei rheumatischen Patienten schwache und schmerzhafte Muskeln durch Akupunkturpunkte wieder normoton, sind diese als entscheidende therapeutische Punkte zu werten und entsprechend einzusetzen.

Manchmal finden sich primär keine schwachen Muskeln, aber z.B. ein positiver Challenge durch Faustschluß einer Hand mit rheumatischen Beschwerden. Davon ausgehend werden Akupunkturpunkte und Therapeutika auf NC untersucht.

Teilweise ist die Stärkung und Schmerzreduktion eines oder mehrerer schmerzhafter und schwacher Muskeln mit orthomolekularen Substanzen (s. Lehrbuch Gerz) so dramatisch, daß die Zufuhr dieser Nährstoffe sogar Voraussetzung sein kann für ein gutes Ansprechen auf die Akupunktur.

3. Akuter Schmerzpatient

Gerade hier können und sollen verschiedene Therapieansätze kombiniert werden.

Am Beginn steht in diesem Fall die übliche körperliche und ggfs. neurologische Untersuchung auf eventuelle spinale Einengung mit dann entsprechendem Procedere.

Eine elegante und sehr hilfreiche Therapiemöglichkeit z.B. bei akutem Kreuzschmerz ist die optimale Lagerung mit Keilen unter

Becken und/oder Rücken an verschiedenen Stellen (s. Lehrbuch Gerz), sodaß eine möglichst große Schmerzreduktion erreicht wird. Auch die übrigen manualmedizinischen Techniken – kombiniert mit AK-Testung – zeigen hier immer wieder schöne Erfolge
Anschließend erfolgt die Akupunktur, wobei Punkte eingesetzt werden, die idealerweise die positive TL zur Schmerzregion oder einen positiven Challenge aufheben und primär schwache Muskeln stärken.
Akupunktur und optimale Lagerung sowie eventuell Mobilisierung nach AK-Testung bilden eine hervorragende Kombination.

4. Verletzungen (Schulter, Knie usw.)

Im AK-Test finden sich meist mehrere lokale schwache und z.T. schmerzhafte Muskeln. Diese Beschwerden nach lokalen Verletzungen werden primär mit lokalen manuellen Techniken behandelt (s. Lehrbuch Gerz). Falls der Patient die meist sehr intensive manuelle Behandlung von Trigger- und Reflexzonen ablehnt oder nicht toleriert, ist die Akupunktur mit Punkten, die in der Lage sind, die primär erhobenen Befunde aufzuheben, eine sehr gute Therapiemöglichkeit. Auch können beide Therapien gut kombiniert werden.
Weiters bietet die Neuraltherapie oft eine Hilfestellung, wenn z.B. Triggerzonen sehr tief liegen oder schlecht auf Akupunktur oder manuelle Techniken reagieren.
Homöopathie und Phytotherapie nach AK-Testung werden hier praktisch immer zusätzlich eingesetzt.

5. Magen-Darm-Störungen

Hier sollten neben Anamnese, Palpation und AK-Untersuchung auch die Kriterien der F.X. Mayr-Medizin berücksichtigt werden.
Im AK-Test weisen die Befunde der assozierten Muskeln (TFL, Rectus, PMC, Latissimus, PMS, Popliteus) auf die betroffenen Organ-Meridian-Systeme hin.
Eine zusätzliche diagnostische Hilfe bietet die TL zu den entsprechenden Alarmpunkten oder Organzonen.
Können mit Akupunkturpunkten die erhobenen Muskelbefunde und TL`s aufgehoben werden, ist eine AKMT mit Akupunktur erfolgversprechend.
Meist sind aber weitere Maßnahmen wie Antipilztherapie, Parasitentherapie, Darmsanierung, Karenz unverträglich testender Nahrungsmittel usw. erforderlich.

6. Erschöpfung, Müdigkeit, Burn-out-Syndrom

Wird nach Anamnese und TCM-Erwägungen eine Yin-Störung vermutet und durch die AK-Untersuchung bestätigt, müssen therapeutische Ansätze wie Phytotherapie, Moxa, Ernährung und gezielte Substitution von Nährstoffen in Erwägung gezogen werden.
Die übliche „Nadelakupunktur“ spielt hier sicherlich nur eine sekundäre Rolle.
Das Wissen um Meridianzusammenhänge und Wandlungsphasen ist jedoch entscheidend.
Am Beispiel eines häufig beobachteten Beschwerdebildes besonders bei Frauen soll dies aufgezeigt werden: Kälteempfindlichkeit mit meist kalten Akren, Blasenschwäche, Durchblutungsstörungen, Zyklusstörungen, verminderter Libido, depressiven Phasen, usw..
Diese Beschreibung weist auf eine Störung von KS, 3E und Niere/Blase. Die Beeinträchtigung bezieht sich besonders auf die Nebenniere, die mit dem unteren 3E in Verbindung steht und in der TCM als „Feuerniere“ bekannt ist sowie auf den KS als Mittler zwischen Herz und Niere.
Bei subtiler Palpation mit dem Handrücken kann in diesem Fall öfter eine kühlere Zone im Bereich des unteren 3E erspürt werden. Diagnostische Sicherheit bringt der „Thermische Challenge“ (s. Kap. V. F + G. 2), wodurch eine genau abgestimmte individuelle Therapie ermittelt werden kann. Besonders

die Phytotherapie mit ihrer hormonell regulierenden Wirkung kommt hier zum Einsatz. Die alleinige Akupunktur wäre meist nicht erfolgversprechend.

7. Infektanfälligkeit, immunologische Störungen

Auch hier weist die AK-Untersuchung auf die primär gestörten Systeme hin. Die AKMT mit immunmodulierenden Maßnahmen wie getesteter Phytotherapie, Homöopathie inkl. Impf- und Erbnosoden, orthomolekularer Substitution und Akupunktur, ggfs. ergänzt durch Eigenblut- oder Eigenurintherapie wird je nach Konstitution und Einschätzung des aktuellen Zustandes des Patienten eingesetzt.

8. Switching-Patienten

In vielen AK-Praxen konnte in den letzten Jahren eine Häufung von Switching-Phänomenen (s. Kap. VIII) beobachtet werden. Besonders durch die Arbeiten von Gerz (s. Appendix) konnte zunehmend Klärung in diesem oft - im wahrsten Sinne des Wortes - sehr verwickelten Erscheinungsbild geschaffen werden.

In der Praxis muß bei Auftreten von eigenartigen Befunden, generalisiertem Hypertonus, paradoxer Reaktion auf Therapeutika, Therapieversagern usw. an diese Problematik gedacht werden und entsprechend im AK-Test berücksichtigt werden. Auf die genaue Untersuchung von Störherden, die Berücksichtigung von Uhren, Ringen, Schmuck (URS) sowie auf die besondere Bedeutung von 3E, KS, LG, KG, Nabel sowie weiteren medianen Narben als potentielle Störfelder sei an dieser Stelle hingewiesen.

E. Kennzeichen therapeutisch wichtiger Akupunkturpunkte

Als übergeordnete Grundregel ist zu beachten, daß Akupunkturpunkte jedweder Art niemals genadelt werden, wenn sie im AK-Test als HC reagieren!

Werden die so gefundenen, therapeutisch wichtigen Akupunkturpunkte genadelt, dauert die Umstellung im Körper wenige Sekunden bis ca. eine Minute, bis mit AK alle vorherigen Befunde überprüft werden können. Während dieser Reaktionsphase findet man oft typischerweise im Sekundenabstand wechselnd Schwäche, Hypertonus, Normotonus in beliebiger Reihenfolge und Kombination.

Da Akupunkturpunkte ein Fenster zum Grundsystem darstellen, erklärt sich dieses Phänomen durch eine plötzlich stattfindende Depolarisations-Kaskade mit Rückkoppelungen. Die Variation dieses „Einschwingverhaltens" ist abhängig von der Qualität des Grundsystems (Bergsmann).

- Die TL schwächt normotone Muskeln.
- Sie führen schwache Muskeln in den Normotonus (NC).
- Sie testen häufig als SC, seltener als NC für hypertone Muskeln, die dann aber nach Nadelung normoton testen.
- Muskeln, die durch Challenge oder TL zu Organen, Narben usw. schwach reagieren, werden durch Doppel-TL an diese Akupunkturpunkte wieder normoton.
- Werden sie zu lange behandelt, tauchen die dadurch aufgehobenen Befunde allmählich wieder auf, eventuell mit spürbarer Symptomatik für den Patienten. Im AK-Test zeigt sich bei zu langer Nadelung meist eine vorübergehende generelle Schwäche, die sich nach Entfernen der Nadeln wieder auflöst.

F. Thermischer Challenge

Ausgehend von der Anamnese und klinischen Symptomatik sowie den nachfolgend erhobenen Muskelbefunden, Organ- und Alarmpunkt – TL´s wird auf den jeweils in Frage kommenden Zonen ein „thermischer Challenge“ durchgeführt:

- **Wärme- Challenge:**
  Hierzu wird ein Hotpack, eine Wärmflasche oder ein Fläschchen mit warmem Wasser (ca. 40–50°) verwendet, welche auf die entsprechenden Körperzonen gelegt bzw. gehalten werden.
- **Kälte-Challenge:**
  Hierzu wird ein Coldpack oder ein Fläschchen mit möglichst kaltem Leitungswasser verwendet, welche auf die entsprechenden Körperzonen gelegt bzw. gehalten werden.

Mögliche Testreaktionen

- Ausgehend von schwachen oder hypertonen Muskeln oder positiven TL´s kann Wärme **häufig NC sein.**
- Ausgehend vom normotonen oder hypertonen Muskel wird Kälte bei einem Yin-Zustand (= bereits zu kalte Grundeinstellung!) eine **Schwächung, SC oder selten einen HC verursachen.**

Das wichtigste Einsatzgebiet des thermischen Challenge sind Störungen im 3E.

Weitere oft gefundene thermische Challengezonen sind:

- Die Fußsohlen (hier beginnt der Nierenmeridian mit Ni 1)
- Das Areal obere LWS/Nierenlager bds. (Nieren, Nebennieren, TLÜ, Diaphragma)
- Alarmpunkte auf dem KG, Organzonen (z.B. Sigma, Ovarien)
- Generell Areale akuter oder chronischer Störungen (Traumen, Stauungen…)
- Seltener: Kälte-Challenge als NC: z.B. bei Angina oder Sinusitis

G. Diagnostik und Therapie von KS und 3E

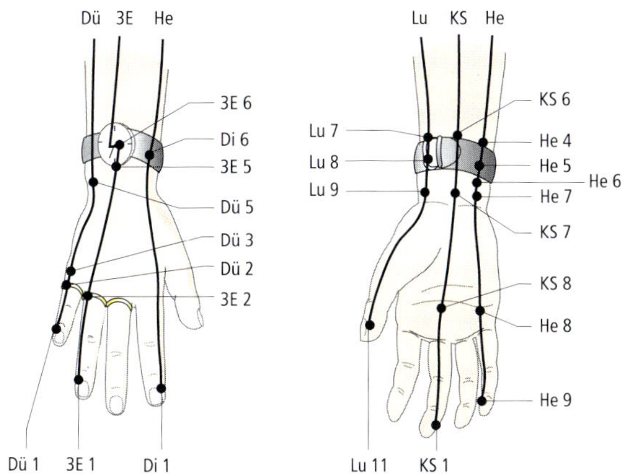

Akupunkturpunkte im Hand- und Unterarmbereich, die durch URS beeinflusst werden im Sinne einer geringen, aber dauernden Stimulation.

Besonders wichtig ist gerade in Bezug auf KS und 3E die Beachtung möglicher Störeinflüsse durch Uhren/Ringe/Schmuck (URS).

Siehe hierzu den gleichlautenden Artikel im Appendix.

Unsere Konsequenz ist angesichts der Wichtigkeit der genannten Akupunkturpunkte klar: wenn eine Belastung durch Uhren/Ringe/Schmuck im Test gefunden wurde, erfolgt statt Akupunktur nach der Erstdiagnose „URS“ die dringende Empfehlung zur weitgehenden oder besser vollständigen Meidung bis zum nächsten Termin; begleitet von zusätzlichen Therapiemaßnahmen entspre-

chend der AK-Testung (Herde/Störfelder, Phytotherapie, Homöopathie, OM, MM usw.)
Gerade in Bezug auf Störungen von KS und 3E, aber auch Switching ist ohne die Berücksichtigung von URS eine weitere sinnvolle AK-Untersuchung oft nicht möglich.

1. KS

Besteht auf Grund der Voruntersuchungen, v.a. der Muskeltestergebnisse, der Verdacht auf eine Störung im KS, so werden die bestehenden Befunde klassisch gemäß AK therapiert und – bei positiver Testung – akupunktiert.
In der westlichen Akupunktur wird der KS v.a. über die Punkte KS 6 und 7, seltener über KS 3 und 9 therapiert.
Wir haben dagegen unter Verwendung der Physiologie der Fünf Elemente folgende Punkte als besonders wichtig für die Regulierung von KS-Störungen gefunden:

- Elementpunkte zur Kontrolle und Unterstützung (Ni 10, Lu 8) sowie zur Tonisierung und Sedierung (Le 1, MP 3)
- Eigener Kontroll- und Unterstützungspunkt (KS 3, KS 5)
- Kontroll- und Unterstützungspunkt des Innen-Außen-Partners (3E 2, 3E 1)
- Kontroll- und Unterstützungspunkt des Oben-Unten-Partners (Le 4, Le 3)
- Kardinal- und Passagepunkte (KS 6 , 3E 5)

Beispiele zur Therapie von KS-Störungen finden sich in den Abschnitten J – M dieses Kapitels.

Psychischer Aspekt

Bei schwachem Piriformis sollte auch eine Sexualanamnese mit Berücksichtigung psychischer Aspekte miterhoben werden. Gegebenenfalls können über die ENV-Punkte oder emotionale Challenges (s. Lehrbuch Gerz) weitere Zusammenhänge eruiert werden. Zur Therapie ist danach einzusetzen, was sowohl den schwachen/hypertonen Muskel als auch TL/Challenge als NC aufhebt. Dies reicht von getesteten Bachblüten, Homöopathika und Phytotherapie über Akupunkturpunkte und orthomolekulare Substitution bis zu Psychotherapie.

2. 3E

In der klassischen Akupunktur werden die einzelnen Etagen des 3E meist über die zugeordneten Meridiane behandelt:

Oberer 3E:	Lu, He, KS
Mittlerer 3E:	Ma, MP, KS, Le -substanziell
Unterer 3E:	Ni, Bl, Di, Dü, KS, Le -funktionell

Wir haben dagegen unter Verwendung der Physiologie der Fünf Wandlungsphasen folgende Punkte als besonders wichtig für die Regulierung von 3E-Störungen gefunden:

- Elementpunkte zur Kontrolle und Unterstützung (Bl 66, Di 1), seltener Tonisierung und Sedierung (Gb 41, Ma 36)
- Kontroll- und Unterstützungspunkt (3E 2, 3E 1)
- Kontroll- und Unterstützungspunkt des Innen-Außen-Partners (KS 3, KS 5)
- Kontroll- und Unterstützungspunkt des Oben-Unten-Partners (Gb 44, Gb 34)
- Kardinal-und Passagepunkte (3E 5, KS 6)

Die Akupunkturbehandlung gerade des 3E wird idealerweise ergänzt durch AK-getestete Phytotherapeutika. Von allen Verbindungen zwischen Akupunktur und Heilkräutern – wie in der TCM beschrieben – ist dies klinisch das wichtigste Anwendungsgebiet.

Als Erklärung bietet sich an, daß

- insbesondere die mittlere und untere Etage des 3E häufig im Yin-Zustand sind und hierfür eben die zusätzliche „Wärmewirkung" gut testender Phytotherapeutika besonders wichtig ist.
- viele dieser Phytotherapeutika gleichzeitig antimikrobielle Eigenschaften haben, was natürlich willkommen ist angesichts der häufigen Assoziation chronischer Gesundheitsprobleme mit Dysbiosen/Parasitosen.

Grundlagen der Phytotherapie mit AK, eine Aufstellung der wichtigsten Pflanzen und Präparate, die sich uns in der Praxis bewährt haben, sowie bewährte Dosierungen und Zubereitungen werden im Kap. VII besprochen.

a. Unterer (sexueller) 3E

Sterilität, Reizblase und andere Störungen des kleinen Beckens lassen sich oft auf eine Störung des unteren 3E zurückführen.
Die Testung erfolgt über die organassoziierten Muskeln und die Alarmpunkte von 3E, KS, Ni, Bl, Dü, Di oder lokalen Organprojektionen wie dem häufig gefundenen „KG 2 – Areal" (direkt am Oberrand der Symphyse = Organprojektion Blase, aber auch NL für Piriformis und Glutaeus medius).
Zusätzlich kann auf der jeweiligen Zone ein „thermischer Challenge" durchgeführt werden: ausgehend vom normotonen oder hypertonen Muskel wird Kälte bei einem Yin-Zustand (= bereits zu kalte Grundeinstellung!) des unteren 3E eine Schwächung, SC oder selten einen HC verursachen.
Yang-Zustände des unteren 3E sind selten!
Nun erfolgt die Gegentestung mit einer oder mehreren der nachfolgenden Maßnahmen:

Suche den NC mit:

- Wärme ⇒ therapeutische Konsequenzen: Moxa, Wärmewickel, ABC–Pflaster®, heiße Fußwechselbäder mit Rosmarin oder Pfefferoni, mechanische Reizungen...
- Homöopathische Mittel – z.B. Cantharis, China...
- Phytotherapeutika – Rosmarin, Beifuß, Wacholder...
- Doppel-TL zu Nebenniere und Thyreoidea mit entsprechender Therapie
- Nosoden, Antimykotika, Parasitenmittel, Allopathika...
- Therapeutische Akupunkturpunkte

Fall 201
G. I., w, 38 J; A: Nach Volleyballspiel mit Zugluft zunehmend Schleimhautschwellung im Kopfbereich mit Nase zu, Husten und schließlich empfindlichem Nierenbereich. Patientin mag Wärme!
U: h Rectus bds; w Deltoideus und Iliopsoas bds; NC: Wärme auf Nierenlager bds, Toxiloges® → Therapie mit ABC-Pflaster® und Toxiloges®. Nach 2 Tagen beschwerdefrei.

Fall 202
K.P., w, 49 J; A: Seit 15 Jahren Hypertonie – deshalb Medikation mit β-Blocker; vorher eher Hypotonie. Kälteempfindlichkeit mit kalten Akren, primäre Sterilität.
Patientin will Alternative zur Hypertonie-Dauermedikation.
1. Termin: h Rectus, Teres minor, PMC bds; SC NL-Nebenniere → NC: Vit. C gepuffert und P-5-P®
2. Termin: Nach 3 Wochen keine wesentliche Veränderung von Blutdruck und AZ.
h Teres minor bds; n: Rectus, PMC bds, Latissimus li.; w Piriformis bds;
Positiver Kälte-Challenge auf unteren 3E-Bereich – DTL auf Thyroidea → NC durch Algasan® und Yogi Tee® (original).
Nach 1 Monat unter der jetzt getesteten Therapie und Fußwechselbädern mit Rosmarin samt Ernährungsumstellung deutliche Besserung des AZ und der Kälteempfindlichkeit. Der durchschnittliche diastolische RR-Wert sank von 90–100 auf 80–90.
Diskussion: Die primäre Therapie mit den über die Nebenniere getesteten Vitaminen brachte außer gebesserter Muskeltestergebnisse keine Veränderung. Erst die Mitberücksichtigung des 3E mit entsprechender Therapie brachte einen durchschlagenden Erfolg.

Fall 203
L. R., m, 30 J; A: Migräne, Colon irritabile und chron. Rhinitis; in den letzten Monaten erhebliche Besserung durch Meiden unverträglicher Nahrungsmittel, Ausgleich eines Kupfermangels im Vollblut und Candidatherapie lege artis. Seit drei Tagen nach langem

erneute Migräneattacke und massiver Meteorismus mit Druckgefühl im Oberbauch; außerdem wiederholte Bestätigung des Phänomens „je schlechter der Darm, desto besser die Rhinitis".
U: h Latissimus und Iliopsoas bds; w PMS bds; SC: TL KG 5; alle anderen Alarmpunkte o.B. NC (für alles): Vermox® und schwarze Walnußtinktur.
Diskussion: Es ergaben sich hier anamnestisch als auch über die Muskelbefunde und den Alarmpunkt eher Hinweise auf eine Störung im mittleren 3E – die Testung wies aber wegen des KG 5 eher auf den unteren 3E. Nach der Therapie mit Vermox® über sechs Tage, begleitet von schwarzer Walnußtinktur, waren die Darmsymptome und auch die Rhinitis vollkommen verschwunden – offensichtlich war die massive Entlastung über Di und Dü notwendig.
Dies ist ein Beispiel für eine erfolgreiche Behandlung **ohne** Akupunktur, wobei aber das Meridansystem **diagnostisch** zum Einstieg verwendet wurde.

b. Mittlerer (digestiver) 3E

Nahrungsmittelunverträglichkeiten (besonders für kühlende Lebensmittel nach der TCM-Einteilung)und funktionelle Magen-Darm-Erkrankungen können durch eine Irritation des mittleren 3E entstehen.
Die Testung erfolgt über die meridianassoziierte Muskulatur und die Alarmpunkte von 3E, Ma, MP, Le, Gb und Dü sowie lokale Organprojektionen mit einem thermischen Challenge.
Ausgehend vom normotonen oder hypertonen Muskel wird Kälte bei einem bereits zu kalt eingestellten (= Yin-Zustand des mittleren 3E) eine Schwächung, SC oder selten einen HC verursachen.
Nun erfolgt die Gegentestung mit einer oder mehreren der nachfolgenden Maßnahmen:

Suche den NC:

- Wärme ⇒ therapeutische Konsequenzen: Moxa, Wärmewickel (Leber bzw. Oberbauch), ABC-Pflaster® auf dorsale Projektionszonen...
- Phytotherapeutika (Tinct. Angelicae, Tinct. Aromatica, Tinct. China comp, Beifuß, Yogi-Tee...)
- „Wärmende" Gewürze und Nahrungsmittel
- Darmsymbiotika und homöopathische Mittel (z.B. China)
- Orthomolekulare Mittel wie Zink, Selen, B-Vitamine usw.
- Doppel-TL zu Nebenniere und Thyreoidea mit entsprechender Therapie
- Nosoden, Antimykotika, Parasitenmittel, Allopathika...
- Therapeutische Akupunkturpunkte

Merke: Eine Intoleranz von z.B. Joghurt, Rohkost, Zitrusfrüchten ist oft durch Wärme und/oder durch wärmende Heil- oder Lebensmittel therapierbar (dies trifft besonders bei Kindern und älteren Menschen zu).

Kühlende Nahrungsmittel und Ernährungsformen:

- Mineralwasser, Pfefferminzetee, Citrussäfte; auch übermäßige Flüssigkeitszufuhr wirkt kühlend
- Milchsaure Produkte – besonders Joghurt
- Rohkost: Salate, rohes Gemüse, rohes Obst – besonders Südfrüchte
- Meeresfrüchte
- Tiefgefrorene Speisen und/oder kalt gegessene Speisen; dauernd kalte Mahlzeiten
- Industriezucker
- Alle ausgemahlenen Getreidearten (Weißmehl!)

Wärmende Nahrungsmittel und Ernährungsformen:

- Aufgekochtes Wasser oder länger gekochte Tees (z.B. Rosmarintee oder Yogi-Tee über 10 Minuten kochen) wirken wärmend
- Wärmende Gewürze: Rosmarin, Thymian, Bohnenkraut, Ingwer, Nelken, Pfeffer, Pfefferoni, Kardamom, Zimt, Wacholderbeeren usw. in Speisen und/oder Tees
- Länger gegarte Speisen entsprechen einer Yangisierung (z.B. Suppen, Kartoffelgerichte)
- Gedünstetes Wintergemüse
- Hühnerfleisch, Forelle
- Ziegenkäse oder Schafkäse
- Von den Getreiden sind Buchweizen, Gerste, Hafer eher wärmend, Dinkel und Hirse eher neutral, Reis, Roggen und Weizen kühlend einzustufen und müssen umso mehr yangisierend zubereitet werden durch langes Kochen, Würzen usw.

Fall 204

G.K., w, 32 J; A: rez. Oberbauch-Schmerzsyndrom; rez. HWS- und LWS-Blockierungen; seit Jahren Raynaud-Symptomatik, aber Rheuma-Serologie o.B.
U: w PMS bds → HC: TL Gallenblase; h Popliteus bds → NC: Lycopodium-SPL® → w: TL KG 12 und TL Nieren bds; NC durch Wärmechallenge auf KG 12; Beifuß.
Diskussion: Diagnostisch zeigte sich hier der Alarmpunkt des mittleren 3E. Der therapeutische Erfolg beruhte auf der stark wärmenden Wirkung von Beifuß, ergänzt durch homöopathische Drainage des Leber-Galle-Systems. Bereits nach zwei Tagen verschwanden die Schmerzen im Oberbauch und zwei Wochen später beobachtete die Patientin allmählich abnehmendes Kältegefühl in der Nierenloge bds sowie an Händen und Füßen. Ex iuvantibus zeigt sich über die AK-Diagnostik und den Therapieerfolg, daß es sich ursprünglich wohl um eine Yin-Störung gehandelt hat.

Fall 205

B.E., w, 57 J; A: Enteropathiesyndrom seit Jahrzehnten, besser durch wiederholte Mayr-Kuren und Meiden unverträglicher Nahrungsmittel; hormonelle Dysregulation bei Z.n. Behandlung eines Hypophysen-TU wegen unerfülltem Kinderwunsch vor 25 Jahren; Z.n. Nephropexie re und Innenohrplastik bds. Nach mehrwöchigem Ernährungsfehlverhalten aufgrund massiver psychischer Belastung durch Probleme mit der ältesten Tochter Exazerbation altbekannter Symptome im gastrointestinalen Bereich. Außerdem Nervenschmerzen in der Schulter-Hals-Region li infolge eines viralen Infektes.
U: h PMS bds und Latissimus bds;
SC: TL KG 4 → NC durch Ingwer und Akupunktur von Lu 8 li, Le 5 li und MP 4 re.
Diskussion: Die Diagnostik bezüglich des mittleren 3E erfolgte hier über die zu Le und MP assoziierten Muskeln; der als einziger Alarmpunkt testende KG 4 ist dem unteren 3E zuzurechnen. Die thermische Wirkung von Ingwer führte zu einer Stabilisierung der Mitte; die Akupunktur über den Elementpunkt Lu zur Sedierung des MP bei gleichzeitiger Förderung des Ma. Ähnlich wirkt der Passagepunkt MP, während der Passagepunkt Le einen Ausgleich im Kontrollelement bewirkte. Daraufhin stabilisierte sich der Zustand der Patientin langfristig zufriedenstellend.

Fall 206

K. E., w, 61 J; A: chron.-rez. Gastritis, kombinierte Fettstoffwechselstörung, enterale Candidose. Nach Verzicht auf unverträgliche Medikamente und Nahrungsmittel, Säure-Basen-Therapie, Antipilzbehandlung lege artis und Gabe von SF 734® (phytotherapeutisches Helicobacter-Präparat) kam es zu erheblicher Reduktion der Leisten- und Oberbauchschmerzen sowie zur Besserung des Stuhlverhaltens und Allgemeinzustandes.
U: GHT (Rectus, Piriformis, Iliopsoas, PMC, PMS und Latissimus bds);
SC: TL KG 5 und KG 7; übrige Alarmpunkte o.B.

NC (für alle Befunde): Beifuß, Copper (PE) und Fel Tauri Hevert® (Lebertherapeutikum). Diskussion: Die Diagnostik erfolgte über die assoziierten Muskeln; die Alarmpunkte des 3E waren als einzige positiv. Nach Testung verschiedener Therapeutika zeigte Beifuß – mit seinem wärmenden Einfluß auf den gesamten 3E – unterstützt durch homöopathische Leberdrainage, die größte Wirkung.

c. Oberer (respiratorischer) 3E

Die Infektanfälligkeit des Respirationstraktes und der Nebenhöhlen sind oft die Folge einer Störung des oberen 3E. Auf Kälte reagiert ein lebendiges Gewebe mit „Zusammenziehen". Der Ausdruck Angina bedeutet Verengung(siehe Angina tonsillaris, Angina pectoris, Asthma).
Die Testung erfolgt idealerweise über die assoziierte Muskulatur und die Alarmpunkte von 3E, KS, Lu, He sowie lokale Organprojektionen (z.B. Lungenabschnitte, Thyreoidea, Thymus, NNH usw.).
Beachte die lokale Konzentration verschiedener für die Differentialdiagnose wichtiger Strukturen und Testpunkte:

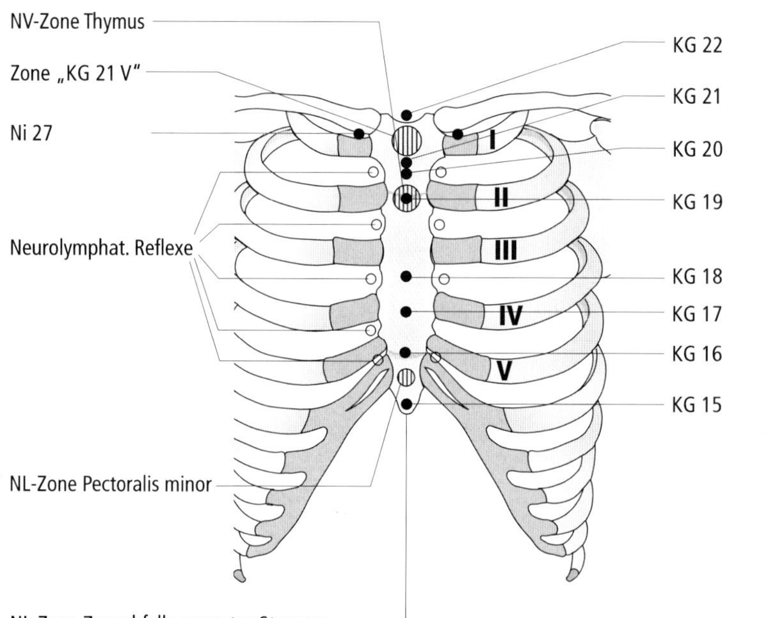

Wichtige Akupunkturpunkte sowie NL /NV Zonen im Sternumbereich.

Zur Provokation wird auf den jeweiligen Zonen ein thermischer Challenge durchgeführt, wobei beim oberen 3E gelegentlich ein NC auf einen Kälte-Challenge beobachtet wird. Häufiger aber wird, ausgehend vom normotonen oder hypertonen Muskel, Kälte bei einem bereits zu kalt eingestellten (= Yin-Zustand des oberen 3E) eine Schwächung, SC oder selten einen HC verursachen.
Dann erfolgt die Gegentestung mit einer oder mehreren der nachfolgenden Maßnahmen:

Suche den NC:

- Wärme ⇒ therapeutische Konsequenzen: Moxa, Wickel, heiße Kräuterkissen, ABC-Pflaster®, mechanische Reizungen, = Baunscheidt , Bürsten...
- Homöopathische Mittel – z.B. Jodum, Spongia...
- Phytotherapeutika: Thymian, Holunder, Lindenblüten, Sonnentau, Huflattich...
- Orthomolekulare Mittel: Jod, Tyrosin, Selen, B 3, B 6...
- Doppel -TL zu Thyreoidea und Thymus mit entsprechender Therapie (Algasan®, Thyreogutt®, andere Schilddrüsenmittel, Immuntherapeutika, Lungen- und Herzmittel...)
- Antimykotika, Nosoden, weitere Allopathika...
- Doppel-TL zu potentiellen Störherden im Kopf-Halsbereich und entsprechende Therapie
- Therapeutische Akupunkturpunkte

Testet dagegen Kälte als NC, so bedeutet dies, daß ein Yang-Zustand des oberen 3E besteht und dementsprechend kühlende Maßnahmen zur Therapie notwendig sind:

Suche den NC:

- Lokale Kältepackungen
- Kühlende Phytotherapeutika: Isländisch Moos, Eibisch, Salbei, Lavendel, Weidenrinde (ASS!!), Spitzwegerich, Pfefferminze...
- Homöopathische Mittel: Aconit, Belladonna, Bryonia, Eupatorium perf. ...
- Antibiotika, NSAR, weitere Allopathika
- Doppel-TL zu potentiellen Störherden im Kopf-Halsbereich und entsprechende Therapie
- Ableitende Akupunktur

Fall 207

H. A., w, 58 J; A: Exazerbation einer chron. Bronchitis während einer Besichtigung der Lavafelder am Ätna; über mehrere Stunden anhaltender massiver Husten; seitdem kein Tag ohne Hustenattacken, Verschlimmerung während langer Fahrten auf der Autobahn; außerdem chronische Cephalgien, Schlafstörungen, Tinnitus bds, Narbenstörfelder, Gonarthrose li und Coxarthrose re. Bis auf den chron. Reizhusten sind durch phytotherapeutische Leber-Gallen-Drainage, orthomolekulare Therapie, neuraltherapeutische Narbenentstörung und Akupunktur fast alle Beschwerden verschwunden.

U: n Deltoideus li; w Iliopsoas re, h Iliopsoas li, Deltoideus re;

Ø: Bronchovaxom®, Stannum (KUF) und Sulfur (KUF).

SC: KG 17, Lu 1 bds und Di 20 re.

NC (für alle Befunde): Graphites (KUF), Ferrum met. (KUF), **Wärmechallenge, Schafgarbe, Thymian**; Ma 36 li, Ni 10 li und Lu 8 re sowie Punkte des oberen Lymphbelt (nach Gleditsch);

Diskussion: Die Hauptproblematik betraf den oberen 3E, diagnostiziert über positive TL seines eigenen Alarmpunktes, der Alarmpunkte Lu und den Endpunkt des gekoppelten Di. Da die Patientin erfahrungsgemäß auf alle Homöopathika mit gewaltigen Erstverschlimmerungen reagierte und deshalb dieser Therapieform skeptisch gegenüberstand, verzichtete man hier auf die Gabe von Graphites und/oder Ferrum met. und verordnete Schafgarbe und Thymian hochdosiert. Ergänzt wurde die Therapie durch Akupunktur der Elementpunkte von Ma, Ni und Lu sowie sensibler Punkte des oberen Lymphbelts. Bereits während der Akupunktur reduzierten sich der Hustenreiz und die dadurch bedingten dumpfen Schmerzen im Thoraxbereich.

Innerhalb von zwei Wochen stabilisierte sich unter der phytotherapeutischen Behandlung und wiederholter Akupunktur die Störung des oberen 3E sowie der Allgemeinzustand der Patientin.

Fall 208

S.C. w, 37 J; A: Schwere Exazerbation einer chron. Bronchitis, dabei Verzicht auf ein

Antibiotikum; stattdessen orthomolekulare Substitution und homöopathische Leberdrainage über vier Wochen; in dieser Zeit fühlte sich die Patientin körperlich relativ gut.
U: h GHT (Rectus, Piriformis, PMS und Latissimus bds);
SC: Di 1 re, Di 5 li, Ma 36 li, 3E 5 re, **KG 17**.
NC (für alle Befunde): Schafgarbe und Broncho-Vaxom®.
Diskussion: Die Punkte 3E 5 und KG 17 dienten primär der Diagnostik. KG 17 wird oft genadelt, verursacht aber häufig starke psychische Reaktionen. In diesem Fall wurde wegen der bekannten emotionalen Instabilität der Patientin darauf verzichtet.
Die Behandlung erfolgte phytotherapeutisch und durch Akupunktur der Elementpunkte Di und Ma sowie den Kontrollpunkt Di. Eine Reiz-Reaktionstherapie mit Broncho-Vaxom® folgte zwei Wochen später. Dadurch konnte eine Stabilisierung des Bronchialsystems und komplette Ausheilung erreicht werden.

H. Therapie mit Elementpunkten

Die Elementpunkte stellen in Verbindung mit den Regeln der Fünf Wandlungsphasen die stärkste und am häufigsten zu findende Option dar.

1. Vorgehensweise und Grundregeln

- Anamnese, Klinik und Status mit Bezug auf Wandlungsphasen erheben.
- AK-Untersuchung mit Überprüfung der bezogenen Muskeldysfunktionen, Alarmpunkt- und Organ-TL´s, Challenges
- TL zu den Elementpunkten jener Meridiane, die nach den Regeln der Fünf Wandlungsphasen gemäß dem Kontroll – oder Unterstützungszyklus wahrscheinlich in der Lage sind, die erhobenen Befunden aufzuheben.
- TL zu den Elementpunkten jener Meridiane, die gemäß Tonisierungs- oder Sedierungszyklus wahrscheinlich in der Lage sind, die erhobenen Befunde aufzuheben.
- Bei GHT führen Anamnese und Beschwerdebild; im Zweifelsfall sind alle Elementpunkte zu testen.
- In der Regel finden sich pro Behandlung meist nur zwei bis drei Elementpunkte mit diesem breiten Einflußpotential.
- In 99% der Fälle werden Elementpunkte mit hochkarätiger therapeutischer Bedeutung (NC für viele Befunde) nur einseitig gefunden – seltenst aber alle auf der gleichen!

Dies erscheint auf den ersten Blick sehr kompliziert, weshalb nachfolgend Beispiele für alle möglichen Konstellationen mit einem schwachen und einem hypertonen Muskel – beide entweder auf der Yin- oder Yangseite stehend – angegeben sind.

2. Muskelkonstellationen nach Wandlungsphasen

Ausgeschlossen für nachfolgende Überlegungen sind GHT und generalisierte Schwäche; s. hierzu Lehrbuch Gerz. Während der GHT eine ideale Indikation für die AKMT ist, liegt bei der generalisierten Muskelschwäche das Hauptaugenmerk auf Substitution, Energiezufuhr, Stressreduktion und Elimination möglichst vieler Störfaktoren.

- Bei der Auswahl therapeutischer Elementpunkte sollten grundsätzlich, aber nicht als ausschließliche Regel, keine Elemente mit schwachen Muskeln herangezogen werden; oder umgekehrt formuliert: **Suche die therapeutischen Elementpunkte in den Wandlungsphasen mit normotonen oder hypertonen Muskeln.**
- Finden sich einzelne schwache Muskeln, so zeigen sich im AK-Test als wichtige therapeutische Punkte überwiegend die Elementpunkte der unterstützenden oder tonisierenden Wandlungsphase.

- Bei einzelnen hypertonen Muskeln zeigen sich im AK-Test als wichtige therapeutische Punkte überwiegend die Elementpunkte der kontrollierenden oder sedierenden Wandlungsphase.
- Bei mehr als zwei Elementen mit schwachen und/oder hypertonen Muskeln sind primär jene Elementpunkte zu suchen, die physiologischerweise in der Lage sind, die meisten Muskelbefunde zu normalisieren.

Liegen schwache oder hypertone Muskeln aus zwei oder mehr verschiedenen Elementen vor, so ergeben sich mehrere Konstellationen, wie sie in den nachfolgenden Abbildungen dargestellt werden. Die Anmerkungen und Bildunterschriften sind so gehalten, daß zu jedem Beispiel jeweils der größte gemeinsame Nenner beschrieben wird, so wie er sich aus der rationalen Anwendung der Regeln der Antiken Punkte ergibt.

- Pfeil nach oben bedeutet hypertone Muskeln; der Pfeil nach unten schwache Muskeln.
- Der große Punkt in den Kreisen deutet auf jene Wandlungsphase(n), wo der vermutete therapeutisch wichtige Elementpunkt zu suchen ist.

a. Hypertone Muskeln in einem Element und dem übernächsten (Beispiel Feuer und Metall)

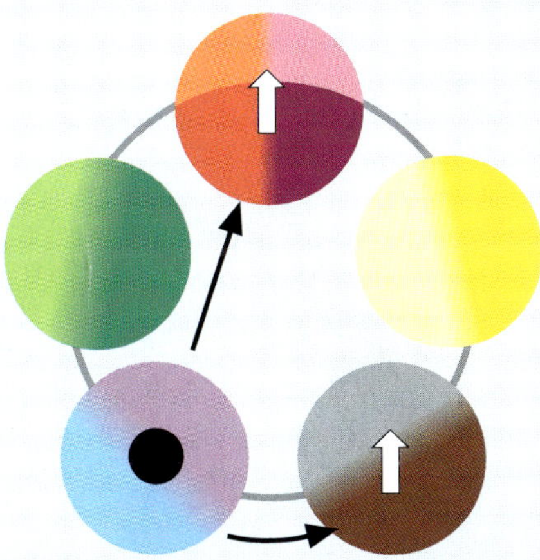

Liegen hypertone Muskeln in einem und dem übernächsten Element vor, so suche primär die Elementpunkte, die imstande sind, beide zu schwächen – in diesem Fall wären dies Wasser-Elementpunkte (über Kontrolle und Sedierung).

b. Schwache Muskeln in einem Element und im übernächsten (Beispiel Feuer und Metall)

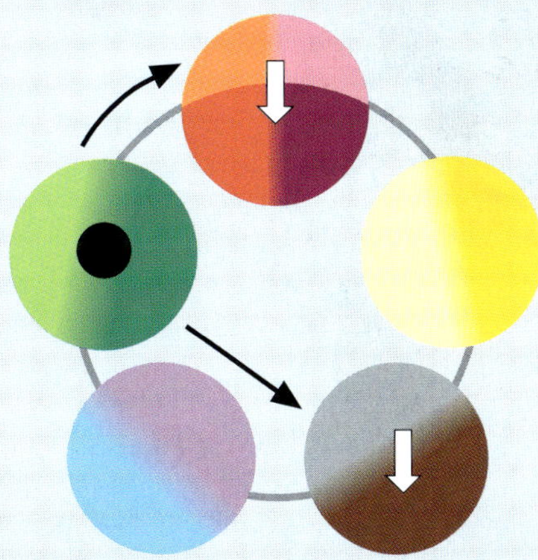

Liegen schwache Muskeln in einem Element und im übernächsten vor, suche primär die Elementpunkte, die imstande sind, beide zu stärken – in diesem Fall wären dies Holz-Elementpunkte (über Tonisierung und Unterstützung).

Bitte an Marion und Hella, diese 8 folgenden Bilder zu erklären

c. Hypertone Muskeln von zwei benachbarten Elementen (Beispiel Wasser und Holz).

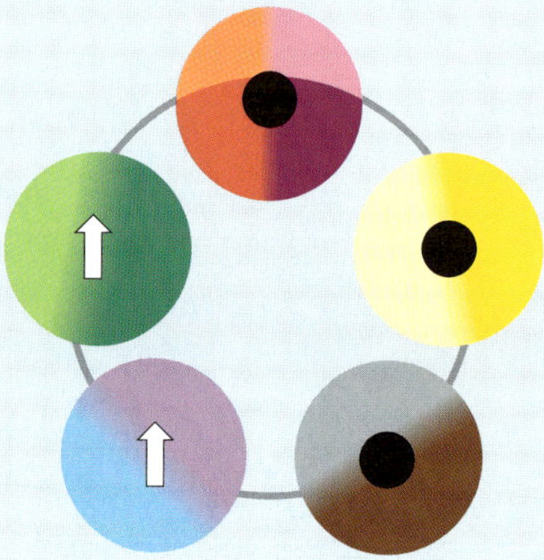

Liegen hypertone Muskeln von nur zwei benachbarten Wandlungsphasen vor, denke primär an Elementpunkte der drei restlichen Elemente. Deutlich seltener findet man Elementpunkte der betroffenen Wandlungsphasen.

d. Hypertone Muskeln in einer Wandlungsphase (Beispiel Holz) und schwache Muskeln in der übernächsten (Erde)

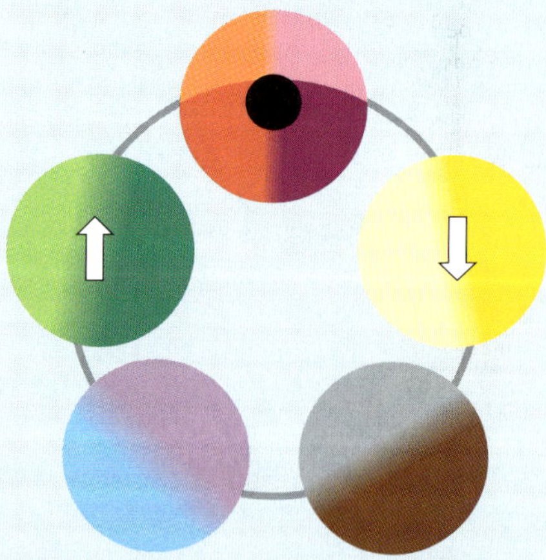

Liegen hypertone Muskeln in einer Wandlungsphase und schwache Muskeln in der übernächsten vor, finden sich meist Elementpunkte der Wandlungsphase dazwischen. Im Beispiel sedieren Elementpunkte des Feuers Holz und tonisieren Erde.

e. Schwache Muskeln von zwei benachbarten Elementen (Beispiel Erde und Metall).

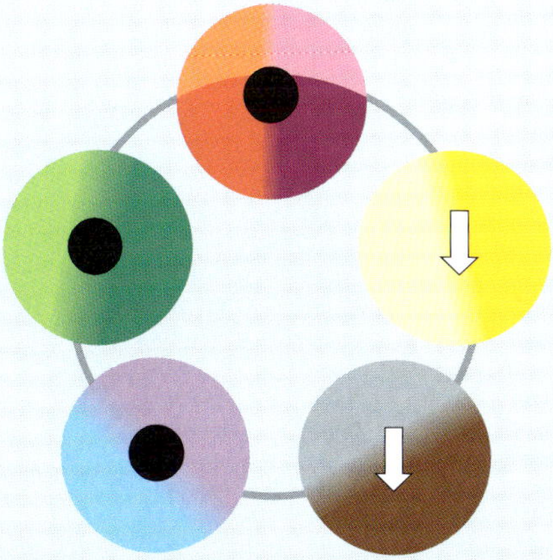

Liegen schwache Muskeln von zwei benachbarten Elementen vor, denke an Elementpunkte der drei restlichen Wandlungsphasen. Deutlich seltener findet man Elementpunkte der betroffenen Wandlungsphasen.
Besteht zwischen den zwei benachbarten Elementen mit schwachen Muskeln eine Oben-Unten-Beziehung, dann sind auch die Unterstützungspunkte der betroffenen Wandlungsphasen in Betracht zu ziehen. Dafür gibt es zwei Möglichkeiten: für Erde/Metall (MP 9, Ma 44, Lu 11 und Di 3) und für Holz/Feuer (Gb 34, Le 3, 3E 1 und KS 5).

f. Schwache Muskeln einer Wandlungsphase (Beispiel Erde) und hypertone Muskeln in der nachfolgenden (Metall).

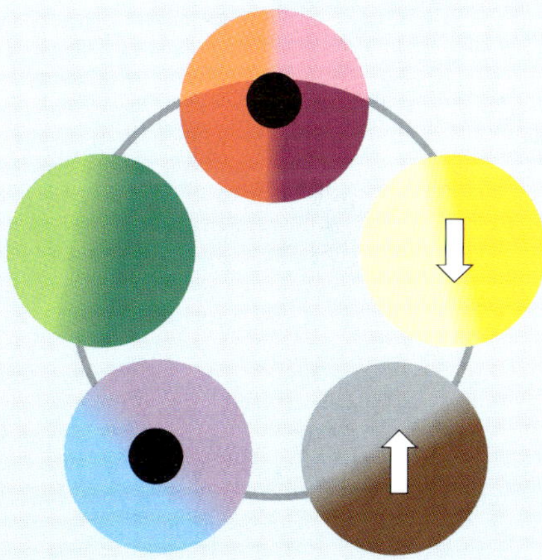

Liegen schwache Muskeln in einer Wandlungsphase und hypertone Muskeln in der nachfolgenden vor, finden sich am häufigsten die Elementpunkte vor oder nach den zwei benachbarten Wandlungsphasen. Sie wirken stärkend auf das betroffene Element (über Tonisierung oder Unterstützung) und schwächend auf das nachfolgende (über Sedierung oder Kontrolle). Im Beispiel wären dies Elementpunkte des Wassers bzw. des Feuers.

g. Hypertone Muskeln in einem Element (Beispiel Feuer) und schwache Muskeln im nachfolgenden (Erde).

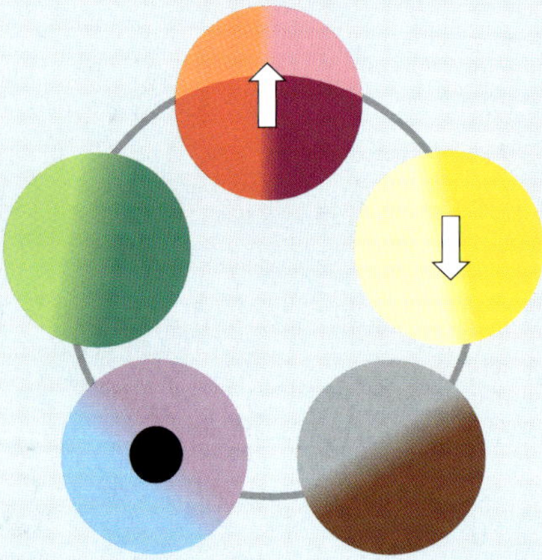

Bei hypertonen Muskeln des einen Elements und schwachen Muskeln im unmittelbar darauffolgenden sind die erste Wahl Elementpunkte derjenigen Wandlungsphase, die in Kontrolle zur hypertonen und gleichzeitig in Unterstützung zur schwachen stehen. Dies sind in diesem Fall Wasser-Elementpunkte.

h. Schwache Muskeln in einem (Beispiel Wasser) und hypertone Muskeln im übernächsten Element (Feuer).

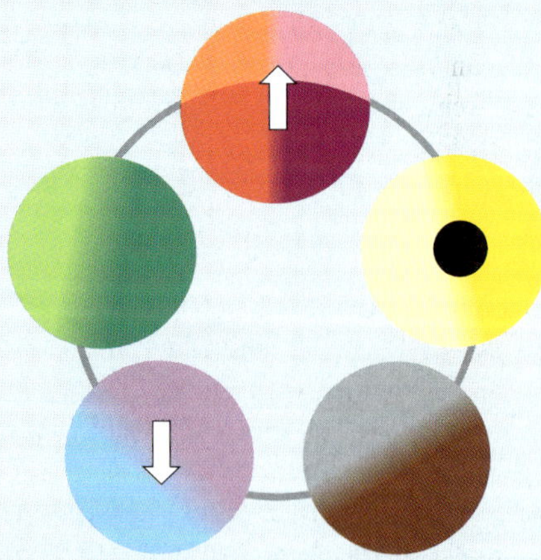

Liegen schwache Muskeln in einem und hypertone Muskeln im übernächsten Element vor, so kann der Ausgleich am ehesten über Elementpunkte jener Wandlungsphase erfolgen, die die hypertonen Muskeln sediert, selber aber nicht schwach ist.

3. Fallbeispiele

In der Praxis liegen hoffentlich immer mehr als zwei Muskelbefunde vor, und zwar sowohl von Muskeln auf der Yin- als auch Yangseite. Die oben genannten Regeln in Verbindung mit der AKMT-Anamnese und Klinik müssen dann so gut als möglich angewendet werden. Entscheidend ist, daß letztlich nach der Behandlung idealerweise kompletter Normotonus mit Aufhebung aller Ausgangsbefunde (TL´s, Challenges) besteht.
Falls also nach dem Nadeln der getesteten Punkte noch einzelne positive Befunde vorhanden sind, werden weitere Akupunkturpunkte oder andere therapeutische Ansätze mit besonderem Bezug zu den noch positiven Befunden gesucht.
Vergleiche nun hierzu die nachfolgenden Fallbeispiele, wobei diese zeigen, daß in der Praxis nur selten die reine Lehre vorkommt und insbesondere die Fälle mit generalisiertem Hypertonus (GHT) leider sehr häufig sind!

Fall 209
S.W., w, 53 J; A: akutes Schulter-Arm-Syndrom li seit einer dreitägigen Fahrradtour; bisher an Schultergürtel, HWS und Oberkörper keine gravierenden Vorerkrankungen;
U: unauffällige Abduktion und AR/IR; h Teres minor, Deltoideus und Infraspinatus li,
NC: Ma 36 re, He 8 re, und Le1 li → Akupunktur.
Danach sofort erhebliche Besserung!
Diskussion: Die AK-Befunde weisen zuerst auf eine Fülle in 3E und Lunge.
Ma 36 re führt zu einer Schwächung der Yang-Seite des Feuers über den Elementpunkt Magen (Sohn-Mutter) bei gleichzeitiger Stärkung des Metalls auf der Yang-Seite (Mutter-Sohn). He 8 ist der Elementpunkt für den Kontrollzyklus Lunge. Le1 li fördert die Yin-Seite des Feuers (Mutter-Sohn).

Fall 210
W.F., m, 34 J; A: Asthma bronchiale seit 15 Jahren, saisonaler Heuschnupfen. Beginn der Allergien mit der Bäckerlehre; deshalb umgeschult. Derzeit keine berufliche Exposition. Unter Candidabehandlung lege artis und Meiden aller unverträglichen Nahrungsmittel Besserung vieler kleinerer Beschwerden, nicht aber des Asthmas. Präzise Rhythmik der Beschwerden alle drei Stunden; jeweils sofortige Besserung auf Allergospasmin-Spray®.
U: Testung unmittelbar vor erneutem Bedarf an Allergospasmin-Spray®: GHT, es fanden sich als SC: Ni 10 li, KS 8 li und Dü 5 re → NC: Akupunktur dieser Punkte.
Bereits unter der Akupunktur dieser drei Punkte innerhalb von Sekunden deutlicher Rückgang der beginnenden Asthmasymptomatik; nach 15 Minuten völlige Beschwerdefreiheit.
Diskussion:
Basierend auf Empfehlungen aus der klassischen Akupunkturlehre wurde zunächst an folgende Punkte gedacht: Bl 13, Lu 7/9, KG 12/17/22, Di 4, Ma 40. Diese zeigten jedoch keinerlei Testreaktion aus dem Hypertonus!
Die Akupunktur der Elementpunkte Niere und KS führte über Sohn-Mutter- und Großmutter-Enkel -Zyklus zur Lunge zu einem beachtlichen Therapieerfolg. Beide wirken sedierend auf die Lunge! Dü 5 kontrolliert ebenfalls Metall – aber im Yang-Bereich.

Fall 211
C.P., m, 18 J; A: akute Bronchitis mit massivem Husten und zähem Schleim;
U: n PMC und PMS bds; h Deltoideus bds; w TFL bds;
NC durch Akupunktur von He 8 li und Ni 10 li sowie Di 1 re.
Diskussion: Primär betroffen war hier das Metallelement mit Hypertonus Lu und Schwäche Di. Die Behandlung erfolgte über die Elementpunkte der Yin-Seite von Feuer und Wasser, die die Lunge kontrollieren bzw. sedieren. Diese wurden als erste genadelt. Die Auswahl des Punktes Di 1 re ist gegen die „strenge Regel“, ergab sich aber danach im Zuge der Testung als einziger Elementpunkt, der kompletten Normotonus herstellte.

Prompte Heilung der Bronchitis innerhalb weniger Tage nach nur einer Akupunktur!

Fall 212

S.W., w, 53 J; A: Karpaltunnelsyndrom re>li trotz erfolgter Herdsanierung im Zahnbereich; jahrelange Migräneanamnese, besser nach verschiedensten naturheilkundlichen Maßnahmen; jetzt intermittierend auftretende Kopfschmerzen temporal bds.

U: w Handflexoren bds (dem Magen zugeordnet!); s Handextensoren bds;

NC durch Akupunktur von KS 8 bds, Dü 5 re und Bl 66 re.

Diskussion: Schwäche im Magen und über den temporalen Kopfschmerz Hinweis auf Gb. Der Elementpunkt Dü 5 sediert die Galle bei gleichzeitiger Tonisierung des Magens; KS 8 bds sediert ebenfalls das Holz und fördert die Erde – jeweils im Yin-Bereich. Bl 66 stellt über den Unterstützungszyklus die maximale Förderung des Magens dar; diese überwiegt gegenüber der Tonisierung von Gb.Durch diese Akupunktur verschwanden die Kopfschmerzen des Patienten völlig; die Beschwerden des Karpaltunnelsyndroms exazerbierten leicht für zwei Tage und lösten sich danach ohne weitere Behandlung auf.

Fall 213

G.R., m, 58 J, A: chron. LWS-Syndrom und Gonalgie re bei Z.n. Meniscus-OP vor acht Wochen. Multiple Narbenstörfelder im Gesichtsbereich infolge früherer Sport-Verletzungen; psychovegetative Erschöpfung durch existentielle Ängste; seit drei Wochen diffuse intermittierende Schmerzsensationen im Bereich einer früheren Nasenbeinfraktur und über der rechten Augenbraue.

U: GHT; SC: TL Lu 8 re, Ma 36 li und Ni 10 re → NC: Akupunktur dieser Punkte.

Danach Besserung des Allgemeinzustandes und Schmerzreduktion um ca 60%.

Diskussion: Die Kniegelenksbeschwerden und auch die intermittierenden Gesichtsschmerzen deuten primär auf eine Störung im Holz hin, die LWS-Problematik und die existentiellen Ängste repräsentieren v.a. das Wasser. Zunächst konnte man die Yin-Seite des Wassers über den Elementpunkt Lunge (Mutter-Sohn-Zyklus) stabilisieren. Der Elementpunkt Magen kontrolliert die Yang-Seite des Wassers und fördert Holz. Die Yin-Seite von Holz profitiert vom Elementpunkt Niere (Mutter-Sohn-Zyklus) .

Folgebehandlung zehn Tage später:

U: n Latissimus bds; h Rectus und Piriformis bds, NC: Akupunktur von KS 8 re, MP 3 li und Ma 36 li. Dadurch völliger Rückgang der aktuellen Beschwerden.

Diskussion: Nach der ersten Behandlung Auflösung des GHT; jetzt noch Fülle im Feuer (Dü und KS). Sedierung über die Elementpunkte der Yin- und Yang-Seite der Erde (Sohn-Mutter-Zyklus). Der Elementpunkt KS bewirkte eine starke Förderung des Wassers über den Unterstützungszyklus (Angstanamnese – Wasser!!).

Andere mögliche sinnvolle Element-, Sedierungs-, Unterstützungs- und Kontrollpunkte, zeigten keinerlei Testreaktion.

Zufriedenstellende Besserung für ca. 3 Monate nach diesen beiden Behandlungen.

Fall 214

R.S., m, 34 J; A: akute Exazerbation eines Enteropathiesyndroms bei bekannten NMU. Generell seit einigen Monaten erhebliche Besserung der Verdauungssituation nach Durchführung einer Candidatherapie lege artis, Substitution von Vitamin B12, B6, Folsäure und Kupfer, phytotherapeutischer Leberdrainage sowie vermehrter Zufuhr wärmender Gewürze. Seit zwei Tagen nach einer Betriebsfeier mit üppigem Essen massiver Meteorismus, krampfartige Bauchschmerzen, extreme Müdigkeit sowie plötzlich starke Empfindlichkeit der Zahnhälse. Trotz anschließender Schonkost, Darmreinigung mit Bittersalz und Leberwickel nur wenig Änderung der Beschwerdesymptomatik.

U: GHT, NC durch Akupunktur von KS 8 li, Di 1 li und MP 3 re.

Bereits unter der Akupunktur kam es zu reger Darmtätigkeit und Entspannung im gesamten Oberbauch.

Diskussion: Die Störung ist Holz und Erde zuzuordnen, was sich sowohl aus der Anamnese ergibt wie auch aus den positiv getesteten Elementpunkten. Ausgleichend waren der Elementpunkt KS (Mutter-Sohn-Zyklus zu MP), der Elementpunkt Dickdarm (Sohn-Mutter-Zyklus zu Magen); über den Kontrollzyklus zur Gb wirkt er stark krampflösend.
Der Elementpunkt MP erklärt sich durch den Unterstützungszyklus zur Leber mit reziproker Schwächung der Galle.

Fall 215
A.H., w, 52 J; A: Colon irritabile seit dem letzten Sommerurlaub im Süden. Parodontose und dentogene Herdbelastungen, die kieferchirugisch und zahnärztlich saniert wurden; außerdem CMD, behandelt mittels COPA. Zusätzlich NMU, Narbenstörfelder, Mineralstoffdysbalance sowie chron. HWS- und LWS-Beschwerden; zahlreiche dieser Beschwerden wurden erfolgreich therapiert. Seit Beginn des Colon irritabile kam es jedoch zu kontinuierlicher Gewichtszunahme von 4 Kg, häufig Kopfschmerzen temporal bds, sowie zunehmenden Schlafstörungen und depressiven Verstimmungen. Nach Candidadiagnostik antimykotische Therapie, allerdings ohne nennenswerten Erfolg.
U: n Rectus bds, Latissimus und PMS re; h Latissimus und PMS li.
NC: BL 66 re, Le 1 re und KS 8 li → Akupunktur.
Danach Besserung der Verdauungssituation und für etwa drei Wochen Stabilisierung des Allgemeinzustandes, bis es im näheren Umfeld der Patientin zu einem Todesfall kam und sie selbst an einer akuten Bronchitis erkrankte. Danach durch einen Saunagang erhebliche Verschlechterung des Allgemeinzustandes.
Diskussion: Zunächst zeigte sich eine Störung von Holz und Erde (Anamnese und hypertone Muskeln). Durch den Elementpunkt Bl 66 wurde die Yang-Seite von Holz (Gb) gestärkt (Mutter-Sohn-Zyklus) und damit reziprok Leber geschwächt (Innen-Außen-Regel); gleichzeitig fördert er stark den Magen über den Unterstützungszyklus und schwächt dadurch reziprok MP.
Der Elementpunkt Le 1 kontrolliert die Erde auf der Yin-Seite.
KS 8 sediert zusätzlich nach dem Sohn-Mutter-Zyklus die Leber.
Er könnte aber auch die schon bestehende Fülle des MP verstärken; allerdings überwiegt die Wirkung eines Elementpunktes im Kontroll- oder Unterstützungszyklus (hier Bl 66) gegenüber der Wirkung im Tonisierungs- oder Sedierungszyklus.
2. Behandlung
U: GHT, NC durch Akupunktur von Lu 8 re, Ma 36 li, MP 3 re und Gb 41 li.
Diskussion: Bei der zweiten Akupunktur wurde über die Elementpunkte von Holz und Erde das Metall (Bronchitis!!) sowohl über den Mutter-Sohn-Zyklus als auch den Unterstützungszyklus gestärkt. Der Einfluß von Lu 8 erklärt sich primär nicht über seine Einwirkung auf Metall, sondern eine regulierende Wirkung auf alle anderen Wandlungsphasen zum Ausgleich des GHT.
Die Bronchitis der Patientin heilte in den folgenden Tagen gut aus und der Allgemeinzustand stabilisierte sich zufriedenstellend.
Andere üblicherweise häufig verwendete Punkte, wie z.B. Sedierungs-, Passage- oder Quellpunkte von Leber, Galle und Magen zeigten in diesem Fall keine Testreaktion. Es war nur eine Akupunktur notwendig.

Fall 216
H.A., w., 51 J; A: stark verzögerter Heilungsverlauf nach Extraktion eines massiv entzündeten Zahnes 43. AK-getestete lokale phytotherapeutische Mittel und homöopathische Heilinjektionen ohne Erfolg.
U: GHT; SC: TL Ni 10 re, Bl 66 li und He 8 li → Akupunktur dieser Punkte.
Diskussion:
Der Zahn 43 gehört zum Holzelement. Die Elementpunkte Ni und Bl tonisieren Holz über die Mutter-Sohn-Regel; zugleich kontrollieren sie das Feuer (Entzündung!). Der Elementpunkt He sediert Holz auf der Yin-Seite über die Sohn-Mutter-Regel und wirkt

auf den ersten Blick damit genau gegen die Tonisierung des Holzes über Ni und Bl. Wahrscheinlich steht jedoch hier die tonisierende Wirkung auf die Erde im Vordergrund (Beziehungen Erde/Parodontium und Bindegewebsheilung).
Andere durchaus übliche Sedierungs-, Unterstützungs - und Kontrollpunkte von Holz, Erde und Feuer zeigten keinerlei Testreaktion.

Fall 217
A.H., w, 50 J; A: massive Prellungen und schmerzhafte Hämatome im Gesäß- und Oberschenkelbereich, li>re, nach Ausrutschen auf einer Eisplatte; verzögerter Heilungsverlauf, kaum Änderung durch übliche sportmedizinische Maßnahmen.
U: n Rectus re, Latissimus und PMS bds; h Rectus li und Piriformis bds,
NC durch Akupunktur von Bl 66 li, Gb 41 re und Le 1 li.
Diskussion: Die AK-Befunde zeigen als erstes trotz der linksbetonten Symptomatik statt der „normalen" Muskelschwäche einen Hypertonus (Rectus und Piriformis); deshalb Entscheidung zur AKMT. Störung im Feuer und Wasser; die verzögerte Rekonvaleszenz bezieht sich v.a. auf die Erde. Die Elementpunkte Holz (Gb 41; Le 1) tonisieren über die Mutter-Sohn-Regel das Feuer im Yin und Yang.
Unterstützung der Erde über Bl 66; Gb 41 öffnet eleganterweise als Kardinalpunkt das Gürtelgefäß (s. Kap. V. M.)!
Diese eine Akupunktur reichte für einen zufriedenstellenden Heilungsverlauf aus.

I. Therapie mit Kontroll- und Unterstützungsspunkten

Kontroll- und Unterstützungspunkte haben die stärkste Wirkung auf ein „Meridian-Trio", welches aus einem Meridian mit seinem Innen-Außen-Partner und seinem Oben-Unten-Partner besteht (s. Tabellen in Kap. III. C. 2).

1. Beeinflussung der Innen-Außen-Partner

Die erste Bedeutung liegt in der Möglichkeit der starken Sedierung eines Meridianes bei gleichzeitiger starker Tonisierung des Innen-Außen-Partners. Die Wirkung ist ähnlich der des Passagepunktes, jedoch oft stärker.

Fall 218
B.R., w, 39 J, A: chron. Sinusitis maxillaris bei Z.n. nach NNH-OP, rez. Otitis media, vegetative Dystonie; Z.n. subtotaler Strumektomie, seitdem Euthyrox®/Jodid.
Ununterbrochener Fluß von farblosem Nasensekret, v.a. tagsüber; keine speziellen Auslöser oder Rhythmik erkennbar. Die Patientin bekannte in Analogie zu ihrem körperlichen Zustand, daß sie seit einigen Jahren beruflich „die Nase übervoll" hatte; es störte sie zunehmend, permanent darauf angewiesen zu sein, was andere über sie denken bzw. wie sie ihre Leistungen beurteilen.
U: h Deltoideus und PMC bds; w TFL bds; n Latissimus, Rectus und PMS bds;
HC: TL Lu 1 bds und KG 12; → NC: Lu 10 re, Ma 43 li, und Di 6 li.
Danach Reduktion des Nasensekretflußes, Steigerung einer ungekannten Wut über die berufliche Situation und selbstbewußtes Ausleben derselben.
Diskussion: Der Kontrollpunkt Lu 10 sediert stark die Lunge (hypertoner Deltoideus) bei gleichzeitiger Tonisierung des Dickdarms (schwacher TFL bds). Analog wirkt Ma 43 auf den hypertonen PMC.
Ergänzend wirksam zeigt sich der Passagepunkt Di 6 als ausgleichender Punkt zwischen Lu und Di. In diesem Sinne wurde im

Abstand von 10 Tagen die Akupunktur noch zweimal mit Erfolg wiederholt.

Fall 219
G.K., w, 33 J; A: akutes Schmerzsyndrom im Schulter-Nacken-Bereich li seit zwei Tagen; Früher Enteropathiesyndrom bei Candidose und NMU, Ekzeme im Gesicht und chron. Cephalgie parietal.
U: Blockierung C0/1 und C1/2, dadurch HWS-Rotation li nur bis 30° und Lateralflexion bis 45° möglich.
n Rectus und Latissimus bds; w PMS bds; h Popliteus bds;
HC: TL Niere bds; → NC (für alle Befunde) Akupunktur Ni 3 re, Gb 44 li und Dü 2 li.
Diskussion: Der Kontrollpunkt Gb 44 sediert stark die Galle (hypertoner Popliteus) bei gleichzeitig starker Tonisierung des gekoppelten Le (Schwäche PMS). Zum Ausgleich der bds positiven Nieren-TL fanden sich keine Elementpunkte, sondern die Kontrollpunkte Ni 3 und Dü 2.
Nach einer weiteren Akupunktur über die Elementpunkte He 8 re und Ni 10 li sowie den Kardinalpunkt Lu 7 li drei Tage später waren HWS und Schulter der Patientin wieder stabil.

2. Beeinflussung der Oben-Unten-Partner

Die zweite Bedeutung der Kontroll- und Unterstützungspunkte liegt in der starken Beeinflussung der Oben-Unten-Meridiane.
Ein Yang-Zustand des Dickdarms (z.B. Rhinitis) kann durch den Kontrollpunkt des Oben-Unten-Meridianes (Ma 43) stark gebremst werden (gleichzeitig wird der MP stark gefördert).
Bei akuten Beschwerden findet man häufig den Kontroll-oder Unterstützungspunkt im Oben-Unten-Partner und nicht im betroffenen Meridian selber. Dies bestätigt wieder die Regel der TCM, daß akute Geschehen über möglichst entfernt liegende Punkte zu therapieren sind.

Fall 220
J.M., w, 55 J; A: chron. LWS-Syndrom; Enteropathiesyndrom bei Sigmadivertikulose, Hämorrhoiden II°; rez. Zahnfleischentzündungen, dentale Herdbelastungen und multiple Materialunverträglichkeiten; Quecksilberintoxikation.
Unter intensiver antimykotischer Therapie, orthomolekularer Substitution, neuraltherapeutischer Narbenbehandlung und kieferchirurgischer Sanierung des Apex 22/23 Besserung aller möglichen Beschwerden, nicht aber des intermittierend auftretenden „Wundgefühls“ am gesamten Zahnfleisch, der Dysästhesien an der Zungenspitze sowie der lateralen Zahneindrücke.
U: n Rectus und PMS re; h Piriformis bds, Rectus und PMS li → NC durch Akupunktur von Le 3 li, Ma 44 li und MP 6 re.
Bereits am nächsten Tag Beschwerdereduktion im Zungen- und Zahnfleischbereich, völliges Verschwinden des Zungenbrennens sowie Besserung des Allgemeinbefindens, etwa acht Wochen anhaltend (Entfernung restlicher Amalgame anschließend).
Diskussion: Zahnfleischproblematik, Schwermetallintoxikation und Materialunverträglichkeiten haben primär Bezug zu Erde und Holz. Das optimale Therapieergebnis war über die Unterstützungspunkte Leber und Magen sowie den Gruppen-Passagepunkt der Yin-Meridiane an der unteren Extremität zu erreichen.

Fall 221
H.D. m, 36 J; A: vegetative Dystonie mit intermittierendem Ruhetremor, Palpitationen und Durchschlafstörungen seit einem halben Jahr, existentielle Ängste aufgrund von Unsicherheit in der Berufsfindung und Entscheidungsschwierigkeiten. Schilddrüsen-Dysfunktion, besser durch Thyreogutt mono®. Durch Appetitmangel 5 Kg Gewichtsabnahme in den letzten vier Monaten; ansonsten internistisch o.B.
U: GHT, SC: TL Schilddrüse re → NC durch KS 8 re; → W TL Gallenblase und ENV → NC durch Gb 34 und Ni 2 re → Akupunktur der drei ermittelten Punkte.

Diskussion: Die psychosomatische Problematik ist Wasser und Holz zuzuordnen, die hormonelle Dysfunktion dem Feuer.
Über die Unterstützungspunkte von Galle und Niere (starke Tonisierung der eigenen Meridiane) kam es zur gleichzeitigen Stärkung der Oben-Unten-Meridiane 3E und He. Der Elementpunkt KS fördert über den Unterstützungszyklus ebenfalls die Niere.
Andere üblicherweise in Betracht kommende Punkte zeigten keinerlei Testreaktion. Nach dieser Behandlung berichtete der Patient über Rückgang der Schlafstörungen und Palpitationen sowie über verstärktes Selbstbewußtsein in Gesprächen über seine berufliche Situation. In diesem Sinne folgten noch zwei weitere Akupunkturbehandlungen im Abstand von zwölf Tagen; danach kein weiterer Behandlungsbedarf!!

3. Kombinierte Fälle

Fall 222

H.U., w, 44 J; A: hormonelle Dysbalance, massive Hitzewallungen und extreme Müdigkeit seit mehreren Wochen; chronische Cephalgien seit Jahren, besser durch COPA und Sanierung dentaler Herdbefunde.
U: n Rectus, Deltoideus, Iliopsoas bds; h Piriformis bds; w Teres minor und Popliteus bds; HC: TL KG 4, Thymus und Gallenblase.
NC (für Piriformis bds, TL Thymus und KG 4) durch Beifuß; NC (für TL Gallenblase und Teres minor bds) durch Fel Tauri (homöopathisches Le/Gb-Therapeutikum); NC (für alle Befunde): Akupunktur von KS 3, Le 4 und 3E 1.
Diskussion: Primär Hinweise auf Störungen im Feuer. Es sind die Innen-Außen-Partner KS und 3E betroffen mit Piriformis (KS) in Fülle und Teres minor (3E) in Leere. Der Oben-Unten-Partner des 3E, Gb (Popliteus) testet ebenfalls schwach.
Der Ausgleich dieser Störungen war sowohl durch Akupunktur (in diesem Fall über Unterstützungs- und Kontrollpunkte aus Feuer und Holz) als auch mit der Kombination Phytotherapie/Homöopathie möglich.

Fall 223

W.U., w, 45 J; A: Enteropathiesyndrom mit NMU; chron. Schmerzsyndrom HWS und TLÜ bei muskulärer Dysbalance und CMD; rez. Tonsillenstörfeld re;
U: n Rectus bds und Popliteus li; h PMC bds; w Latissimus bds, Levator scapulae bds und Popliteus re.
NC (für Popliteus re): Neuraltherapie mehrerer TP im oberen Trapezius mit Meaverin®; NC (restlicher Befunde) durch Akupunktur von Lu 11 re, MP 9 re und Bl 66 li.
Diskussion: Interessanterweise glich die Neuraltherapie nur den Popliteusbefund aus (Bezug Gb – Tonsille – Satellitenpunkte im Trapezius). Der Levator scapulae ist der Lunge zugeordnet und weist zusammen mit dem Latissimus auf eine Leere der Oben-Unten-Partner Lu-MP. Der Unterstützungspunkt Lu 11 tonisiert stark Lu und MP.
MP 9 als Unterstützungspunkt MP tonisiert ebenfalls stark diese zwei Meridiane bei gleichzeitiger starker Sedierung des Magens (hypertoner PMC).
Der Elementpunkt Bl 66 tonisiert als Mutter den Popliteus.

Fall 224

B. E., w, 55 J; A: multiple Ekzeme mit Pruritus am gesamten Integument, massiver Meteorismus und Druckschmerz in der rechten Flanke; Auslöser war die Entrümpelung eines Zimmers und das Verlegen eines neuen Teppichbodens vor drei Wochen; allergische Diathese seit der Jugendzeit.
U: h Rectus, PMS und Latissimus bds; w Popliteus und Teres minor bds;
NC durch Akupressur von 3E 1 li, Gb 41 re, Di 1 re und Lu 8 li.
Diskussion: Betroffen sind in diesem Fall Feuer, Holz und Erde. Die Muskeln der Oben-Unten-Partner Gb und 3E (Popliteus und Teres minor) sind schwach bei Hypertonus des Innen-Außen-Partners der Galle, PMS (Le).

Von den in Frage kommenden Unterstützungs- und Kontrollpunkten fand sich nur 3E 1 mit positiver TL. Dagegen glichen die Elementpunkte Di 1 (Unterstützungszyklus zu 3E) und Lu 8 (Kontrollzyklus zu Holz und Sohn-Mutter zu MP) optimal aus sowie interessanterweise auch Gb 41, in diesem Fall höchstwahrscheinlich als Kardinalpunkt des Gürtelgefässes (Schmerz re Flanke!!).

Da die Patientin sich nicht gerne nadeln lassen wollte, erfolgte eine intensive Akupressur der ermittelten Punkte. Unterstützt durch phytotherapeutische Le-/Gb-Drainage, eine Bicarbonat-Infusion und täglich wiederholten Akupressurbehandlungen durch die Patientin selbst kam es binnen vier Tagen zur vollständigen Besserung der akuten Beschwerden.

K. Therapie mit Tonisierungs- und Sedierungspunkten

Man findet sie am ehesten bei chronischen und/oder konstitutionellen Beschwerdebildern. Für eine effektive Therapie dieser Problemstellungen reicht die alleinige Nadelakupunktur meist nicht aus; vielmehr liegt hier ein Paradegebiet der ganzheitlichen AKMT.
Gerade bei diesen Zusammenhängen findet man häufig eine Störung der Beziehung der Ehemann-Ehefrau-Partner (s. Kap. III. C. 3). Das nachfolgende Beispiel zeigt den überraschenden Einsatz bei einem akuten Fall!

Fall 225
B.L., w, 12 J; A: Seit Tagen fieberhafter Infekt mit starker Bronchitis; sonst selten krank.
U: n Rectus und TFL bds, Deltoideus li;
h Deltoideus re → SC: Lu 1 li, KG 21v;
Ø: Lu 1 re!!
Angesichts dieses eigenartigen Testbefundes (V.a. Switching!) Überprüfung des „Normotonus" des li Deltoideus über den Kontrollpunkt Lu 10: keine Reaktion! Damit Verdacht, daß Lu 5 li ein „therapeutischer Punkt" ist → nochmals Testung von Lu 5 li über andere Muskeln: er schwächt alle Muskeln inkl. des hypertonen Deltoideus re.
Therapie: Akupunktur nur Lu 5 li, da bei liegender Nadel alle Befunde inkl. des KG 21v ausgeglichen waren !
Einige Stunden später waren die Hustenanfälle schon deutlich zurückgegangen.
Diskussion: Daß Lu 5 li hier als ein therapeutischer Punkt imponiert, wurde fast übersehen, da er ja normalerweise als Sedierungspunkt den normotonen Deltoideus auf dieser Seite schwächen muß. Nur die weitere Überprüfung (keine Schwächung durch den Kontrollpunkt) zeigte, daß tatsächlich ein hypertoner Deltoideus li. vorliegt und daß Lu 5 li ein therapeutischer Punkt ist.

L. Therapie mit Passage-, Quell- und Zustimmungspunkten

1. Passagepunkte

Sie öffnen eine Querverbindung zwischen Innen-Außen-Partnern und werden bei folgender AK-Konstellation häufig gefunden:

- Muskeln eines Meridians testen hyperton und die des Innen-Außen-Partners schwach.
- Schwache Muskeln werden durch den Alarmpunkt des Innen-Außen-Partners stark.

Es wird jener Passagepunkt gesucht, der im Stande ist, die bestehenden Befunde aufzuheben. Häufiger wird der Passagepunkt des Meridianes in Leere gefunden (Kennzeichen sind die schwachen assoziierten Muskeln)

Fall 226

Z.E., w, 35 J, A: Akut ohne speziellen Auslöser stechende Schmerzsensationen im Bereich linker Oberbauch. Starkes prämenstruelles Syndrom seit einmaligem cerebralen Anfall vor 5 Jahren; intermittierend Frontalkopfschmerz; Kupfer- und Magnesiummangel im Vollblut; allergische Diathese; rez. Stomatitis aphtosa. Besserung sämtlicher Beschwerden durch Substitution von Kupfer, Magnesium, Vitamin B 6 und B 12 sowie intensiver Le-/Gb-Therapie mittels Phytotherapeutika, Homöopathika und osteopathischer Techniken.

U: GHT (Latissimus, Rectus, Piriformis, PMS und TFL bds) → SC: TL KS 1 bds und Ni 11 re;

Ø: TL und Challenge der Schmerzregion; Alarmpunkte Le, Gb, MP, Ma.

NC (für alle Befunde): 3E 5 re → Akupunkt.ur

Diskussion: Diagnostisch erfolgte der Einstieg über die beiden Alarmpunkte des KS, da die klinisch als erstes in Frage kommenden Alarmpunkte und die TL zur Schmerzregion keinen Befund brachten. Therapeutisch reichte die einmalige Nadelung des Passage- und Kardinalpunktes 3E 5 aus, um die Schmerzsensationen zu beseitigen und den Allgemeinzustand der Patientin wieder zu stabilisieren. Als Anmerkung sei erwähnt, daß bei einem solchen Testergebnis der Patient auf URS (s. Kap. VIII) zu untersuchen ist.

Fall 227

H.U., 43 J; A: rez. Schmerzen unklarer Genese an Hüft- und Kniegelenken, re>li, sowie Fingergrundgelenken bds seit etwa zehn Tagen; akute Sinusitis max. bds; trotz symptomatischer Akupunktur verzögerter Heilungsverlauf; generalisierte Ödemneigung seit drei Tagen bei bekannter allergische Diathese seit vielen Jahren, re>li, diätresistente Adipositas.

U: n PMC bds; h Rectus, Piriformis und PMS bds; w Latissimus bds; kein Switching.

NC (für alle Muskeln): MP 4 li und 3E 5 re → Akupunktur. Bei liegenden Nadeln aber immer noch positive TL zu Maxilla und Di 20 bds → Ø: Di 4 bds → NC: Lu 7 re !!

Diskussion: Die Symptome Sinusitis, Ödemneigung und Gelenkschmerzen an Knie und Hüfte weisen v.a. auf Erde und auch noch Holz hin. Im AK-Test zeigt sich auch eine Störung im Feuer (Rectus und Piriformis).

Angesichts der Klinik (Erde!) wurden als erstes verschiedene Elementpunkte getestet, die jedoch alle o.B. waren. Bei der Testung von MP 3 wurde nach den Regeln „Häufiges ist häufig" und „Naheliegendes liegt nah" noch MP 4 mitgetestet – und überraschenderweise als NC gefunden.

Dies erklärt sich über die Funktion als Passagepunkt (Erde, schwacher Latissimus), aber auch als Kardinalpunkt mit Energiebereitstellung für Erde und Wasser.

Es wurden nun weitere Passagepunkte untersucht, die gleichzeitig Kardinalpunkte sind und von Klinik und AK-Befund her passen. So fand sich 3E 5 („Meisterpunkt der kleinen Gelenke").

Zur Therapie der noch vorhandenen Sinusitis-TL zeigte der Punkt Di 4 wie so oft keine Reaktion im Test, dafür aber der Passagepunkt Lu 7 – der interessanterweise ebenfalls Kardinalpunkt ist!

Prompter Rückgang der Ödemneigung und der Gelenkschmerzen in den folgenden eineinhalb Tagen sowie Ausheilung der Sinusitis nach einer knappen Woche.

2. Quellpunkte

Werden die eingangs beschriebenen Kriterien für therapeutisch wichtige Akupunkturpunkte beachtet, so werden Quellpunkte, im Gegensatz zur allgemeinen Akupunkturlehre, relativ selten gefunden. Es handelt sich dann meist um einen Quellpunkt mit zusätzlicher antiker Funktion (z.B. MP 3 als Elementpunkt, Le 3 als Unterstützungspunkt oder Ni 3 als Kontrollpunkt).

L 3, H 3, R 3
mit zusätzlich antiker Funktion

3. Zustimmungspunkte

Nach Goodheart kann ein gestörter Meridian nicht nur eine Subluxation auf der Zustimmungsebene der Wirbelsäule verursachen, sondern umgekehrt kann eine Subluxation eine Störung im assoziierten Meridian verursachen.

- Bei einzelnen schwachen und/oder hypertonen Muskeln sollte folglich die Wirbelebene in Höhe der Zustimmungspunkte auf Subluxationen überprüft werden.
- Bei einem Rezidiv einer Subluxation auf gleicher Wirbelebene sollte der entsprechende Meridian-Organ-Komplex überprüft werden.
- Bei positiver TL zum Zustimmungspunkt ist neben dem Hinweis auf eine eher subakute bis chronische Störung des zugeordneten Meridian-Organ-Komplexes auch differentialdiagnostisch an segmentale strukturelle Störungen zu denken: Subluxation/Fixation/Rippe, Triggerpunkt usw.
- Auf die Bedeutung der Therapie der Zustimmungspunkte zur Verhinderung der Chronizität (s. Kap. II. C. 5) sei an dieser Stelle nochmals hingewiesen.
  Nach Bergsmann sollte immer der „segmental-regulatorische Komplex“ mitbehandelt werden – oder mit seinen eigenen Worten: „Alles hat ein Vorne und ein Hinten“.

Fall 228

R.S.; m, 45 J, A: Durchschlafstörungen mit intensiven Alpträumen seit zwei Wochen; medialer Knieschmerz li, schlimmer beim Segeln; rez. Schulter-Nacken-Verspannungen li. Für den Patienten stehen die ungewohnt intensiven Träume im Vordergrund, in denen sich plötzlich immer wieder eine Mauer vor ihm aufbaut, er ungerichtete Ängste verspürt und sich daraufhin völlig verkrampft zurückzieht.
U: GHT (PMS, Rectus und Piriformis bds);
→ SC: TL Bl 18, 20 und 22;
NC (für alle Befunde): Akupunktur von Le 3 li, MP 3 re und Ni 2 li.
Diskussion: Hier war es möglich, aus dem GHT über die Zustimmungspunkte von Le, MP und Bl Schwerpunkte bezüglich der möglichen Auswahl wirksamer Akupunkturpunkte zu setzen. Außer den Unterstützungspunkten von Le und Ni, welche auf diese Meridiane eine tonisierende Wirkung haben bei gleichzeitig starker Sedierung von Gb und Bl, testete noch der Elementpunkt MP. Viele andere Element-, Kontroll-, Unterstützungs- und Kardinalpunkte zeigten keinerlei Testreaktion.
Das Schlafverhalten besserte sich bereits in der darauffolgenden Nacht!!

M. Sondermeridiane

Der Einsatz der Sondermeridiane wird besonders bei folgenden Indikationen empfohlen: Vegetativum, Multimorbidität, Chronizität, Therapieresistenz. Folgende Regeln sind mit Sondermeridianen zu beachten:

- Die „Öffnung“ eines Sondermeridianes erfolgt, indem mit der ersten verwendeten Nadel (und/oder der letzten Nadel) der entsprechende Kardinalpunkt gestochen wird.
- Der Einsatz der Kardinalpunkte kann starke Reaktionen verursachen, die sich durch größere „Qi-Umstellungen“ im Körper und den vegetativen Einfluß erklären.
- Ein mit AKMT diagnostizierter Kardinalpunkt mit Aufhebung eines Großteils der mit der AK erhobenen Befunde findet sich praktisch immer nur einseitig.
- Wird ein Sondermeridian durch seinen Kardinalpunkt „eingeschaltet“, sollten Akupunkturpunkte, die dieser Sondermeridian kreuzt, nicht dazu gestochen werden (s. Bischko). Diese Kreuzungspunkte sind bei den jeweiligen Abbildungen angeführt.
- Elementpunkte kreuzen nicht die Sondermeridiane und können deshalb gut mit Kardinalpunkten kombiniert werden.

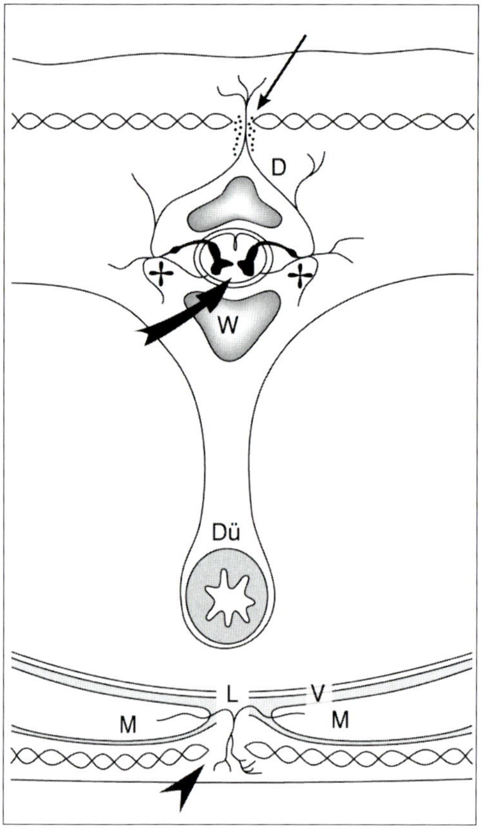

Schematischer Schnitt durch den Körper unterhalb des Bauchnabels zur Darstellung der Verhältnisse der Akupunkturpunkte im Bereich des LG (dorsal (D) gelegene Mittellinie des Körpers) und des KG (ventral (V) gelegene Mittellinie des Körpers). Hier wird die oberflächliche Körperfaszie im Akupunkturpunkt von einem Gefäß-Nerven-Bündel durchstoßen (Pfeil, Pfeilkopf); jedoch wird der Nervenanteil im Bündel einzigartig unter allen Akupunkturpunkten von Nervenfasern der Spinalnerven (Sterne) beider Körperseiten gebildet. F = oberflächliche Körperfaszie, L = Linea alba, M = M. rectus abdorminis*

* Diese Abbildung wurde mit freundlicher Genehmigung des Autors und des Verlages übernommen aus: H. Heine: Lehrbuch der biologischen medizin, 2. Auflage, Hippokrates Verlag, Stuttgart 1997.

1. LG und KG – Beeinflussung der Körpermediane

Diese zwei in der Medianlinie vorne und hinten am Rumpf verlaufenden Sondermeridiane haben eine besondere Bedeutung durch ihre integrative Aufgabe zwischen der rechten und linken Körperseite (s. Switching!).

Nach Heine enthalten nur Akupunkturpunkte von KG und LG Gefäß-Nerven-Bündel von Spinalnervenästen beider Körperseiten:
Die Einschaltung für KG erfolgt über den Kardinalpunkt Lu 7, für LG über den Kardinalpunkt Dü 3.

- Bachmann schreibt, daß es bei Kindern oft genügt, durch Akupunktur der „therapeu-

KP Rs P 7
KP Rg IT 3

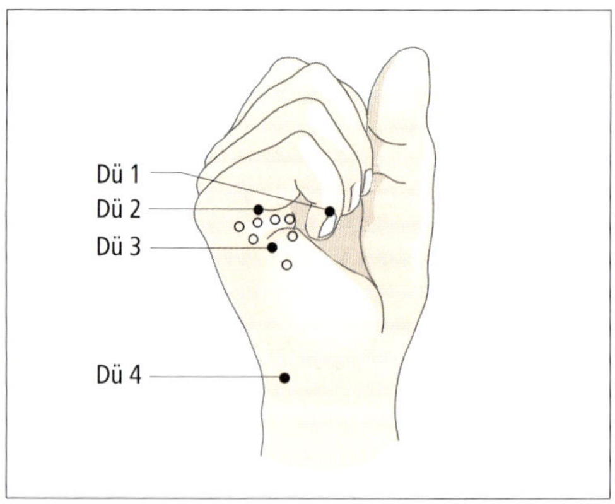

Das Dü 3-Areal wird von Gleditsch als Dü 3v bezeichnet (v = variabel). Die Mikrozone erstreckt sich etwa von Dü 2 bis zum proximalen Metacarpalbereich sowie nach palmar bis zum He-Meridian. Primär wird mit 2–3 Fingern am Kleinfingerballen die TL gesucht. Eine genaue Lokalisierung kann dann mit einer Knopfsonde o.ä. erfolgen.

tischen“ Kardinalpunkte von LG und/oder KG weitere Störungen in anderen Akupunkturmeridianen zu normalisieren.
- Gleditsch gibt der Zone um Dü 3 (Dü 3v) zunehmende Bedeutung

Fall 229
K.P., m, 32 J, A: Migräne bei rez. Sinusitis max. und CMD; allergische Diathese. Seit zwei Wochen permanent Kopfschmerzen nach Kuhmilchprodukten; intermittierende Blutdruckabfälle bis 80/50 mmHg, Schwindel und Sehstörungen.
U: GHT, Ø: TL Leber/Gallenblase, KG 21v; Lu 7 re, Dü 3 li, 3E 5-7 bds, mehrere Narben und diverse Mineralstoffpräparate.
SC: TL Dü 3 re, Lu 7 li (Patient ist Rechtshänder); NC: Akupunktur der beiden Punkte! Bereits unter der Behandlung prompte Besserung des Allgemeinbefindens. Aufgrund massiver persistierender Schweißneigung an Händen und Füßen Wiederholung der Behandlung vier Tage später.
U: GHT → NC: Dü 3 re und Lu 7 li → Akupunktur. Danach ohne weitere Therapie gut!
Diskussion: In diesem Fall war die alleinige Aktivierung von LG und KG über die Kardinalpunkte Dü 3 re und Lu 7 li zur Stabilisierung des Allgemeinzustandes ausreichend.

Fall 230
E.R., w, 45 J; A: Erschöpfungssyndrom, Heißhungeranfälle, Z.n. Hysterektomie und Ovarektomie links; Z.n. Hörsturz rechts mit Drehschwindel vor einem Jahr. Nächtliche Gallenschmerzen (Sono o.B.), Z.n. nach Nabelbruch mit großer vertikal verlaufender Narbe.
U: GHT (Rectus, Piriformis, TFL, PMC und PMS je bds) → SC: TL zur Bauchnarbe → HC: Ionensalbe forte®.
Wegen dieser Reaktion direkte Gegentestung der Punkte Dü 3 re und Lu 7 li.
Ø: Dü 3 re – aber NC durch Lu 7 li !!
Konsequenz: Acupatch auf Lu 7 li → damit keinerlei TL mehr zu Bauchnarbe, Nabel und den Unterleibsnarben.
Diskussion: Alle weiteren Testungen werden dann mit dem Acupatch auf Lu 7 durchgeführt; es zeigt sich eine Candidabelastung mit Schwächung auf Candida tropicalis, NC durch Amphomoronal® sowie Schwächung durch stoffliches Histidin. Diagnosen also: Histaminintoleranz, Candidabelastung.
Das Elegante an diesem Fall ist die völlig stabile Vorbereitung zur intensiven Nahrungsmitteltestung durch ein einziges Stahlkügelchen auf Lu 7 li!

2. Wichtige Punkte auf LG/KG

Auf dem LG und KG liegen mehrere wichtige Punkte, die in der Akupunktur große Bedeutung haben. So liegen z.B. viele Alarmpunkte auf dem KG.
Die Medianlinie des Körpers hat aber auch in der Neuraltherapie und in der AK eine spezielle Wichtigkeit. Nachfolgend werden die wichtigen Akupunkturpunkte und auch die aus der Neuraltherapie und der AK bekannten wichtigen Reflexzonen auf dem LG und KG zusammenfassend dargestellt.

KG 1
Mitte des Perineums. „Treffpunkt des Yin“; regionale Bedeutung; in der Neuraltherapie v.a. bei Prostataleiden eingesetzt – dabei wegen der Empfindlichkeit Stichstelle etwas lateral der Mittellinie.

KG 2
Oberrand der Symphyse; wichtiger regionaler Punkt für alle Unterleibsbeschwerden. In der AK Switching-Hilfspunkt und „Alarmpunkt“ für alle Unterleibsbeschwerden sowie Bereich vieler wichtiger NL-Punkte. Fixation/Subluxation Symphyse!

KG 3
Alarmpunkt Blase

KG 4
Alarmpunkt Dünndarm

KG 5
Hauptalarmpunkt des 3E

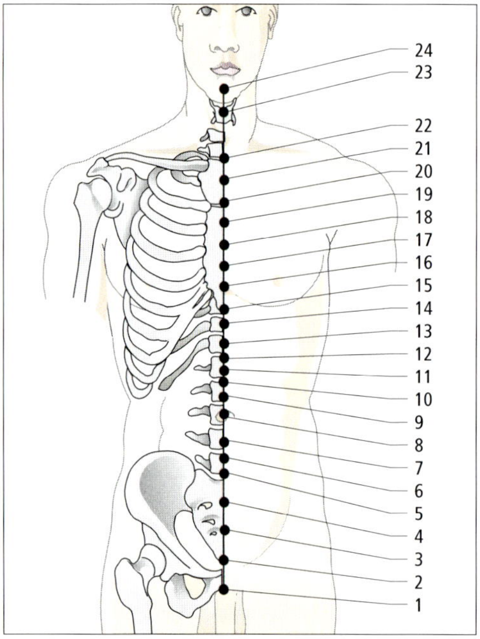

Das Konzeptionsgefäß (KG).

KG 6
Meer des Qi; bei Erschöpfungen und Mangelzuständen moxen!

KG 7
Sexueller Alarmpunkt des 3E; „Vereinigung des Yin“

KG 8
Nabel; „Göttliche Grenze“; wird nicht gestochen, jedoch sehr gute Möglichkeit für Moxa (gute Energieaufnahme, was ja auch die embryonale Funktion war). In der Neuraltherapie Störzone im Sinne eines Narbenstörfeldes, insbesondere im Zusammenhang mit allergischen Erkrankungen wie Asthma. Infiltration paramedian! Mitte des Dünndarmkonvolutes; damit wichtige Projektionszone für darmassoziierte Beschwerden (Nabelkoliken bei Kleinkindern!). In der AK ist der Nabel wichtigster bzw. häufigster Switching-Punkt.

KG 12
Alarmpunkt Magen und mittlerer 3E; Reunionspunkt für alle Hohlorgane

KG 14
Alarmpunkt Herz

KG 15
Passagepunkt des KG mit ausgleichender Wirkung für KG und LG; zusammen mit LG 19 überragende vegetativ ausgleichende Bedeutung (Bachmann). Reunionspunkt vitaler Zentren (Plexus solaris).

KG 16
Regionale Wirkung; in der AK in etwa Bereich des NL für den Pectoralis Minor und „NL aller NL“-Punkte! Xyphoid-Sternum-Verbindung; beachte bei Sternum-Fixation!

KG 17
Alarmpunkt oberer 3E; einflußreicher Punkt für Respirationssystem und Psyche; Reunionspunkt zu MP, Ni, Dü und 3E. URS!

KG 19 – 20
In der AK äußerst wichtiger TL-Punkt für Thymus (NV für Thymus und Infraspinatus). Manubriosternales Gelenk; beachte bei Sternum-Fixation! URS!

KG 21v (variabel)
In den letzten Jahren befaßte sich Gleditsch u.a. mit einer Zone in der Medianen des Manubrium sterni zwischen KG 21 und KG 22, die eine starke therapeutische Bedeutung für den gesamten Kopfbereich und besonders für Kaumuskulatur und Kiefergelenk hat.
Mit AK findet sich bei KG 21v häufig eine punktförmige TL, die neben der beschriebenen Bedeutung auch oft imstande ist, ein bestehendes Switching aufheben. URS!
Das bedeutet: die Zone KG 21v sollte im Zusammenhang mit Switching und/oder Störungen im Stomatognathen System immer mituntersucht und ggfs. behandelt werden.

KG 24
Endpunkt des KG; regionäre Bedeutung bei Sprachstörungen. In der AK zusätzlicher Switchingtestpunkt.

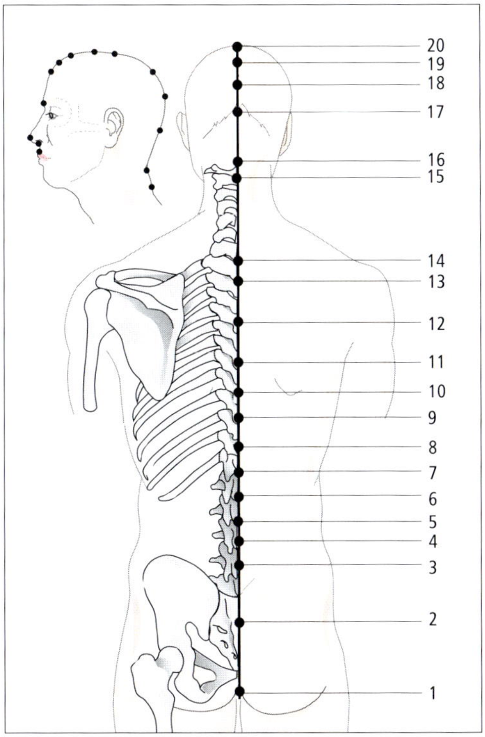

Das Lenkergefäß

LG 28
Lage intraoral; wird in der westlichen Akupunktur selten verwendet.

LG 27
Vorletzter Punkt des LG; in der AK zusätzlicher Switchingtestpunkt.

LG 26
Wichtiger Akut-oder Schockpunkt; liegt sehr nahe bei LG 27 und wird bei TL mit der Fingerkuppe somit ebenfalls erfasst!

LG 25 – 24
Nasenbein; häufig vergessenes Störfeld (HNO-Operationen!!) und viel zu selten behandelte Schädelregion!!

LG 24–2 = PdM (Point de Merveille) = Extra 2
Zusammen mit Bl 2 „vorderes magisches Dreieck“ mit Indikationen für das gesamte Gesicht; in der AK TL-Region für Hypophyse. Glabella fault!

LG 20
„Hundertfache Begegnung“ auf dem höchsten Scheitelpunkt (Verbindungslinie der Ohrenspitzen); kontrolliert alle Meridiane. Endpunkt des inneren Verlaufs des Lebermeridians; gilt allgemein als stärkster Sedierungspunkt.
In der AK TL-Region für Hypothalamus. Sutura sagittalis!!

LG 19
Vegetativ stark ausgleichender Punkt zusammen mit KG 15 (s. dort). In der AK TL-Region für Epiphyse.

LG 14 „Großer Wirbel“ (auch LG 13 je nach Nomenklatur)
Reunionspunkt aller Yang-Meridiane; besonders wirksam regional und bei Infekten und Erschöpfung. C 7/TH 1 → häufige Fixation, v.a. stressassoziiert. URS!

LG 10/9 = Region Bl 16/17 = Th 6/7
„Muskelstraffer = Zustimmungspunkte für LG/KG bzw. Zwerchfell! „Rösselsprung“ (n. Bergsmann) von Störfeldern von der einen zur anderen Körperseite. Häufige Lokalisation der chron.-rez. anterioren Subluxation in der BWS im Zusammenhang mit Cat I.

LG 4
„Tor des Lebens“; wichtiger Sexualpunkt; Bedeutung für das Nieren-Qi, Bezug zum Nabel. Zusätzlicher Switchingpunkt.

LG 1
Anfangspunkt LG zwischen Steißbeinspitze und Anus; vorwiegend regionäre Bedeutung. Zusätzlicher Switchingpunkt. Neuraltherapie: Coccygodynie. Manuell: Coccygeum.

Das nachfolgende Beispiel zeigt das große Therapiepotential des KG 21v in Verbindung mit AKMT:

Fall 231

B. A., w, 32 J; A: akute massive Schmerzen im linken Unterkiefer und Migräne; extreme Müdigkeit sowie Enteropathiesyndrom seit der bestehenden Schwangerschaft;
U: Palpatorisch massiv schmerzhafte Kaumuskulatur, insbesondere Mundboden und Masseter bds; n PMS bds; w Piriformis, PMC und TL Niere bds; h Rectus und Latissimus bds → SC: fester Biß → NC durch Akupunktur von KG 21v. Danach aber noch nicht alle Muskeln normoton → NC für alles: MP 4 re!! → Akupunktur.
Diskussion: Nach der Entspannung der gesamten Mundboden- und Kaumuskulatur durch Nadelung von KG 21v waren Erde und Wasser noch nicht ausgeglichen.
Der Passagepunkt MP 4 wirkte einerseits ausgleichend für Ma/MP, andererseits als Kardinalpunkt des Chong Mai auf die Beziehung Erde/Wasser.

3. Verbindungen und Qi-Muster

Nachfolgend sind alle acht Sondermeridiane angeführt mit dem dazugehörigen Kardinalpunkt als Einschaltpunkt.
Die ebenfalls angeführte Qi-Wirkrichtung ist hilfreich bei der Vorauswahl in Frage kommender Sondermeridiane. Genauere Ausführungen dazu sind der Fachliteratur vorbehalten. Für die AKMT mit Kardinalpunkten entscheidet die Aufhebung der Fehlbefunde im AK-Test.

Fallbeispiele

Fall 232

G.R., m, 58 J; A: seit über zehn Jahren rez. Lumboischialgien, Sinusitis, Enteropathiesyndrom mit Analekzem bei V.a. Parasitose; diverse Medikamenten- und NMU. Durch viele Sportverletzungen (Fußball) multiple Narbenstörfelder im Gesichts- und Schädelbereich sowie am Kniegelenk re. Erschöpfungssyndrom seit mehreren Jahren infolge massiver physischer und psychischer beruflicher Belastung (Leiter eines Handwerksbetriebes). Ablehnung aller Behandlungsversuche mit orthomolekularen, allopathischen, phytotherapeutischen und homöopathischen Präparaten durch den Patienten selbst aufgrund bisher heftig erlebter Verschlimmerungen und Nebenwirkungen.

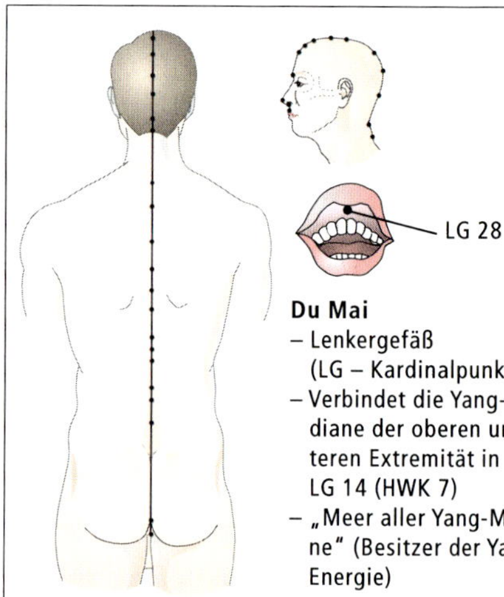

Du Mai
- Lenkergefäß (LG – Kardinalpunkt: Dü 3)
- Verbindet die Yang-Meridiane der oberen und unteren Extremität in Höhe LG 14 (HWK 7)
- „Meer aller Yang-Meridiane" (Besitzer der Yang-Energie)

Kreuzungspunkte:
KG 1
Bl 12

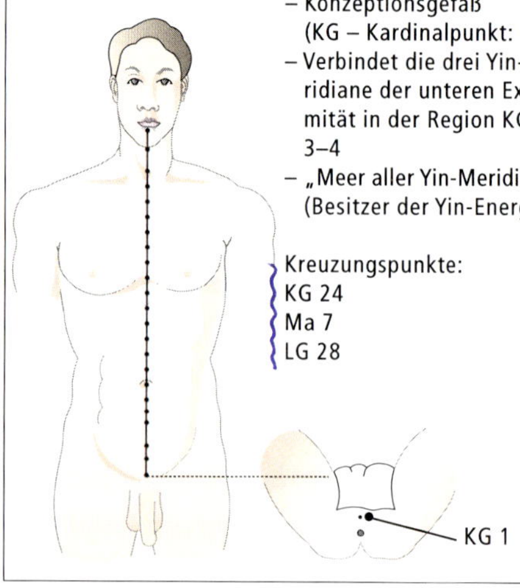

Ren Mai
- Konzeptionsgefäß (KG – Kardinalpunkt: Lu 7)
- Verbindet die drei Yin-Meridiane der unteren Extremität in der Region KG 3–4
- „Meer aller Yin-Meridiane" (Besitzer der Yin-Energie)

Kreuzungspunkte:
KG 24
Ma 7
LG 28

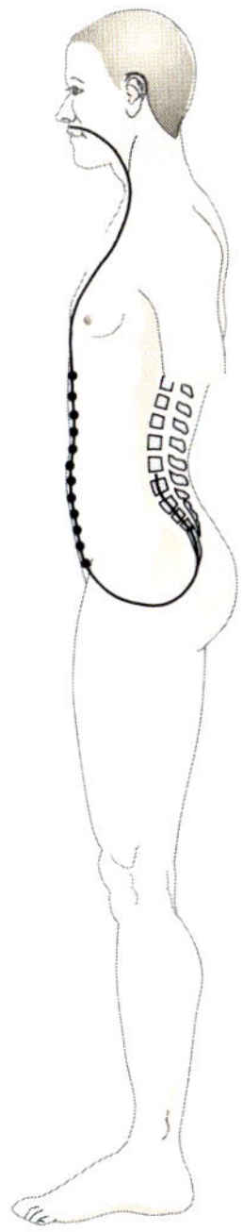

Chong Mai
(Kardinalpunkt: MP 4)
- Verbindet Wasser - und Erdelement, Verteiler der Energie
- „Meer der 12 Hauptmeridiane", „Meer des Blutes"

Kreuzungspunkte:
KG 1, 7
M 30 Ma 30
Ni 11–21

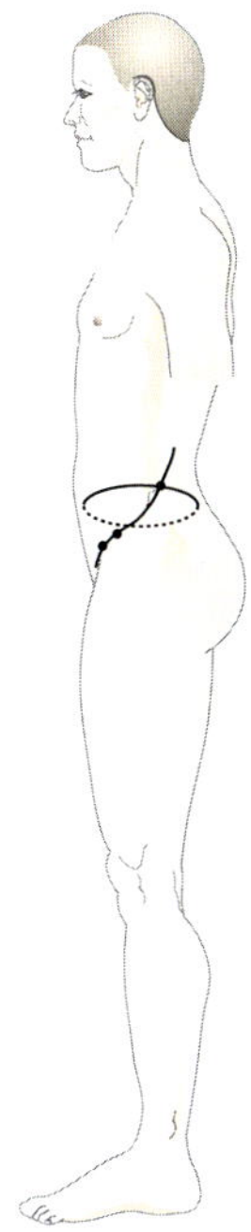

Dai Mai
(Kardinalpunkt: Gb 41)
- „Gürtelgefäß", Verteiler der Energie
- Beziehung zu allen Meridianen entlang der Körperachse

Kreuzungspunkte:
Gb 26, 27, 28
Le 13

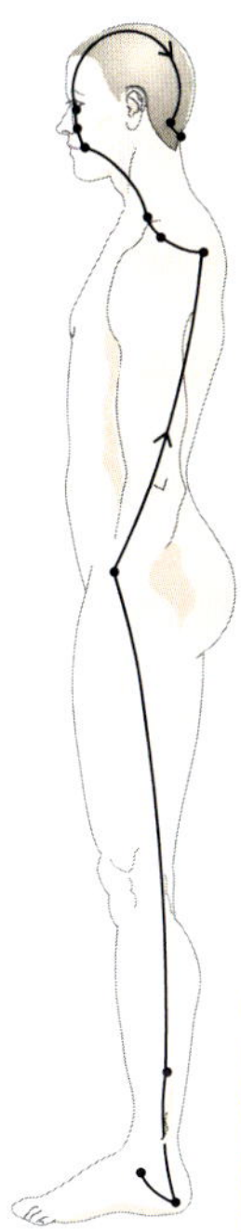

Ramakers: Was machen meine Yangqiaomai? Fußballer!

Yangqiao Mai
(Kardinalpunkt: Bl 62)
- „Beschleuniger des Yang"
- „Meridian der Bewegung", Regulation des Yang

Kreuzungspunkte:
Bl 1, 59, 61, 62
Gb 29, 30
Dü 30
Di 15, 16
Ma 1, 3, 4
LG 16

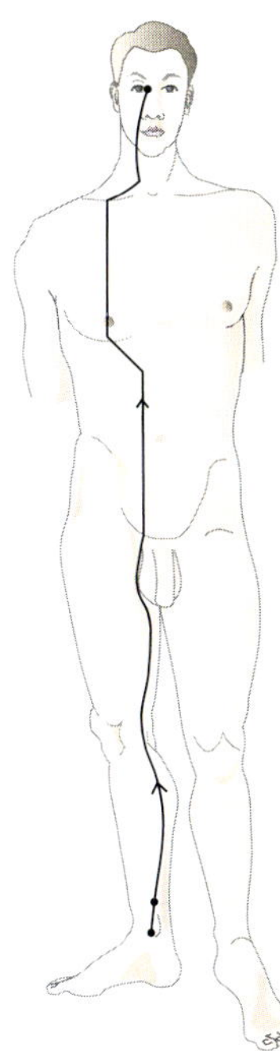

Yingqiao Mai
(Kardinalpunkt: Ni 6)
- „Beschleuniger des Yin"
- „Meridian der Substanz", Urogenital, Regulation des Yin

Kreuzungspunkte:
Ni 6, 8
BL 1
Ni 6, 8
Bl 1

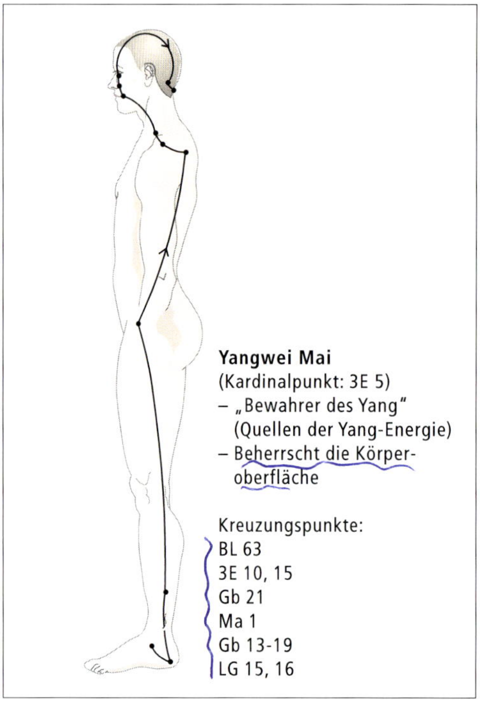

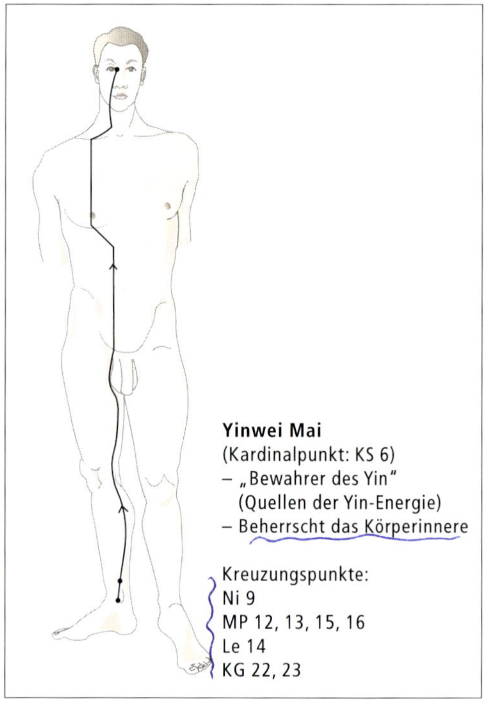

U: n Latissimus bds; h Rectus und Piriformis bds;
HC: TL Schilddrüse → NC: 3E 5 li, MP 4 re und He 8 li → Akupunktur dieser Punkte.
Der Allgemeinzustand und zwischenzeitlich aufgetretene Potenzstörungen besserten sich erheblich und anhaltend, jedoch exazerbierten der Analjuckreiz und die Lumbalbeschwerden, insbesondere durch vermehrte körperliche Tätigkeit auf Baustellen. Folgebehandlung zwei Monate später.
U: n Rectus und Piriformis bds; h Latissimus bds; **SC:** TL untere LWS und SIG re → NC: KS 6 li, Dü 3 re und Bl 66 re → Akupunktur.
Diskussion: Angesichts von Anamnese und AK-Befunden kamen auf jeden Fall die Kardinalpunkte des Yangwei Mai (3E 5) und des Chong Mai (MP 4) in Frage; die Indikationen dieser Punkte sind u.a. hormonelle Störung im Zusammenhang mit der Schilddrüse und Erschöpfungssyndrom mit Potenzstörung. Der Elementpunkt He 8 fördert maximal die Niere (Erschöpfung!!) über die Enkel-Großmutter-Regel.
Bei der zweiten Behandlung weisen Analjuckreiz und Lumbalbeschwerden auf die Beteiligung des LG (Kardinalpunkt Dü 3). Die anderen beiden Punkte KS 6 und Bl 66 ergaben sich primär über die AK-Testung
Beide Male zeigten viele andere mögliche Elementpunkte sowie häufig verwendete Punkte zur allgemeinen Tonisierung und Schmerzreduktion keinerlei Testreaktion.
Schlafverhalten, Verdauungssituation, allgemeine Leistungsfähigkeit und Rückenschmerzen verbesserten sich nach nur zwei Akupunkturen zufriedenstellend für mehrere Monate.

Fall 233
T. G., w, 51 J, A: rez. vertebragene Cephalgien, chron. LWS-Syndrom, V.a. Arthritis der Fingergelenke bds; hormonelle Dysregulation bei Z.n. Thyreoiditis de Quervain; Mineralstoffdysbalance. Durch monatelange phytotherapeutische und homöopathische Lebertherapie, orthomolekulare Substitution sowie viermalige Akupunktur nach antiken Punkten fast beschwerdefrei. Nach einmaligem Sauna-

Besuch Exazerbation der Kopfschmerzen und Schwellung der Fingergrundgelenke re.
U: n Latissimus bds; h PMS, Rectus und Piriformis bds;
NC: Gb 41 li, MP 4 li und Bl 62 re.
Diskussion: Die Behandlung erfolgte hier über Kardinalpunkte mit Einschaltung der Sondermeridiane Dai Mai, Chong Mai und Yangquiao Mai, an die v.a. die Klinik denken ließ und weniger die AK-Ausgangsbefunde. Die aktuelle Symptomatik wurde nach einmaliger Akupunktur um etwa 80 % reduziert und war nach zusätzlicher Neuraltherapie mit Meaverin in mehrere TP im oberen Trapezius re ganz verschwunden.

Fall 234
K.P., m, 34 J; A: CMD und rez. Cephalgien seit Jahren; besser durch COPA-Therapie. Chronische Infektanfälligkeit, allergische Diathese mit NMU und vegetative Dystonie, besser seit Amalgamsanierung.
Nach für den Patienten übermäßigem Genuß von Kuhmilchkäse und Quark während eines zweiwöchigen Urlaubs krampfartige massive Kopfschmerzen frontal und paravertebral, begleitet von Obstipation und Dysästhesien bei Berührung verschiedener Kopfregionen. Trotz Meiden aller Kuhmilchprodukte in der folgenden Woche nur geringfügige Besserung der Kopfschmerzen.
U: GHT, NC durch Akupunktur von Dü 3 re, Lu 7 li, Le 3 re.
Noch unter der Behandlung verschwanden die Kopfschmerzen und Dysästhesien; innerhalb der folgenden Tage stabilisierten sich Vegetativum und Verdauungssituation.
Diskussion: Neben der Einschaltung von LG und KG über die Kardinalpunkte erfolgte die Akupunktur durch den Unterstützungspunkt Le 3 zur starken Sedierung der Galle (krampfartige Kopfschmerzen). Diese Punktkombination gestaltete sich so effizient, daß hier eine einmalige Behandlung ausreichte.

N. Moderne Akupunktursysteme

1. Meridiane und Zahnzuordnungen

Die Beschreibung der Zuordnung von Meridianen zu Zähnen, Vestibulumpunkten, Parodontien, Nebenhöhlen und Lymphorganen am Kopf erfolgte durch Voll, Kramer und Gleditsch.
Bei den einzelnen Zähnen müssen wegen der Oben-Unten-Regel (s. Kap. II. C und III. C) zusätzlich zu den abgebildeten und seit Jahrzehnten bewährten Zuordnungen folgende weitere Zusammenhänge berücksichtigt werden:

- Schneidezähne: Ni/Bl und dazu He/Dü
- Eckzähne: Le/Gb und dazu KS/3E
- Zähne 4+5 oben sowie 6+7 unten: Lu/Di und MP/Ma
- Zähne 6+7 oben sowie 4+5 unten: MP/Ma und dazu Lu/Di
- Zahn 8: He/Dü und dazu Ni/Bl

Dies bedeutet:

- Ein störender 8er Zahn, nach Voll & Kramer den Meridianen He/Dü zugeordnet, kann zum Teil die Oben-Unten-Partner Ni/Bl mehr beeinträchtigen bzw. dort Symptome verursachen.
  Auch Leerkieferregionen, die wegen einer Narbe oder/und Restostitis eine positive TL verursachen, haben diese Querverbindungen.
- Eine Narbe im Verlauf eines Meridianes (z.B. Ma) kann seinen Oben-Unten-Partner (Di) ebenfalls stark stören und dort eine Symptomatik provozieren.

2. Elektroakupunktur nach Voll (EAV)

Die von Voll angegebenen Punkte werden mit AK v.a. diagnostisch eingesetzt. Eine po-

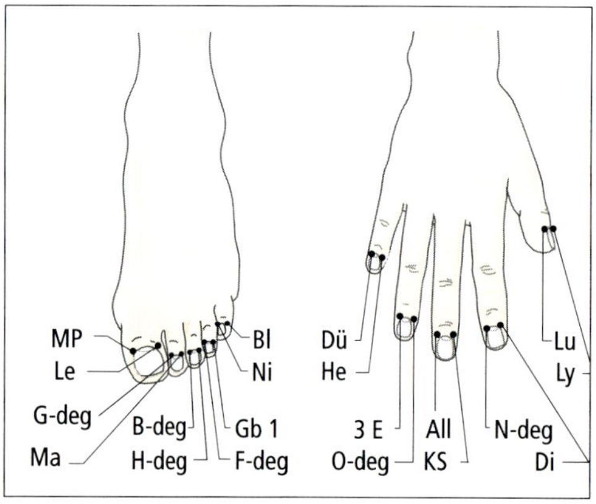

Voll ergänzte bei der Messung (EAV-Messung) neben den Endpunkten der Akupunktur an den Akren weitere diagnostische wichtige Punkte mit folgendem funktionellen Bezug (von li nach re):
G-deg = Gelenkdegenerationsgefäß
B-deg = Bindegewebs-Degenerationsgefäß
H-deg = Hautdegenerationsgefäß
F-deg = Fettiges Degenerationsgefäß
O-deg = Organdegenerationsgefäß
All = Allergiegefäß
N-deg = Nervendegenerationsgefäß
Ly = Lymphgefäß
Die anderen Abkürzungen entsprechen den üblichen Meridianabkürzungen.

sitive TL zu diesen Punkten weist in der AK – analog der Bedeutung in der EAV – auf eine Belastung des bzw. der betreffenden Regelkreise/Meridiane hin.
Die weitere Diagnostik erfolgt dann häufig über Nosodentestung; s. Lehrbuch Gerz.
Andererseits geben die EAV-Punkte häufig auch einen guten Einstieg in die AKMT, insbesondere bei GHT. Dies wird an nachfolgenden Fallbeispielen gezeigt:

Fall 235
M.D., m, 43 J, A: allergisches Asthma bronchiale, saisonale Pollinosis,
U: n PMS li; h Rectus bds und PMS re; kein Switching;
SC: TL All 1 bds → NC (für alle Befunde): MP 6 li, Ma 36 re und Lu 7 li. → Akupunktur
Diskussion: Zur Diagnostik bediente man sich hier der EAV-Punkte All 1. Die eigentliche Akupunktur erfolgte dann über je einen Kardinal-, Element- und Gruppen-Passagepunkt. Nach nur einer Folgebehandlung über die Unterstützungspunkte Ma 44 und KS 5 sowie wieder Lu 7 berichtete der Patient eine Woche später über das Verschwinden jeglicher allergischen und asthmoiden Symptomatik!

Fall 236
E.E., w, 46 J, A: MS seit vier Jahren diagnostiziert; primär Dysästhesien und extremes Schweregefühl in beiden Beinen, wodurch längeres Gehen oder Laufen (> 5 min) unmöglich wurde. Im Tunesienurlaub ausgesprochen gut; nach Rückkehr frontale und vertebragene Kopfschmerzen sowie massive Verschlechterung des Schweregefühls in beiden Beinen.
U: h Rectus, Piriformis, Latissimus und PMS bds;
SC: TL EAV-Punkte N-deg bds; Ø: TL EAV-Punkte G-deg bds.
NC (für alle Befunde): Akupunktur von KG 21v, MP 3 li, Bl 66 re und Gb 41 re.
Diskussion: Therapeutisch war eine einzige Akupunktur über KG 21v und die Elementpunkte von MP, Bl und Gb ausreichend: die Kopfschmerzen verschwanden bis zum Abend völlig und in wenigen Tagen Reduktion des Schweregefühls in den Beinen auf das ursprüngliche Maß.

3. Andere Akupunktur- und Therapiesysteme

Die AK kann prinzipiell zur Testung vieler anderer Akupunktur- und Therapiesysteme verwendet werden:
- Schädelakupunktur nach Yamamoto
- Ohrakupunktur
- Mundakupunktur nach Gleditsch
- Neue Punktuelle Schmerz- und Organtherapie (NPSO)

Mit diesen Verfahren haben die Autoren in den letzten Jahren gearbeitet, wenn auch nicht in der Intensität wie mit den zuvor beschriebenen klassischen Akupunkturpukten.

SINNESORGANE	Innenohr	Kieferhöhle	Siebbeinzellen	Auge	Stirnhöhle	Stirnhöhle	Auge	Siebbeinzellen	Kieferhöhle	Innenohr
GELENKE	Schulter Ellbogen	Kiefer	Schulter Ellbogen	Knie hinten		Knie hinten		Schulter Ellbogen	Kiefer	Schulter Ellbogen
	Hand ulnar Fuß plantar Zehen u. 1*	Knie vorn	Hand radial Fuß Großzehe	Hüfte	Kreuzsteißbein	Kreuzsteißbein	Hüfte	Hand radial Fuß Großzehe	Knie vorn	Hand ulnar Fuß plant. Zehen u. 1*
				Fuß		Fuß				
RÜCKENMARK-SEGMENTE	Th1 C8 Th7 Th6 Th5 S3 S2 S1	Th12 Th11 L1	C7 C6 C5 Th4 Th3 Th2 L5 L4	Th8 Th9 Th10	L3 L2 Co S5 S4	L2 L3 S4 S5 Co	Th8 Th9 Th10	C5 C6 C7 Th2 Th3 Th4 L4 L5	Th11 Th12 L1	C8 Th1 Th5 Th6 Th7 S1 S2 S3
WIRBEL	B1 H7 B6 B5 S2 S1	B12 B11 L1	H7 H6 H5 B4 B3 L5 L4	B9 B10	L3 L2 Co S5 S4 S3	L2 L3 S3 S4 S5 Co	B9 B10	H5 H6 H7 B3 B4 L4 L5	B11 B12 L1	H7 B1 B5 B6 S1 S2
ORGANE	Herz rechts	Pancreas	Lunge rechts	Leber rechts	Niere rechts	Niere links	Leber links	Lunge links	Milz	Herz links
	Duodenum	Magen rechts	Dickdarm rechts	Gallenblase	Blase rechts urogenitales Gebiet	Blase links urogenitales Gebiet	Gallengänge links	Dickdarm links	Magen links	Jejunum Ileum links

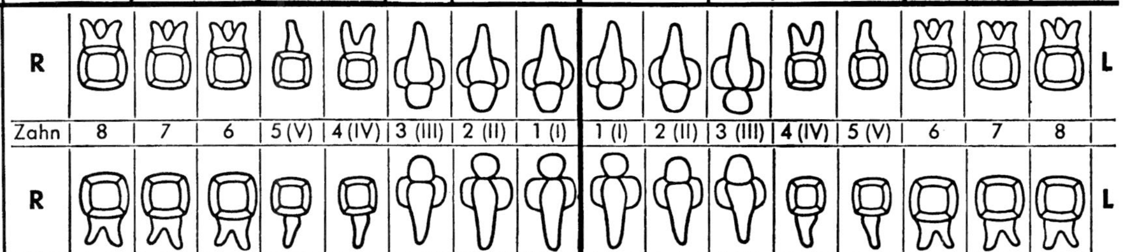

ORGANE	Ileum rechts Ileocoecales Gebiet	Dickdarm rechts	Magen rechts Pylorus	Gallenblase	Blase rechts urogenitales Gebiet	Blase links urogenitales Gebiet	Gallengänge links	Magen links	Dickdarm links	Jejunum Ileum links
	Herz rechts	Lunge rechts	Pancreas	Leber rechts	Niere rechts	Niere links	Leber links	Milz	Lunge links	Herz links
WIRBEL	B1 H7 B6 B5 S2 S1	H7 H6 H5 B4 B3 L5 L4	B12 B11 L1	B9 B10	L3 L2 Co S5 S4 S3	L2 L3 S3 S4 S5 Co	B9 B10	B11 B12 L1	H5 H6 H7 B3 B4 L4 L5	H7 B1 B5 B6 S1 S2
RÜCKENMARK-SEGMENTE	Th1 C8 Th7 Th6 Th5 S3 S2 S1	C7 C6 C5 Th4 Th3 Th2 L5 L4	Th12 Th11 L1	Th8 Th9 Th10	L3 L2 Co S5 S4	L2 L3 S4 S5 Co	Th8 Th9 Th10	Th11 Th12 L1	C5 C6 C7 Th2 Th3 Th4 L4 L5	C8 Th1 Th5 Th6 Th7 S1 S2 S3
GELENKE	Schulter – Ellbogen		Knie vorn	Knie hinten		Knie hinten		Knie vorn	Schulter – Ellbogen	
	Hand ulnar Fuß plantar Zehen u. 1*	Hand radial Fuß Großzehe		Hüfte	Kreuzsteißbein	Kreuzsteißbein	Hüfte		Hand radial Fuß Großzehe	Hand ulnar Fuß plant Zehen u. 1*
			Kiefer	Fuß		Fuß		Kiefer		
SINNESORGANE	Ohr	Siebbeinzellen	Kieferhöhle	Auge	Stirnhöhle	Stirnhöhle	Auge	Kieferhöhle	Siebbeinzellen	Ohr

Abb. xxx Die Wechselbeziehungen der Zähne zum Organismus nach Voll und Kramer.*

* Diese Abbildung ist dem Buch ›Gleditsch: Mundakupunktur‹ mit freundlicher Genehmigung des WBV Biologisch-Medizinischer Verlag, 73614 Schorndorf, entnommen.

Die Anwendung bei weiteren Somatotopien, z.B. ECIWO (Embryo Containing Information of the Whole Organism) am II. Metakarpale (Di-4-Satellitenzone), chinesische oder koreanische Handakupunktur ist problemlos denkbar.

a. Schädelakupunktur nach Yamamoto

Die Punktsuche kann je nach Fall ausgehend vom schwachen oder starken Muskel mit TL durch den Patienten selbst erfolgen, während der Therapeut den Muskeltest durchführt; alternativ kann die TL auch durch den Therapeuten durchgeführt werden.
Wir verwenden die Schädelakupunkturpunkte v.a. bei Schmerzzuständen und posttraumatischen Bewegungseinschränkungen, und neben dem AK-Muskeltest ist v.a. die Besserung der orthopädischen Befunde durch Challenge des Yamamoto-Punktes entscheidend.
Beispiel: Schulter: Abduktion aktiv nur bis 45° möglich; AR/IR 70/O/10 → Gehaltener Challenge mit stumpfer Spitze zum Yamamoto-Schulter-Punkt: → Abduktion aktiv jetzt 80° und AR/IR 80/0/30 → Akupunktur dieses Punktes ist indiziert.

b. Ohrakupunktur

Hierbei ist es aufgrund der hohen Punktedichte sinnvoll, die in Frage kommenden Punkte von einer Hilfsperson mit einer stumpfen Spitze (Glaspipette, Kugelstopfer, Pinzette...) während der Muskeltestung halten zu lassen. Prinzipiell kann der Patient selbst versuchen, das Palpationsinstrument am Ohr in der zu testenden Position festzuhalten; allerdings bedarf es dazu höchster Konzentration und präziser Überprüfung durch den Therapeuten während des Muskeltests.
Kleinste Abweichungen führen schnell zu unsauberen und unsicheren Befunden.

c. Mundakupunktur

Diese ist bezüglich der technischen Handhabung in Kombination mit AK am schwierigsten. Hier ist für die exakte Palpation der entsprechenden Akupunkturpunkte während der Durchführung des Muskeltests eine Hilfsperson fast immer notwendig. Aufgrund des höheren personellen Aufwandes dafür bleibt die Mundakupunktur im Rahmen der AKMT auf wenige Fälle beschränkt.
Andererseits ist die Mundakupunktur für den Geübten so schnell und effizient durchführbar, daß sie am besten gar nicht mit AK getestet, sondern bei entsprechender Klinik einfach ohne Testung eingesetzt wird.
Was aber der AK-Therapeut immer testen wird, ist das Neuraltherapeutikum für die Mundakupunktur – es sollte idelaerweise NC sein, zumindest aber verträglich testen.

d. NPSO

Diese von Siener begründete Therapieform sucht die zu behandelnden Punkte mittels Schmerzpalpation – und diese kann problemlos durch TL (Patient oder Untersucher) ersetzt bzw. ergänzt werden. Die weitere Vorgehensweise ist dann ähnlich dem Untersuchungsgang bei der Schädelakupunktur: verbessert der Siener-Punkt den orthopädischen und/oder Schmerzbefund?
Auch hier: Testung des Neuraltherapeutikums dringend empfohlen!
Insgesamt haben sich diese Mikrosysteme – v.a. bei akuten Zuständen - als Ergänzung zur klassischen Körperakupunktur immer wieder bewährt.
Eine Erweiterung auf andere Somatotopien und Reflexzonen steht jedem Therapeuten offen. Weitere Informationen hierzu finden sich bei Gleditsch.

O. Kombinierte Fallbeispiele

Fall 237
S.P., 44 J; A: Tinnitus seit vier Jahren, re>li, CMD und allergische Diathese.
Durch COPA-Therapie keine merkbare Änderung des Tinnitus; in den letzten Wochen eher schlechter, v.a. abends.
U: h Rectus und Piriformis bds; SC: TL im Gehörgang re und fester Biß mit COPA.
NC (nur für die hypertonen Muskeln) durch Akupunktur von Ni 10 li → NC gegen die Gehörgangs-TL: Gb 34 re.
Konsequenz: Nadelung der beiden Punkte. Danach reduzierte sich der Tinnitus wieder auf das ursprüngliche Maß.
Diskussion: Ni 10 wirkt als Elementpunkt über den Kontrollzyklus auf das Feuer (Piriformis und Rectus). Gb 34 wirkt als Unterstützungspunkt auf die Galle mit ihrem intensiven Bezug zum Ohr (positive TL!). Natürlich wurde dem Patienten auch eine Korrektur der COPA empfohlen.

Fall 238
J.M., w, 55 J; A: Coccygodynie seit einem halben Jahr; chron. LWS-Sydrom seit zwanzig Jahren, Besserung bei Bewegung. Osteopathie bisher ohne Erfolg.
U: GHT → NC durch Akupunktur von Dü 3 re, Lu 7 li, Le 3 re und MP 6 re (Patientin ist Rechtshänderin). In den nächsten Tagen Schmerzreduktion um die Hälfte. Folgebehandlung zehn Tage später.
U: GHT → NC durch Akupunktur von MP 4 li, Di 1 bds und Gb 41 li. Danach weitere Beschwerdereduktion um etwa 40–50%. Die verbleibende Restsymtomatik löste sich nach einer ergänzenden osteopathischen Behandlung völlig auf.
Diskussion: Die Kardinalpunkte für LG und KG sind bei Coccygodynie naheliegend. Die Wirkung des Unterstützungspunktes Le 3 erklärt sich über die starke Sedierung der Galle (Schmerzreduktion). MP 6 als Gruppen-Passagepunkt der Yin-Meridiane wirkt stark auf das kleine Becken. Bei der Folgebehandlung zeigte sich wie so oft bei der AKMT ein völlig anderes Arsenal an Punkten im Test: während der Elementpunkt Di 1 über die Kontrolle der Galle wieder stark schmerzreduzierend wirkt, haben die beiden Sondermeridiane Chong Mai (MP 4) und Dai Mai (Gb 41) einen starken Einfluß auf die Beckenregion. Andere, aus theoretischer Sicht auch in Betracht kommende Elementpunkte, speziell auf den unteren WS-Bereich abgestimmte Analgesie-Punkte sowie verschiedene, bei Coccygodynie verwendete Punktlokalisationen am Ohr blieben ohne jegliche Testreaktion.
Die Osteopathin zeigte sich erstaunt über den gewaltigen Fortschritt und die erreichte Ansprechbarkeit des Coccygeums auf ihre Therapie.

Fall 239
H. E., m, 69 J; A: Z.n. Prostatektomie mit postoperativer Harninkontinenz II°–III°; kaum Änderung durch ein Beckenbodenstimulationsgerät (Pro-Sew) und intensive Beckenbodengymnastik. Besserung des Allgemeinbefindens durch neuraltherapeutische Narbenbehandlung, Magnetfeldtherapie und die Substitution fehlender Mineralstoffe und Vitamine, jedoch kaum Besserung der Inkontinenz.
U: GHT → NC durch Akupunktur von Dü 3 re, MP 4 li, Bl 66 re und KS 8 li.
Daraufhin zunehmende Besserung der Inkontinenz, tagsüber noch etwa 15% Beschwerden, nachts absolut unproblematisch. Folgebehandlung zwei Wochen später.
U: n Rectus, Latissimus, PMS und Iliopsoas bds; h Piriformis und Popliteus bds;
NC durch KS 8 li, Le 1 li und Gb 41 re. Weitere Befundbesserung. Vier Wochen später:
U: n Rectus und PMS bds; h Piriformis und Latissimus bds;
NC durch Ni 10 re, He 8 re und 3E 5 li.
Diskussion: Bei allen drei Behandlungen, welche ausreichten, um die Harninkonti-

nenz über 98% zu reduzieren (Angabe des Patienten), fand die Akupunktur über entsprechende Elementpunkte statt, die jeweils kombiniert wurden mit Kardinalpunkten, die spezifische Auswirkungen auf diese Krankheitsbild haben: siehe Kap. M 3.

Dieses Beispiel zeigt sehr schön das mit AKMT häufig zu findende optimale Zusammenwirken von Kardinal- und Elementpunkten!

Fall 240

R.S., m, 46 J; A: CMD und Z.n. kieferchirurgischer Herdsanierung Regio 36/37; seitdem starke Verspannungen im Bereich Kaumuskulatur und Schulter-Nacken li bei insgesamt jedoch erheblich gebessertem Allgemeinbefinden.

U: GHT (Rectus, Serratus ant., Latissimus und Popliteus bds).

NC: Dü 3 li (Linkshänder!), von Gb 44 li, Di 5 li. → Akupunktur

Diskussion: Einstieg über den Kardinalpunkt LG; zusätzlich die Kontrollpunkte mit maximal beruhigender meridianbezogener Wirkung (Gb – Schulter und Di – Regio 36/37). Dadurch erhebliche Entspannung der Nacken-Schultermuskulatur; die Kaumuskulatur entspannte sich erst nach zusätzlicher NT (Lidocain) an Regio 36/37.

Fall 241

E.P., m, 29 J; A: Chron.-rez. Instabilität des SIG bds seit Jahren trotz intensivster Manualtherapie und Osteopathie, jeweils schlimmer nach dem Fußballspielen; CMD mit Schluckbeschwerden seit Schilddrüsen-OP vor zwei Jahren; Zahnherdbelastung.

U: n Rectus bds; in Bauchlage: n Piriformis li; h Piriformis re; s Glutaeus maximus bds.

NC (für alle Befunde): Akupunktur von 3E 5 re, Le 3 re und Ni 10 li.

Diskussion: Die erhobenen Befunde weisen primär auf Störungen der Yin-Seite des Feuers hin (KS/Piriformis); diese werden ausgeglichen durch den Passagepunkt 3E 5.

Von den vielen hier in Frage kommenden antiken Punkten testeten mit AKMT nur Le 3 und Ni 10 positiv. Beide haben eine starke Wirkung auf das Holz: Unterstützungspunkt Le 3 fördert die Leber und sediert gleichzeitig die Galle; der Elementpunkt Ni 10 tonisiert ebenfalls die Leber.

Da der Patient nach dieser einmaligen Akupunktur ohne Schmerzen und Bewegungseinschränkungen im LWS- und SIG-Bereich an einem dreitägigen Fußballturnier teilnehmen konnte, muß davon ausgegangen werden, daß Holz das hauptsächlich betroffene Element ist (seitliche Stabilität, Bewegung…).

VI. Störfeldgeschehen und Meridiansystem

A. Herd / Störfeld: Definitionen und Grundlagen

• Histologische Definition des Herdes (Kellner)

Der Herd, das Störfeld, ist eine subchronische Entzündung um nicht abbaufähige, körperfremde oder denaturierte körpereigene Substanzen.
Er besteht aus lymphozytär-plasmazellulären Infiltraten und Desaggregation der Grundsubstanz. Die Ausdehnung der Infiltrate und der Desaggregation wechselt unter dem Einfluß von Sekundärbelastungen.

• Klinische Definition des Herdes (Stacher, bei Bergsmann)

Der Herd ist eine verborgene Enzündung, die lokal oligo-symptomatisch verläuft, aber fähig ist, in mitunter weit entfernten Körpergebieten Symptome – die Fernstörungen – auszulösen.

• Kybernetische Definition des Herdes (Bergsmann)

Die vom Herd ausgehenden Pathoinformationen belegen die gleichen Leit- und Schaltsysteme wie Funktionsstörungen und Prozesse in inneren Organen oder Organen des Bewegungsapparates. Sie folgen den Regeln der Projektionssymptome. Infolge der geringen Ausdehnung und Aktivität der chronischen Entzündung „Herd“ bleibt das Geschehen lokal-oligosymptomatisch unter der Schmerzschwelle und daher unentdeckt. Die anderen Symptome wie Hypersensitivität, Verquellung von Kutis und Subkutis, Verspannung der entsprechenden Muskeln, vegetative, vor allem vasomotorische Phänomene entsprechen den Projektionssymptomen, sind aber schwächer ausgeprägt. Es kann in diesem Zusammenhang von einer „regulatorischen Desintegration“ gesprochen werden.

> *„Die Herdausschaltung ist eine entscheidende Grundlage jedes akupunkturistischen Erfolges“.*
>
> *(Bergsmann)*

Das Informationsquantum reicht in der Regel nicht aus, um serologische Entzündungsparameter in diagnostisch relevanter Menge zu produzieren, obwohl auch die biochemischen Systeme regulatorisch beeinträchtigt sind. Dessen ungeachtet sind im betroffenen Gebiet der lokale pH in Richtung Azidose verändert und die Regelsysteme labilisiert. Infolge der labilisierten Regelsysteme werden Zusatzreize (Zweitschläge) überbewertet beantwortet und lösen Symptome aus.
Im Sinne dieser Definition muß das Herdgeschehen als pathogenetisch wirksamer Risikofaktor definiert werden.

1. Verdacht auf Herdgeschehen

Dringender Verdacht auf Herdgeschehen besteht bei:

- Jeder atypischen Verlaufsform einer Krankheit
- Jeder chronischen Verlaufsform einer Krankheit
- Jedem unerklärbaren Therapieversagen
- Jedem degenerativen Geschehen
- Jeder inadäquaten überschiessenden Reizantwort
- Allergien

2. Herdlokalisation / Prädilektion

Schon die verschiedenen Definitionen des Herdes lassen erahnen, daß es keine Stelle des Organismus gibt, an der sich nicht ein Herd entwickeln könnte.
Allerdings gibt es Prädeliktionsstellen, die aus verschiedenen Gründen Herde begünstigen. Nachfolgend sind die wichtigsten dieser Stellen angeführt:

- Narben: nach Verletzung oder Operationen, besonders nach verzögerter Wundheilung. Dazu gehören auch der Nabel als erste Narbe sowie Drainagestellen oder andere Einstichstellen.
- Fremdmaterial (traumatisch oder iatrogen) jeglicher Art – inkl. Zahnmaterialien
- Chronische Entzündungen: z.B. Tonsillitis, Sinusitis, Raucherbronchitis; Bronchiektasien; auch chron. Appendicitis, Cholelithiasis, Divertikel usw.
- Zahn-Kieferbereich: besonders Resektionen, Wurzelfüllungen, Fisteln usw..
  Impaktierte Weisheitszähne gelten als größte Störpotenz im Zahn-Kieferbereich.
  Achtung: Ein Entzündungskomplex von Zahnalveole, Kieferknochen und Kieferhöhlenboden kann noch als Herd betrachtet werden (Restostitis), wenn der auslösende Zahn schon lange extrahiert worden ist!
- Entzündungen im urologisch-gynäkologischen Bereich.
- Besondere Aufmerksamkeit gilt allen Narben, Entzündungen oder auch Funktionsstörungen im Bewegungsapparat, deren Entstehung mit einem emotionalen Geschehen verknüpft ist (z.B. entstellende Narben, Z.n. Abortus, Amputationen, Verbrennungen, Hysterektomie usw.).
- Zusatzbelastungen: z.B. Standort (Schlaf- und Arbeitsplatz), URS (s. Kap. VIII).

B. Geschichte und Bedeutung der Herdlehre

Ausgehend von den Arbeiten von Prof. Pischinger und seiner Arbeitsgruppe (Kellner, Perger, Bergsmann et al) in den 50er Jahren ist heute die Akupunktur, die Neuraltherapie und auch die AK aus unserer Sicht ohne die überragende Bedeutung des Herdgeschehens für die Gesamtkörperregulation nicht mehr denkbar.
Es erscheint uns deshalb dringend notwendig, die Erkenntnisse dieser drei Richtungen in sinnvoller Weise zusammenzufassen:

a. Der Akupunkteur braucht zumindest Grundkenntnisse in der Neuraltherapie und in der Herddiagnostik und -therapie.
b. Der Neuraltherapeut braucht Grundlagen des Meridiansystems zum Verständnis der funktionellen Interaktion der verschiedenen Körperregionen und Organe.
c. Der AK-Praktiker braucht Grundlagen der Herd-/Neuraltherapie und des Meridiansystems, um dann mit Hilfe des Muskeltests wirklich höchst effizient untersuchen zu können, wie potentielle Störfaktoren und therapeutische Ansätze zusammenhängen.

Für uns stellt das Meridiansystem neben der bekannten Anatomie und Physiologie der Schulmedizin ein weiteres Orientierungssystem – vergleichbar mit einer „Landkarte" - dar, das jeweils eingesetzt werden kann, wenn anamnestische und klinische Angaben auf den ersten Blick unvereinbar erscheinen mit der üblichen Physiologie.
Da die AK ein ideales Untersuchungsinstrument für die Interaktion des Nervensystems, des Bewegungsapparates, des Grundsystems und der Organfunktionen darstellt, ist es besonders wichtig, daß mögliche Störfaktoren für die Validität der AK-Untersuchung als erstes identifiziert und beseitigt werden.

C. Konsequenzen und Strategie für die Praxis

a. Nach eingehender Anamnese erfolgt eine gezielte Inspektion und Palpation aller Narben und der erfahrungsgemäß häufig herdrelevanten Körperregionen (Kopf-/Halsbereich, Abdomen, Urogenitalbereich...)
Natürlich ist die Reihenfolge der Palpation nicht streng vorgegeben, sondern richtet sich immer nach der Anamnese und der klinischen Fragestellung.

b. Danach erfolgt die AK-Testung der Meridian-assoziierten Muskeln, um so schnell einen ersten Einstieg in den Zustand des Regulations- und Meridiansystems des Patienten zu erhalten.

c. Bei klinischem Verdacht auf Herdgeschehen oder AK-Testbefunden, die klinisch nicht sinnvoll erscheinen, wird sofort mit dem Untersuchungsinstrument TL jede einzelne Narbe bzw. jeder einzelne Störfeldbereich untersucht. Dabei gilt als goldene Regel, aber nicht 100%ig, daß das Störfeld/der Herd auf der Seite des klinischen Befundes und des Beschwerdebildes zu suchen ist (s. hierzu auch Kap. II. C. 3).

d. Alle so identifizierten Herde wird man im Regelfall in der ersten Behandlungssitzung therapeutisch angehen (s.unten).

e. Entschließt man sich zur Neuraltherapie, so sucht man das Neuraltherapeutikum, welches idealerweise als NC alle oder zumindest die meisten mit TL und Challenge erhobenen AK-Befunde aufhebt.
Achtung: Dies ist eine entscheidend wichtige Ergänzung gegenüber der 1. Auflage des Lehrbuchs der AK, in dem gemäß dem damaligen Wissensstand die einzusetzenden Neuraltherapeutika nur auf Verträglichkeit untersucht wurden.

f. Die Störfeldtherapie wird klassischerweise mit Lokalanästhetika via Injektion durchgeführt. Alternativ können auch Lokalanästhetika-Sprays, Salben oder Gele, Laser oder Akupunktur eingesetzt werden.
Die Injektion zeigt aber meist eine schnellere, tiefgreifendere und länger anhaltende therapeutische Wirkung.

g. Nach der Neuraltherapie wird einige Sekunden bis ca. eine Minute zugewartet, bis eine gewisse Neuregulierung des Körpers erfolgt ist. Häufig beobachtet man während dieser Reaktionsphase rasch hintereinander wechselnd Hypertonus, Normotonus und Schwäche. Anschließend werden die zuvor erhobenen Befunde nachkontrolliert, um eine Beurteilung der Fernwirkung des Herdes treffen zu können.
Häufig können durch die Neuraltherapie multiple Muskelschwächen oder Hypertonusbefunde durchbrochen werden.

h. Oft erfolgt also beim Ersttermin keine eigentliche Akupunkturbehandlung; vielmehr wird durch das oben beschriebene Procedere dafür gesorgt, daß bei den folgenden Behandlungsterminen das Gesamtregulationssystem des Patienten bereits von den gröbsten Störfaktoren zumindest teilweise entlastet ist und über die orthomolekulare/phytotherapeutische/homöopathische Unterstützung besser in der Lage ist, auf die regulierende Wirkung der Akupunktur zu reagieren.
Sollte durch die beschriebene Vorbehandlung bereits eine weitgehende Besserung oder gar Beschwerdefreiheit eingetreten sein, erübrigt sich die Akupunktur.

i. Zusätzlich muß unbedingt auf das AK-Lehrbuch und die entsprechenden Kurse verwiesen werden sowie die Artikel von Burtscher (s. Appendix).

Fall 242

K.B., m, 38 J; A: Kreuzschmerzen seit 2–3 Monaten und seit 4 Wochen vor allem nachts gürtelartiger Schmerz im Thorakalbereich; seit über 20 Jahren schwere Psoriasis mit Herden am ganzen Körper.

U: Bl o.B.; Spinetest li +, re o.B.

h Rectus re; w Rectus li, PMS li, Latissimus li; s PMS re, Latissimus re.

Herdtestung mit AK

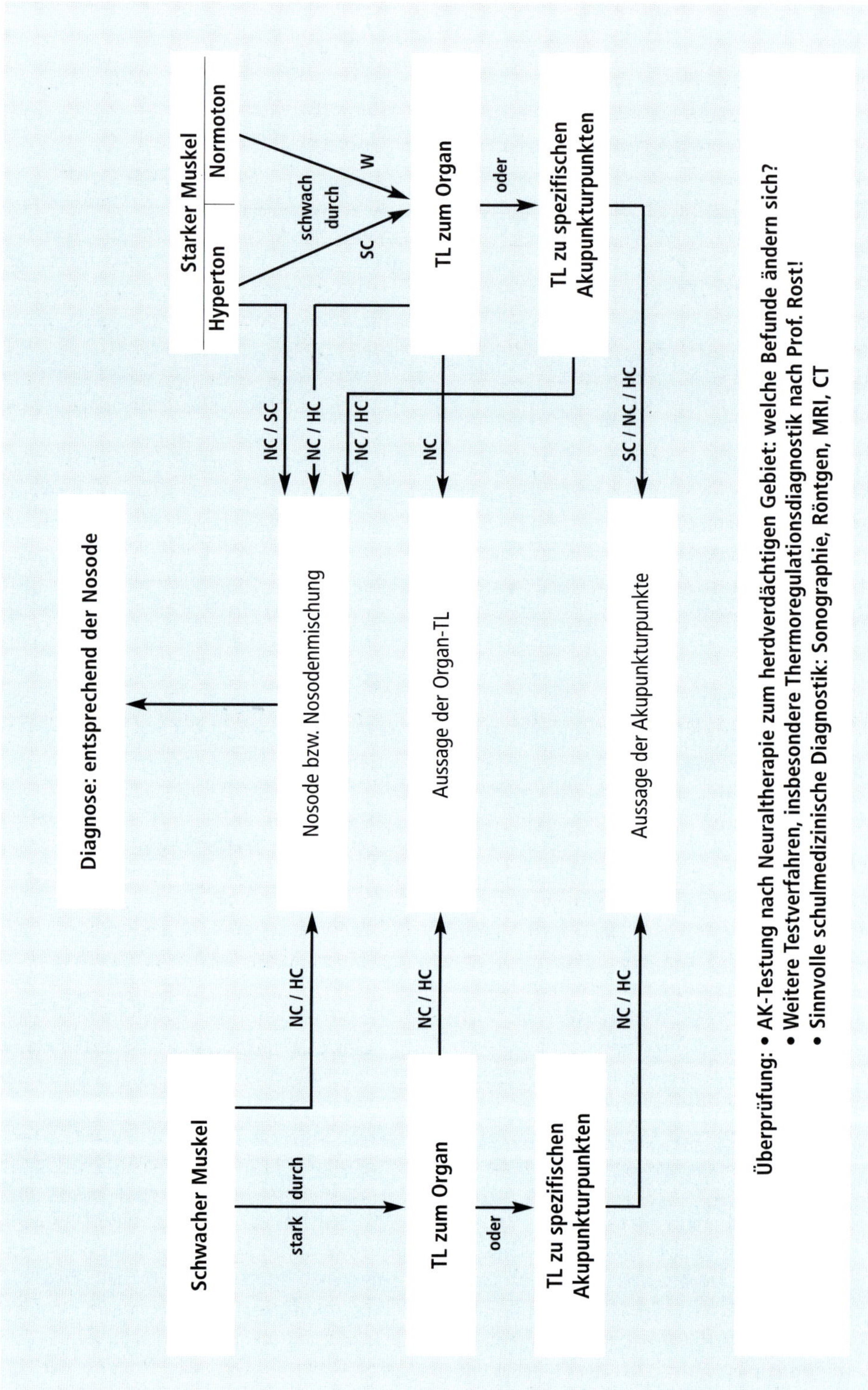

Aufgrund dieses Testergebnisses genaue Nachfrage nach potentiellen Zahnherden auf der linken Seite. Der Patient gibt daraufhin an, daß vom Zahnarzt bereits seit Wochen die Empfehlung besteht, den tief kariösen 38 zu extrahieren!
→ Neuraltherapie mit Xylocain-Spray® (getestet) zu 38 → NC für alle Muskelbefunde und der positive Spinetest li jetzt o.B.!
→ Konsequenz: Dringende Empfehlung zur Extraktion 38.
Zwei Stunden nach der Extraktion des 38 völlige Beschwerdefreiheit im Bereich Thorax/LWS/SIG!!

Diskussion: Dieser Fall zeigt die Überlegenheit der AK bei der Abklärung von Zusammenhängen zwischen orthopädischen Befunden und Herdbefunden. Die kurze manualmedizinische Untersuchung weist auf eine Blockierung des li SIG hin. Die Muskeltestung beginnt mit dem Rectus re, dann li und zeigt eine deutliche Seitendifferenz – passend zum SIG-Befund. Dann wegen der thorakalen Symptomatik Testung der lokal assoziierten Muskeln PMS und Latissimus. Beide sind li schwach und re stark; auf die Prüfung normoton/hyperton wird aus Zeitgründen verzichtet. Entscheidend für das weitere klinische Vorgehen ist dann die Probebehandlung, die in diesem Fall nicht nur die linksseitigen Schwächen, sondern auch den Hypertonus des Rectus re sofort ausglich. Auf die Testung mit Nosoden, abgestufter TL usw. kann bei so eindeutigen Befunden verzichtet werden.
Solche Fälle finden sich in der Praxis jede Woche; manchmal mehrfach. Jegliche Akupunktur zur Behandlung der strukturellen Beschwerden wäre wohl Zeit- und Geldverschwendung gewesen.

D. Nadelöhr der Meridiane: Tonsillen-Seitenstrang-Bereich

1. Grundlagen

Nach der TCM sind die lymphatischen Organe grundsätzlich der Erde zugeordnet.

- Betrachtet man die Meridianverläufe am Hals, so findet man drei Meridiane, die direkt im Bereich der Tonsillen bzw. des Seitenstranges liegen. Es sind dies von medial nach lateral Ma/Di/Dü .
- Gleditsch ordnet die Tonsilla palatina dem Meridianpaar Le/Gb zu. Dies leitet sich vom inneren Verlauf des Lebermeridianes her, der im Kopfbereich einen Ast mit Verbindung zum Eckzahn, zum 8er-Zahnbereich, Tonsillenbereich sowie zu Gaumen, Keilbein mit Keilbeinhöhle und Retrobulbärraum hat, bis er schließlich am höchsten Punkt bei LG 20 endet.
- Nach Voll ist ein wichtiger Testpunkt der Tonsilla palatina auf dem Punkt Ma 8-b (Unterhalb der Mandibula am Seitenrand des M. omohyoideus). Es besteht also eine Beziehung zum Meridianpaar Ma/MP.
- Weitere Lymphorgane am Kopf (Tonsilla pharyngea, Tonsilla laryngea, Tuba auditiva usw.) testet Voll über Di-Punkte.
- Eine wichtige EAV-Testzone der Tonsillen und des Seitenstranges liegt auch auf dem Lymphgefäß nach Voll. Nach gängiger chinesischer Literatur ist der Anfang des Lymphgefäßes identisch mit dem Lungen-Meridian (s. nächste Seite).
- Anatomisch betrachtet kommt der Dü – Meridianverlauf den Tonsillen vermutlich am nächsten. Im weiteren Verlauf erreicht dieser Meridian über den 8er-Zahnbereich das Kiefergelenk!

Bei kritischer Betrachtung und Berücksichtigung aller genannten Autoren inkl. der Oben-Unten-Regel der TCM ergibt sich somit, daß der Tonsillen-Seitenstrang-

Bereich tatsächlich alle Meridiane stören kann. Daher der Ausdruck „Nadelöhr der Meridiane" (Burtscher).

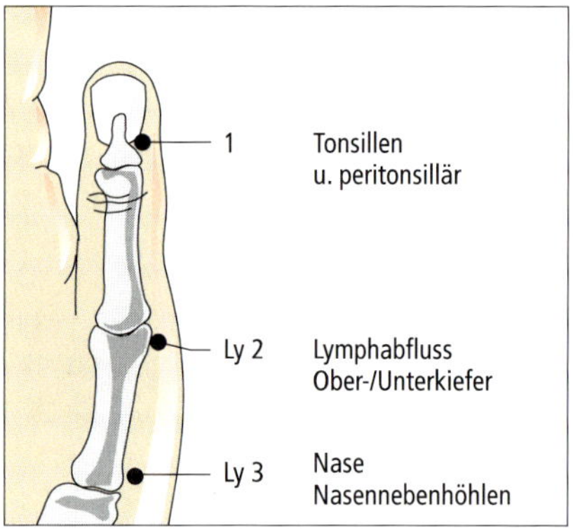

Lymphgefäß nach Voll

2. Fernwirkungen

- Nach neuraltherapeutischer Erkenntnis befinden sich ca. 90% der Störfelder oberhalb der Clavicula. Beim überwiegenden Teil davon sind die Tonsillen betroffen oder mitbetroffen.
- Es besteht häufig eine synergistische Begleitreaktion zwischen Tonsillen und Appendix. Dementsprechend können akute oder chronische Beschwerden im Appendixbereich von den Tonsillen verursacht werden. Dies gilt auch für ICV-Probleme (s. Lehrbuch Gerz), die oft durch eine Tonsillentherapie elegant kausal mitbehandelt werden.

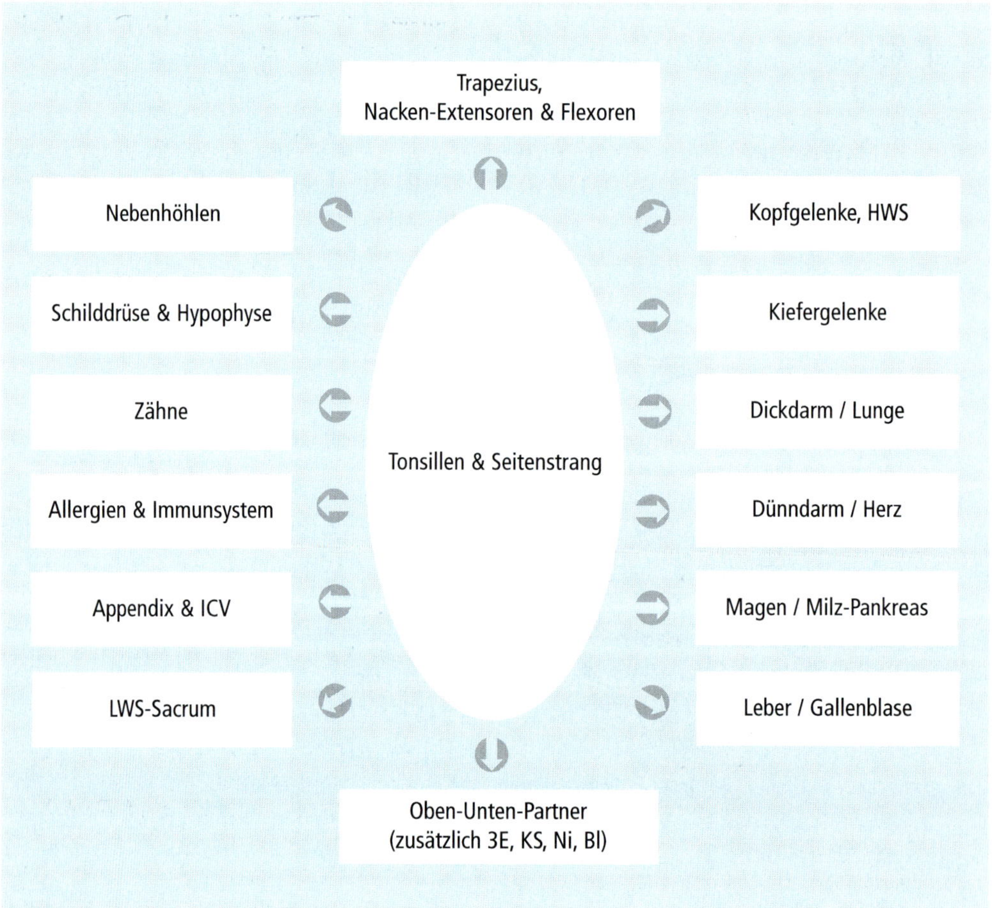

3. AK-Diagnostik

In der 1. Auflage des AK-Lehrbuchs wird noch als Übersichtstestung die Zone „Tonsille/TE“ (unter dem Angulus mandibulae) empfohlen, die tatsächlich am häufigsten eine positive TL bei Problemen im Bereich Tonsillen/Seitenstränge zeigt.

Aufgrund der Arbeiten von Burtscher ist zur besseren Testung der Tonsillen- und Seitenstrangproblematik folgendes Vorgehen sinnvoll:

Beginnend hinter dem Angulus mandibulae wird – Finger für Finger nach anterior gehend – eine TL gesucht.

Hiermit wird statt der bisher üblichen Bezeichnung „Tonsille/TE“ in Zukunft unterschieden zwischen **Tons 1–3**. Die angeführten Fallbeispiele enthalten erst zum Teil diese Unterscheidung.

Findet sich eine positive TL, so sollte man intensiv weitersuchen und wird dann überproportional häufig per Anamnese und AK-Untersuchung Querverbindungen zum assoziierten Meridian-Organ-Zahn-Komplex finden.

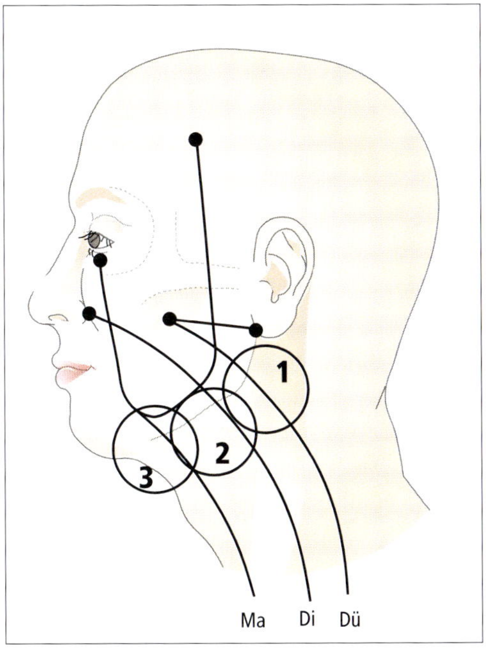

Die TL zu Tons 1 liegt im Verlauf des Dü, die TL zu Tons 2 liegt im Verlauf des Di, die TL zu Tons 3 liegt im Verlauf des Ma.

Zur Übersichtsdiagnostik können auch die Punkte Ly 1 nach Voll überprüft werden, die aber im Vergleich zu dem oben empfohlenen Vorgehen deutlich weniger positive Testergebnisse zeigen.

4. Therapie

- Zur Behandlung kann entweder die Neuraltherapie alleine oder in Verbindung mit getesteten Homöopathika oder Phytotherapeutika verwendet werden. Beides ist natürlich vor der Injektion zu testen!!
- Bei der Injektion wird am Gaumenbogen ein submuköses Depot an den oberen und unteren Tonsillenpol gespritzt; nach Tonsillektomie (TE) in die Narbe. Danach wird einige Sekunden bis ca. eine Minute zugewartet, bis eine gewisse Neuregulierung des Körpers erfolgt ist.
- Anschließend werden die zuvor erhobenen Befunde nachkontrolliert, um eine Beurteilung der Fernwirkung des Tonsillenherdes treffen zu können.
- **Häufig können multiple Muskelschwächen oder Hypertonus damit durchbrochen werden.**

Fall 243

M.M, m, 16 J; A: Enteropathiesyndrom, Vertigo und Cephalgien; dadurch Schwierigkeiten beim Leistungssport (Schwimmen); erhöhte Morgentemperatur bis 38,2°C, bisher unklarer Genese.

Durch Candida-Behandlung lege artis verschwanden die Bauch- und Kopfschmerzen sowie der Schwindel, allerdings unverändert erhöhte Temperatur morgens.

U: GHT (Rectus und Piriformis bds)

SC: Tonsille re → NC durch Tonsillopas®. Durch Gabe dieses Komplexmittels erheblich bessere Leistungsfähigkeit und Reduktion der Morgentemperatur auf 37,4–37,5°C. Folgebehandlung drei Monate später aufgrund wieder angestiegener Temperatur mor-

gens auf 38,6°C ohne Begleitsymptome.
U: GHT (PMS, Rectus und Latissimus bds);
SC: TL Tonsille re → NC (für alle Befunde): Lidocain → damit NT der Tonsille re. Die Temperatur sank bis zum Abend auf 37,2°C und lag bei den morgendlichen Messungen für drei Wochen bei 36,5–36,9°C. Nach erneutem Anstieg auf 37,4°C wurde nach analoger Testung, bei der diesmal nicht Lidocain, sondern Meaverin® als NC testete, die NT der Tonsille re wiederholt. Der sich erneut einstellende Therapieerfolg hielt fast drei Monate an, bis zu einem massiven grippalen Infekt mit Sinusitis max.; nach Abklingen desselben klagte der Patient immer noch über Schmerzen im Tonsillenbereich, re>li.
U: GHT (Rectus, Piriformis, PMS und Latissimus bds);
SC: Tonsille re → NC: Nigersan D5®, Zinc citrate (Thorne), Folate (PE), Algobaz® → Therapie: 1 x i.m. Algobaz und oral Nigersan, Zinc und Folate.
Diskussion: In diesem Fall stellte die rechte Tonsille ein erhebliches Störfeld dar. Die alleinige Behandlung mit Tonsillopas® war nicht ausreichend. Nach zweimaliger NT des oberen Tonsillenpols mit jeweils unterschiedlichen Neuraltherapeutika und Behandlung mit Nigersan D5® und orthomolekularer Substitution kam es zur stabilen Besserung. Seitdem lag die Morgentemperatur bei 36,8-37,4°C und die massiven Leistungseinbrüche blieben aus; Beobachtungszeitraum 18 Monate!!

Fall 244
K.U., w , 46 J; A: rez. WS- und SIG-Blockierungen, CMD, Amalgambelastung, NMU bei allergischer Diathese und Candidose. Trotz Besserung der meisten Beschwerden durch COPA, Zahnsanierung und anschließende Ausleitungstherapie mit DMSA, Vitamin- und Mineralstoffsubstitution sowie Candida-Behandlung weiterhin Instabilität des Allgemeinzustandes; daraufhin erneute Störfeldsuche.
U: h PMS bds mit Schmerzausstrahlung obere LWS, Popliteus li; w Popliteus re → TL Tonsille re;
NC (außer PMS) durch Tonsillopas®;
NC (für alle Befunde) durch Tonsilla comp.®, Copper pic. und Akupunktur von 3E 5 bds sowie Gb 41 re.
Folgebehandlung zwei Wochen später:
U: n PMS li, Popliteus re; w Serratus anterior bds, Deltoideus li; h PMS re mit Schmerzausstrahlung bis zum SIG li, Popliteus li;
SC: TL Tonsille re → NC (für alle Befunde): Angina comp.®; en bloc Lymphdiaral® und Copper pic. Deshalb Verzicht auf Akupunktur und nur medikamentöse Therapie.
Diskussion: Bei dieser Patientin wurde wegen der großen Empfindlichkeit das Tonsillenstörfeld nicht mit NT, sondern mit einem Komplexmittel, orthomolekularem Kupfer und Akupunktur des Elementpunktes Gb sowie des Passagepunktes 3E behandelt (Ausgleich der gekoppelten Meridiane).
Bei der Folgebehandlung zusätzlich Störung im Metall (Serratus, Deltoideus), optimal ausgleichbar durch die Nosode Angina comp. und unterstützt von Lymphdiaral® als Drainagemittel sowie der Substitution von Kupfer. Bereits kurz nach der zweiten Behandlung stellte sich für die Patientin wieder stabiles psychisches und physisches Wohlbefinden ein.

Fall 245
R.S., m, 47 J; A: chron. Schulter-Arm-Syndrom bei CMD, dentogener Herdbelastung und Tonsillenstörfeld li; Massage, Physiotherapie, konventionelle Schienentherapie, EAV- und homöopathische Behandlungen zeigten wenig Erfolg.
U: h Rectus und Deltoideus bds;
SC: TL Lymphe 1 li , TL Apex 28, fester Biß. NC: Procain → NT am oberen Tonsillenpol li. Danach Anfertigung einer COPA. Folgebehandlung zwei Wochen später; die Wirkung der NT hatte einige Tage lang angehalten mit positivem Einfluß auf Allgemeinbefinden und Sehleistung.
U: n Rectus re und PMS bds; h Rectus li;
SC: TL Tonsille li; NC (für alle Befunde): Tonsilla comp.® und Mercurius D 30 → Therapie: 1x Gabe Merc. D 30; 1 Amp. Tonsilla comp.® als Trinkampulle tgl. für eine

Woche. Danach reduzierten sich die Schulter-Nacken-Beschwerden auf einen Schmerzpunkt im Trapezius li; Folgebehandlung zehn Tage später:
U: h Deltoideus bds → SC: TL Tonsille li → Ø: Tonsillopas®, Tonsilla comp.® und Procain; NC: Mercurius D 30 → W: TL zu TP im Trapezius und den Extensormuskeln li → NC: Meaverin® → NT an allen TP; zusätzlich Einmalgabe Mercurius D 30.
Diskussion: Eine einmalige Behandlung der Tonsille reichte wie so oft nicht aus, um das Störfeld erfolgreich zu behandeln. Dazu bedurfte es des Einsatzes von Einzelmittelhomöopathie, Nosoden, und Neuraltherapie mit unterschiedlichen Lokalanästhetika.

E. Zahnherde

Hierzu sei auf das Lehrbuch Gerz verwiesen, wobei sich aus Sicht der Akupunktur immer wieder die Frage nach dem wahrscheinlichsten Meridianbezug zwischen den Zahnbefunden und der klinischen Problematik stellt. Siehe hierzu auch Kap. V. N. sowie zur Möglichkeit der Herddifferenzierung auch Kapitel IX.
In der Neuraltherapie wird zur Diagnostik der Zahnherde oft der „Huneke-Test" verwendet. Dabei wird an alle devitalen Zähne und an alle Stellen, die pathologische Veränderungen aufweisen, ein Lokalanästhetikum injiziert. Eine Besserung der Klinik über 8 Stunden wird bei Zähnen als **Sekundenpänomen nach Huneke** bezeichnet.
Der Test fällt nur in 50% positiv aus, selbst wenn die Zähne die Ursache der Erkrankung darstellen. Der Grund dafür ist vielleicht darin zu suchen, daß in der Neuraltherapie üblicherweise immer das gleiche Lokalanästhetikum verwendet wird – was angesichts der Beobachtungen von Burtscher suboptimale Therapieerfolge liefern muß.
Wird die AK mit den Erkenntnissen der Neuraltherapie und Akupunkturlehre eingesetzt, so ist folgendes Vorgehen hilfreich:

- Primäre Erhebung möglichst vieler Fehlbefunde je nach Beschwerdebild (z.B. schwache und schmerzhafte Schultermuskeln, Bewegungseinschränkungen usw.).
- Möglichst genaue Zuordnung der Fehlbefunde zu Meridianen und Wandlungsphasen (s. auch Kap. II. C. 3)
- Zähne mit einer positiven TL (mehrwurzelige Zähne müssen buccal und palatinal bzw. lingual auf eine positive TL überprüft werden!) werden weiterführend mit Nosoden abgeklärt (z. B. Kieferostitis, Granulom, Pulpitis usw.).
- Danach wird ein Neuraltherapeutikum gesucht, welches die positive TL als NC aufhebt.
- Probebehandlung durch Injektion des gefundenen Lokalanästhetikums an den entsprechenden Zahn. Nach 1–2 Minuten Wartezeit werden die vorher erhobenen Befunde überprüft.

Je nachdem, wie viele der vorher erhobenen Fehlbefunde auf diese Neuraltherapie gebessert sind, kann auf die Fern- und Breitenwirkung des Zahnherdes geschlossen werden.
Bei diesem Vorgehen sind oft viele der vorher erhobenen Befunde deutlich gebessert. Mit jeder weiteren Neuraltherapie (etwa wöchentlich) sollte sich die Besserungszeit verlängern, was für eine gute Prognose sprechen würde. Natürlich sollen auch andere getestete Heilmittel (z.B. Lymphmittel, Nosoden) begleitend eingesetzt werden.
Ist die Besserungszeit nur kurz, verstärken sich die Symptome oder wechseln die Beschwerden, sind andere Herde übersehen worden oder aber dieser Herd ist konservativ nicht zu beheben. Hier sei auf die hervorragenden Artikel verschiedener

Autoren im Buch „Herd-Störfeldgeschehen“ (Schriftenreihe Ganzheitsmedizin; Hrsg: Österr. Med. Gesellschaft für Neuraltherapie – Regulationsforschung; Facultas) verwiesen. Auch ist vielleicht ein bestehendes „Switching“ übersehen worden (s. Kapitel VII).

Fallbeispiele:

Hier sei auch verwiesen auf die Fälle 240, 242, 245 sowie auf mehrere Beispiele im Lehrbuch Gerz.

Fall 246

F.S., m, J; A: Unklare rez. Tachyarrhythmien; Erschöpfungssyndrom seit Jahren; NMU; viele „kinesiologische“ Therapieversuche, aber auch insgesamt 3 Wochen stationäre Diagnostik und Behandlung an einer Uniklinik ohne Erfolg.
U: GHT; Ø: Switching; SC: fester Biß; TL 38 → NC: Xylocain®. Daraufhin klinische zahnärztliche und Rö-Diagnostik: extremer Engstand OK + UK; V.a. auf Ostitisherd Regio 38/39 (d.h. hinter dem Zahn 38). Bei vorhandener Tachyarrhythmie probatorische NT zu Regio 38/39 → nach ca. 30 sec. stabil normaler Rhythmus mit 76/min.
Nach Schichtaufnahmen operative Revision nur des Gebietes hinter dem Zahn 38 mit eindeutigem intraoperativen Herdbefund. Danach keine Tachyarrhythmien mehr!! Beobachtungszeitraum 4 Monate!
Diskussion: dieser Fall ist ein einfacher, häufig auftretender Klassiker – wenn man die Herdzusammenhänge des Weisheitszahngebietes kennt! Hier kam die cardiale Symptomatik, die NMU als Dünndarmzeichen und die Erschöpfung (Feuerelement!) zusammen!

Fall 247

F.E., w, 37J; A: rez. Schulter-Armsyndrom li. mit Ausstrahlung über den Axilla-Pectoralis-Bereich bis in die Finger 4–5 li., teils Gelenksbeschwerden für Tage bis Wochen – deshalb sporadisch NSAR notwendig – zuletzt jedoch nicht mehr vertragen. Rö HWS, Schulter, Lunge und NNH o.B.! Wurzelfüllungen bei 23, 25, 45 nach Vereiterungen vor zwei Jahren. Seit 20 Jahren Wurzelfüllung Zahn 21.
U: h Rectus und Latissimus re.; w Rectus, Latissimus, Deltoideus und Teres minor li;
SC: apical 21, 25, Tons 1 bds, Leerkiefer 38 → hier NC auf Carbostesin® → NT; danach keine TL zu Tons 1 und 25 mehr; weiterhin aber linksseitige Muskelschwächen → SC: 21 → nicht aufhebbar durch alle vorrätigen Neuraltherapeutika; nach Injektion von Xyloneural® (neutral im Test) für kurze Zeit Rectus li. und Latissimus li. normoton → Empfehlung zur Extraktion. Durch den Zahnarzt leider nur Wurzelspitzenresektion → eine Woche darauf Besserung der Beschwerden für 3–4 Monate, dann aber allmählich wieder Auftauchen derselben Symptomatik → deshalb erneute Konsultation.
U: w Rectus li; h Rectus re; SC: Zahn 21, keinerlei Reaktion aller anderen Zähne; wieder kurzzeitige Stärkung des Rectus li mit Xyloneural® und die anschließende NT. Wieder Empfehlung der Extraktion; danach innerhalb einer Woche völlige Beschwerdefreiheit!
Diskussion: Die einseitigen Muskelbefunde weisen fast zwingend auf ein Störfeld auf der linken Körperseite hin. Die Ausstrahlung der Beschwerden bis in die Finger 4–5 läßt über die Beziehung von Dü/He auf den 8er Zahnbereich und eventuell Tonsille schließen. Die NT zeigte hier jedoch kein optimales Ergebnis. Erst die Probebehandlung von Zahn 21 zeigt klar den Zusammenhang (Ni/Bl – aber auch Zusammenhang nach der Oben-Unten - Regel zu He/Dü). Die Besserung der Beschwerden schon kurze Zeit nach Resektion der Wurzelspitze beweist die Richtigkeit. Leider kamen die Beschwerden schon nach wenigen Monaten wieder zurück, was, wie so oft, auf die meist nur kurzfristige Entlastung durch Wurzelspitzenresektionen weist.
Erst die Entferung des Zahnes brachte dauerhafte Beschwerdefreiheit.

Fall 248

W.K., w, 38 J; A: Chron.-rez. Urethritis seit zwei Jahren; mindestens 10 verschiedene An-

tibiotika, Phytotherapie, Akupunktur und andere Naturheilverfahren ohne Erfolg. Gynäkologisch und urologisch außer der lokalen Reizung völlig o.B.!
U: n Rectus li; w Piriformis u. Iliopsoas bds, Rectus re und Tibialis ant. re; s Tibialis ant. li
NC: TL apical 11/12; Ø: Krone 11/12; Regiones 21/22, 31/32, 41/42
HC: fester Biß, TL Regio 48
Bei der daraufhin veranlassten zahnärztlichen Untersuchung zeigten sich:

- eine große Zyste am wurzelgefüllten Zahn 11, hinüberreichend bis zur Wurzel 12 (die Wurzelfüllung hatte die Patientin völlig vergessen!)
- ein verlagerter Weisheitszahn bei 48
- massiver Frontzahnkontakt mit der typischen Stufe an der Lingualseite der Zähne 12–22 und entsprechender Abrasion der Zähne 32–42 bei Deckbiß.

Beim nächsten Termin identische Testbefunde; NC durch Lidocain. Daraufhin NT zur Regio 48 → danach Rectus re und Piriformis bds zuerst hyperton, nach 5 Minuten normoton. Unverändert Schwäche des Tibialis ant. re → NT apical 11/12 → kompletter Normotonus. Daraufhin kieferchirurgische Revision der Zyste unter Belassung der Wurzelfüllung, Extraktion des 48 sowie COPA-Therapie. Nach 2 Tagen fast völlige Beschwerdefreiheit, die sich weiter stabilisiert. Beobachtungszeitraum 3 Monate.
Diskussion: Die AK-Untersuchung zeigt schnell die belasteten Regelkreise Ni / Bl, Dü und KS, wobei die teils bds, teils einseitig vorhandenen Schwächen die weitere Diagnostik besonders einfach machen. Die NT bringt dann stufenweise die Aufklärung: beide Herdbefunde müssen saniert werden! Die zusätzliche strukturelle Belastung durch den Fehlbiß ist nur durch die COPA schnell zu beseitigen und hat durch Entlastung der Frontzahnregion sicher zum schnellen Erfolg beigetragen. Langfristig bleibt die Wurzelfüllung des Zahns 11 eine Belastung für den Regelkreis Ni / Bl, doch wird man wegen der kosmetischen und zahnärztlichen Problematik mit der Frontzahnextraktion zuwarten, solange es geht.

F. Narben

Ein ähnliches Vorgehen wie bei potentiellen Zahnherden erfolgt bei Narben.
Nach primärer Befunderhebung (verschiedene Muskeltests, TL`s und Challenges) werden zuerst die Narben der betroffenen Körperseite mit TL überprüft, danach aber auch alle übrigen Narben.
Wichtig ist, von der Untersuchungsstrategie her, die mit TL als positiv gefundene(n) Narbe(n) nicht sofort zu entstören, sondern sich zuerst mit Doppel-TL (DTL) darüber Klarheit zu verschaffen, mit welchen übrigen Befunden (andere Narben, Organ-TL´s, Alarmpunkt-TL´s, Muskelschwächen, Switching ...) funktionelle Zusammenhänge bestehen. Erst danach sollte mit einem getesteten Neuraltherapeutikum die Narbenentstörung erfolgen.
In den letzten Jahren hat sich gezeigt, daß am selben Tag bei einzelnen Patienten zwei oder sogar drei verschiedene Neuraltherapeutika als NC an verschiedenen Narben gefunden werden können.
Die von einzelnen Akupunkturschulen empfohlene Entstörung der Narben mit Akupunktur hat sich nach unserer Erfahrung als wenig effektiv und elegant erwiesen.

Fall 249
S.S., m, 53 J; A: Seit 1 Jahr zunehmend Körperschwäche, thorakaler Druck mit Atemproblemen und Herzklopfen, über 10 kg Gewichtsabnahme. Diagnose: Hypertonus bei Hyperthyreose. Nach zweimaliger Radiojodtherapie vorübergehende Besserung der Be-

schwerden mit Rückfall nach 2 Monaten mit jetzt teils hypothyreotischen Zuständen. Die Medikation von Thyrex® und ACE-Hemmer brachte keine Stabilisierung. Weiterer Leistungsabfall bis zur Arbeitsunfähigkeit.
U: h Rectus u. PMS bds; w Teres minor u. Subscapularis bds;
SC: Thyrex®, TL Thyroidea, KG 14, He 9 li, Daumennarbe li → NC: Xyloneural®; Leerkiefer 28 → NC: Novanest®; Doppel-TL-Thyroidea/Daumennarbe li;
Sekunden nach Neuraltherapie der Narbe und des Leerkieferbereichs beschreibt der Patient, daß er pötzlich wieder tief einatmen kann, wie schon lange nicht mehr. Anschließend ist der Patient über Wochen stabil und arbeitsfähig (Thyrex® abgesetzt); schließlich wieder allmähliche Verschlechterung mit Schwäche und Herzbeschwerden.
U: h Rectus bds, w Teres minor bds → TL Daumennarbe. NC: Novanest®. Nach Infiltration thorakaler Druck sofort weg und Blutdruck von primär 200/110 auf 160/90 zurück.
Diskussion: Hier führte eine seit 20 Jahren bestehende Narbe im Daumenbereich zu einer massiven Störung von Lu/Di und 3E/He. Auch der Leerkieferbereich 28 passte dazu (He/Dü). Insgesamt wurde 6 mal eine Neuraltherapie nach AK-Testung mit zum Teil wechselnden Neuraltherapeutika an die sehr unter Hautspannung stehende Narbe durchgeführt. Da die beschwerdefreien Intervalle zunahmen, konnte von einer Narbenrevision abgesehen werden. Seither (Beobachtungszeitraum von 3 Jahren) ist der Patient wieder voll arbeitsfähig und praktisch beschwerdefrei ohne jegliche Medikation!

Fall 250

B.A., w, 38 J; A: Seit 6 Jahren Rückenschmerzen (besonders nachts) und seit 2 Jahren zusätzlich Knieschmerzen beim Abwärtsgehen. MRI: leichte Protrusion L4/L5. TE und AE im Kindesalter; Episiotomie.
U: h Rectus re; w Rectus li, TFL re; w Glutaeus max. bds → Korrektur Fixation Obere HWS; SC: Tons 1 bds → NC: Scandicain®, Cefalymphat® → NT + Rp.; nach 3 Wochen über 60% besser. Nächster Termin:
U: n Rectus re, w Rectus li, Rectus abdominis → TL zum NL; W: Tons 1 → NC: Lymphaden® und Scandicain® → NT an die Tonsillennarben + Rp Lymphaden®.
Therapie mit Lymphaden® und häuslicher Behandlung der NL-Zonen des Rectus abd. bds. Danach anhaltende Besserung der Rücken- und Kniebeschwerden.
Diskussion: Gerade die Kombination von Knie- und Rückenbeschwerden weist öfter auf eine Störung im Tonsillenbereich. Die zweimalige Neuraltherapie kombiniert mit einem homöopathischen Lymphmittel sowie in der AK üblichen manuellen Korrekturen mit Unterstützung neurolymphatischer Zonen brachten einen anhaltenden Erfolg.

Weitere Informationen und Fallbeispiele s. Lehrbuch Gerz (Kap. „Neuraltherapie“ und „Herde“)!

VII. Phytotherapie, AK und TCM

A. Grundlagen

Phytotherapie ist seit altersher unverzichtbarer Bestandteil der TCM. Während darüber genügend und hochkarätige Literatur vorhanden ist, fehlt es an einer praktischen Anleitung zum Einsatz einheimischer und einiger weniger exotischer Phytotherapeutika in Verbindung mit AK und dem Meridiansystem – und insbesondere mit Bezug zum hormonellen System und zum Magen-Darmtrakt.
In diesem Kapitel haben wir die wichtigsten in unseren Praxen in den letzten Jahren erfolgreich eingesetzten Präparate in alphabetischer Reihenfolge zusammengestellt.
Es sind jeweils die wichtigsten Informationen zur Pflanze selbst, zu Indikationen, Einsetzbarkeit mit AK und Dosierung gegeben.
Pflanzen sind mehr als nur die Summe ihrer pharmakologischen Stoffe, Mineralstoffe, Spurenelemente und Vitamine; sie haben darüber hinaus auch die Fähigkeit, innerhalb der Fünf Elemente ausgleichend zu wirken.

Wenn sich in einem Organ zu viel Hitze sammelt, vermögen die richtigen Pflanzen zu kühlen; kann ein Organ jedoch nicht genügend Wärme produzieren, kann es durch die wärmende Kraft von Pflanzen unterstützt werden.
Richtig ausgewählte Pflanzen können auch Qi-Stagnationen auflösen oder den Qi-Fluss wieder in die physiologische Richtung bringen.
Bedenkt man die komplexe pharmakologische und energetische Wirkung der Heilpflanzen, so kann man sich gut vorstellen, dass falsch angewandte Pflanzen auch schaden können.
Vielen Menschen können wir helfen, indem wir einen Tee, der tagtäglich für die „Gesundheit" getrunken wird, absetzen (z.B. Pfefferminze oder Kamille).
Mit der AK steht uns eine geniale Methode zur Verfügung, die richtige Arznei zu finden und dadurch in relativ kurzer Zeit ein Gespür für die einzelnen Pflanzen zu entwickeln.

B. AK-Testung von Phytotherapeutika

Die AK-Testung von Phytotherapeutika ist im Lehrbuch Gerz beschrieben.

Mögliche Testergebnisse:
Positiv wirkt jedes Mittel, das:

- einen schwachen Muskel stark und normoton macht (NC)

und/oder

- einen hypertonen Muskel normoton macht (NC).

Neutral können wir jedes Mittel nennen, das den Muskeltonus unverändert lässt.

Negativ wirkt jedes Mittel, das

- einen starken Muskel (egal ob normoton oder hyperton) schwächt

und/oder

- einen schwachen oder normotonen Muskel hyperton macht (HC).

Ausgehend von entsprechenden Beobachtungen von Burtscher hat sich in jüngster Zeit herauskristallisiert, daß insbesondere Tinkturen – im Glas abgefüllt – auf jeden Fall auch in der Hand testen sollten, wenn sie für einen bestimmten Fall wirklich indiziert sind.

Besonders bei empfindlichen Patienten empfiehlt sich dann aber – d.h. bei NC durch die Tinktur in der Hand gehalten – immer noch die orale Testung!

Achtung: Auch Phytotherapeutika werden in Form von Tropfen, Dragees, Tabletten oder Kapseln geliefert. Bei all diesen Zubereitungsformen ist ähnlich wie bei Allopathika und orthomolekularen Präparaten an die Gefahr der Unverträglichkeit der verwendeten Hilfsstoffe zu denken.

Der thermische Challenge (s. Kap. V. F.) stellt eine große Hilfe dar, für jeden Patienten das optimale Phytotherapeutikum mit wärmender oder kühlender Wirkung zu finden.

In der Praxis haben wir in manchen Fällen andere Erfahrungen gemacht, als in der entsprechenden Literatur beschrieben ist (siehe nachfolgende Beschreibungen).

C. Zubereitung und Rezepturen

- Blätter, Blüten und Kraut: Ein Teelöffel der Droge wird – je nach Pflanze und Patient – mit einer unterschiedlichen Menge siedendem Wasser übergossen. Anschließend 5–10 Minuten zugedeckt ziehen lassen und dann erst abseihen.
- Wurzeln und Rinde werden 10–15 Minuten gekocht, damit die Inhaltsstoffe in Lösung gehen, dann abgeseiht.
- Von diesen Regeln abweichende Zubereitungsformen sind bei den einzelnen Pflanzen beschrieben.
- Bei den Rezepturen schreiben wir die **Drogenbezeichnung**, die sich aus dem verwendeten Pflanzenteil (im Singular) und dem Pflanzennamen (im Genitiv) zusammensetzt. z.B. Althaeae folium – Eibischblatt, Althaeae radix – Eibischwurzel
- Lateinische Bezeichnungen für Pflanzenteile:

herba	Kraut
flos	Blüte
folium	Blatt
fructus	Frucht
cortex	Rinde
radix	Wurzel
rhizoma	Wurzelstock

- Rezepturen für Einkapselungen werden folgendermaßen geschrieben:
  Artemisiae herba pulv. 200 mg
  da ad caps. tal. dos. Nr. 90,
  s: 3 x 1 Kapsel
  heißt z.B. die Einkapselung von gepulvertem Beifußkraut, 90 Stück.
- Häufige Abkürzungen bei Rezepten sind:
  pulv. = pulveratus – gepulvert
  da ad caps. = da ad capsulam – gib in die Kapsel
  tal. dos. = tales doses – solche Einzelgaben
  Nr. = numero – in der Zahl von
  s: = signa – bezeichne.

D. Häufige Phytotherapeutika

Beifuß – Artemisia vulgaris

Artemísia: Ártemis ist in der griechischen Mythologie die jungfräuliche Göttin der Jagd, Beschützerin der Gebärenden, die Göttin der Mutterschaft und die Fruchtbarkeit Schenkende. vulgaris – gewöhnlich
Inhaltsstoffe: ätherisches Öl, Bitterstoffe, Gerbstoffe.
Einsatzgebiete: wärmt unteren und mittleren 3E → Zyklusstörungen, Infertilität, mangelnde Libido, Verdauungsstörungen.
Rezeptur: als Tee Artemisiae herba 3 x 1 Tasse; in Kapselform Artemisiae herba pulv. 200 mg, da ad caps. tal. dos. Nr. 90, 3 x 1 Kapsel
Anmerkung: die Arten Artemisia moxa, Artemisia chinensis und Artemisia indica werden zur Moxibustion verwendet.

Birke – Betula pendula, pubescens

Inhaltsstoffe: Flavonoide, Saponine, Gerbstoffe, Bitterstoffe, ätherisches Öl.
Einsatzgebiete: Durchspülungstherapie bei Entzündungen der Niere, der ableitenden Harnwege und der Blase, Urolithiasis, Rheuma, Hauterkrankungen.
Rezeptur: als Tee Betulae herba, 3 x 1 Tasse.

Eibisch – Althaea officinalis

Althaea: (gr.) althomai – heil werden, heilen; officinalis – als Arznei verwendet; Inhaltsstoffe: Schleimstoffe, in der Wurzel 35% Stärke.
Einsatzgebiete: Reizhusten (nährt Lungen-Yin), Stomatitis, Gastritis (kühlt Magenfeuer).
Rezeptur: als Tee Althaeae radix et folium; Eibischtee wird für einige Stunden kalt angesetzt, abgeseiht und dann auf Trinktemperatur erwärmt.

Engelwurz – Angelica archangelica

Angélica: (lat.) angélica – Engelwurz, von ángelus – Engel; archangélica – den Erzengel betreffend.
Inhaltsstoffe: ätherisches Öl, Cumarine, Gerbstoffe, Harz.

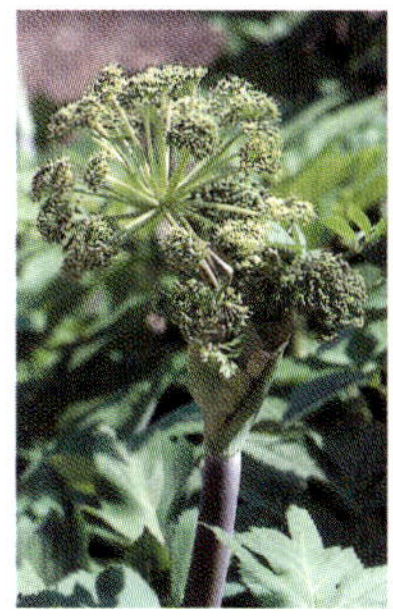

Einsatzgebiete: wärmend auf alle Etagen des 3E → Appetitlosigkeit, Dyspepsie, Müdigkeit, Kältegefühl, Polyurie. Wirkt psychisch aufhellend.
Rezeptur: Tinctura Angelicae, 20–30 Tropfen vor den Mahlzeiten.

Enzian – Gentiana lutea

Gentiána: benannt nach Gentius, einem illyrischen König, der eine Enzianart gegen Pest einsetzen ließ; (lat.) lútea – gelb
Inhaltsstoffe: Bitterstoffe, wenig Gerbstoffe.
Einsatzgebiete: Appetitlosigkeit, Völlegefühl, tonisierend auf Magen und Gallenblase, kühlend auf Magen- und Leberhitze.
Rezeptur: Tinctura Gentianae, 20–30 Tropfen vor den Mahlzeiten.

Frauenmantel – Alchemilla vulgaris

Alchemílla: kleine Alchimistin; man schrieb dem Tropfen, der von den Blättern mantelförmig umgeben wird, Wunderkräfte zu; vulgaris – gewöhnlich

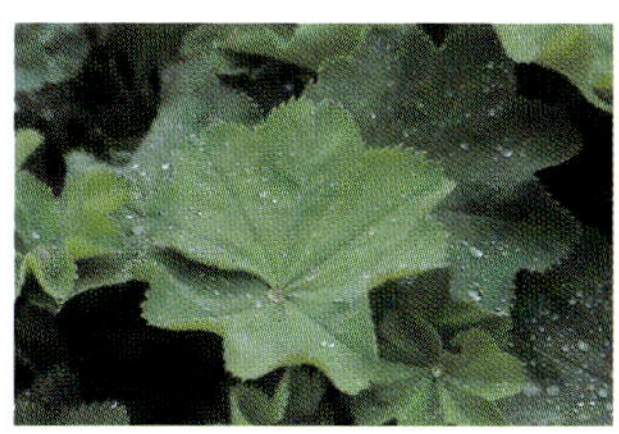

Inhaltsstoffe: Gerbstoffe, Flavonoide, Bitterstoffe, ätherisches Öl.

Anwendung: Durchfallerkrankungen, Dysmenorrhoe, Menorrhagie, Kinderwunsch, Wochenbettmittel (Kontraktion des Uterus), Adnexitis, Akne, Leberhitze.
Rezeptur: als Tee Alchemillae herba, 1–2 Tassen tägl.

Goldrute – Solidago virgaurea

Solidágo: (lat.) sólidus – fest, stark, dicht; bezieht sich auf die Heilwirkung; virgaurea: (lat.) virga – Rute; aúrea – golden.
Inhaltsstoffe: ätherisches Öl, Flavonoide, Gerbstoffe, Bitterstoffe, Saponine.
Einsatzgebiete: Entzündungen der Niere, der Blase und der ableitenden Harnwege, Durchspülungstherapie bei Urolithiasis, Hauterkrankungen, Rheuma, Gicht.

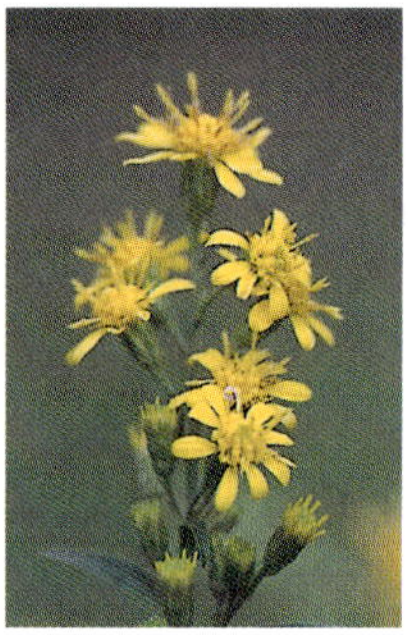

Rezeptur: als Tee Solidaginis herba, 3 x 1 Tasse; oder Tinctura Solidaginis, 3 x 20–30 Tropfen.

Ingwer – Zingiber officinale

Zíngiber: zingíberis – hornförmig; officinalis – als Arznei verwendet.
Inhaltsstoffe: ätherisches Öl, Scharfstoffe.
Einsatzgebiete: Verdauungsstörungen, Appetitlosigkeit, Übelkeit, Reisekrankheit, Kälte im mittleren 3E.
Rezeptur: Zingiberis rhizoma pulv. 250 mg, da ad caps. tal. dos. Nr. 90, 3 x 1 Kapsel oder Zintona-Kapseln®.

Isländisches Moos – Cetraria islandica

Inhaltsstoffe: Schleim, bitterschmeckende Flechtensäuren, Jod.
Einsatzgebiete: Bronchitis, Gastritis, Appetitlosigkeit, lokal: Gingivitis, Stomatitis, Pharyngitis, schlecht heilende Wunden.
Rezeptur: als Tee Cetrariae lichen (früher Lichen islandicus), 3 x 1 Tasse; 2 gehäufte Teelöffel werden mit 0,25 l kaltem Wasser übergossen, langsam zum Sieden erhitzt und sofort abgeseiht.

Johanniskraut – Hypericum perforatum

Hypéricum: hyper – über; eíkon – Bild, Vorstellung; das deutet darauf hin, dass dieses Kraut auch gegen Geister (überzeichnete Bilder) eingesetzt wurde.
perforátum – durchlöchert; wenn man das Blatt gegen das Licht hält, schaut es durch die darin enthaltenen Öldrüsen wie durchlöchert aus.
Inhaltsstoffe: Hypericin (antidepressiv), Flavonoide, Gerbstoffe.
Einsatzgebiete: Depression, vegetative Dystonie; Nervenschmerzen, Wundheilung.
Rezeptur: als Öl, Tinktur, Kapseln, Dragees usw.
Cave: Photosensibilität

Kamille – Chamomilla recutita (Matricaria chamomilla)

Chamomilla: kleiner duftender Apfel, wegen des apfelähnlichen Geruches so benannt; recutíta – beschnitten, glatt geschoren.
Im alten Namen Matricária steckt das Wort matrix, -icis – Mutter, Gebärmutter; die Kamille wurde während des Wochenbettes eingesetzt.
Inhaltsstoffe: ätherisches Öl, Flavonoide, Schleimstoffe.
Einsatzgebiete: akute Schleimhautentzündungen und Krämpfe des Gastrointestinaltraktes (wirkt kühlend), Menstruationsbeschwerden, lokal: Stomatitis, Pharyngitis, Dermatitis, Juckreiz.
Rezeptur: als Tee Matricariae flos, 3 x 1 Tasse.
Anmerkung: vielen Patienten mit einer

Milz-Pankreas-Qi-Schwäche kann durch Absetzen des kühlenden Kamillentees geholfen werden!

Mariendistel – Silybum marianum (Carduus marianus)

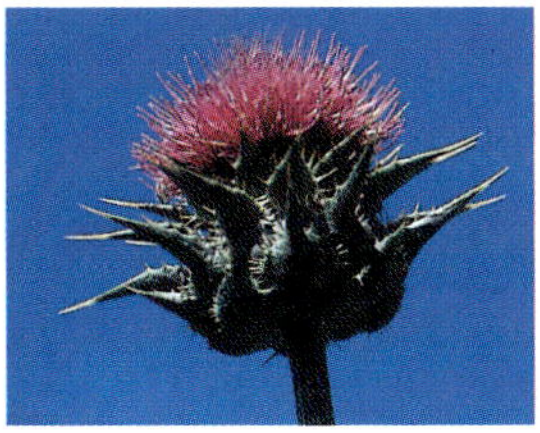

Cárduus – Distel, **mariánus** – zu Maria gehörig; nach einer Legende sollen die weissen Streifen auf den Blättern von der Muttermilch Mariens stammen.
Inhaltsstoffe: Silymarinkomplex (besteht aus Silibinin, Silidianin und Silicristin); fettes Öl.
Einsatzgebiete: toxische Leberbelastung sowohl durch exogene Toxine (Alkohol, Umweltgifte) als auch durch endogene Toxine (intestinale Autointoxikation), akute und chronische Hepatitiden, Leberhitze.
Rezeptur: als Extrakt in registrierten Präparaten (z. B. Legalon®).

Mistel – Viscum album

Viscum: (lat.) víscum – Mistel, Vogelleim; **álbum** – weiß.
Inhaltsstoffe: Polypeptide, Lektine, Acetylcholin, Cholin, Flavonoide, Saponine.
Einsatzgebiete: Hypertonie, vegetative Dystonie, prämenstruelles Syndrom und klimakterische Beschwerden (progesteronähnliche Wirkung), Antitumormittel.
Rezeptur: als Tee Visci herba, 3 x 1 Tasse; Tinctura Visci 3 x 10–30 Tropfen; Injektionspräparate.

Nelken – Syzygium aromaticum (Caryophyllus aromat.)

Caryóphyllus – nussblättrig; **aromaticum** – gewürzig.
Inhaltsstoffe: ätherisches Öl, Gerbstoffe, fettes Öl, Flavonoide.
Einsatzgebiete: wärmt mittleren und unteren 3E → Dyspepsie, Appetitlosigkeit; Kältegefühl, Polyurie, Libidomangel; Parasitosen.
Rezeptur: als Kapsel Caryophylli flos pulv. 250mg, da ad caps. tal. dos. Nr. 90, s: 3 x 1 Kapsel.

Pfefferminze – Mentha piperita

Mentha: (gr.) mínthe – Minze; (lat.) **piperíta** – pfefferartig,
Inhaltsstoffe: ätherisches Öl (Hauptbestandteil Menthol), Gerbstoffe, Bitterstoffe, Flavonoide.
Einsatzgebiete: kühlt Leberfeuer und löst Leber-Qi-Stagnationen → Übelkeit, Brechreiz, Erbrechen, krampfartige Oberbauchbeschwerden.
Rezeptur: als Tee Menthae piperitae folium, 3 x 1 Tasse.
Cave: Kontraindiziert bei Kälte im mittleren 3E; in diesen Fällen testet Pfefferminze häufig schlecht!

Rosmarin – Rosmarinus officinalis

Inhaltsstoffe: ätherisches Öl, Gerbstoffe, Bitterstoffe, Flavonoide.
Einsatzgebiete: wärmt mittleren und unteren 3E → dyspeptische Beschwerden, Kältegefühl, niedriger Blutdruck, vegetative Dystonie, Dysmenorrhoe, Libidomangel, Rheuma.
Rezeptur: als Tee Rosmarini folium, 3 x 1 Tasse; als Tinctura Rosmarini, 3 x 20 Tropfen
Cave: Überdosierung!!

Salbei – Salvia officinalis

Sálvia: (lat.) sálvus – heil, gesund
Inhaltsstoffe: ätherisches Öl, Gerbstoffe, Bitterstoffe, Flavonoide.

Einsatzgebiete: kühlt oberen und mittleren 3E und befeuchtet die Schleimhäute => Husten mit Hitze in der Lunge, Halsweh, Tbc, Nachtschweiß, Hitzewallungen, Gastroenteritis.
Rezeptur: als Tee Salviae folium 3 x 1 Tasse; als Tinctura Salviae 3 x 10 Tropfen.

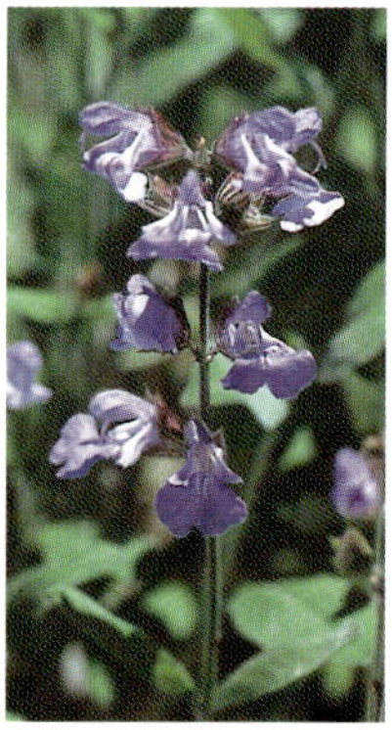

Schafgarbe – Achillea millefolium

Achilléa: benannt nach Achill, Bezug zu blutstillender Wirkung, auch Soldatenkraut genannt; millefólium: tausendblättrig, die Blätter sehen aus wie Antennen (Geopathie!).
Inhaltsstoffe: Bitterstoffe, Flavonoide, Gerbstoffe, ätherisches Öl.
Einsatzgebiete: Krämpfe im Magen-Darmbereich, Dysmenorrhoe, Menorrhagie, innere und äußere Blutungen, vegetative Dystonie, Schlafstörungen. Nach unseren Erfahrungen, **stabilisierend bei elektromagnetischer bzw. geopathischer Belastung.**
Rezeptur: als Tee Millefolii herba, 3 x 1 Tasse. Als Kapsel Millefolii herba pulv. 200 mg da ad caps. tal. dos. Nr. 90, s: 3 x 1.

Silbermantel – Alchemilla alpina

Alchemílla: kleine Alchimistin; silbrigweiße Blattunterseite; hierdurch zu unterscheiden vom Frauenmantel; alpina – im Hochgebirge vorkommend.
Inhaltsstoffe: Gerbstoffe, Flavonoide, Bitterstoffe, ätherisches Öl.
Einsatzgebiete: Klimakterium (Assoziation silbrigweiß mit grauen Haaren), vegetative Dystonie, Schwäche.
Rezeptur: Alchemillae alpinae herba, Beginn mit 3 x 1 Tasse, bei Besserung der Beschwerden wird auf 1Tasse tägl. reduziert.

Tausendgüldenkraut – Centaurium erythraea

Centaurum: nach dem kräuterkundigen Zentauren Chiron benannt, dem Lehrer von Asklepios; erythraea: rötlich.
Inhaltsstoffe: Bitterstoffe, Flavonoide.
Einsatzgebiete: Appetitlosigkeit, Dyspepsie, Erschöpfungszustände, Anorexia nervosa. Wichtiges Bittermittel, das – dem Feuer zugeordnet – nach der Mutter-Sohn-Regel die Erde tonisiert.

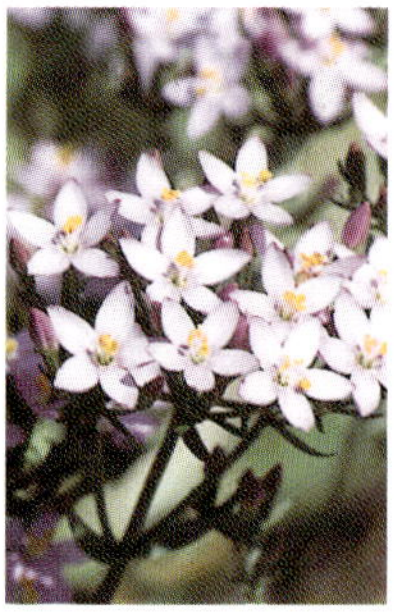

Rezeptur: als Tee Centaurii herba, 1 Tasse vor den Mahlzeiten; als Tinctura Centaurii 10–20 Tropfen vor den Mahlzeiten.

Thymian – Thymus vulgaris

Thymus: (gr.) thymiáo – räuchern, anzünden; nimmt Bezug auf wärmende Wirkung;
Inhaltsstoffe: ätherisches Öl, Gerbstoffe, Flavonoide.
Einsatzgebiete: wärmt vor allem oberen 3E → Beginn einer Erkältung, Bronchitis mit schwer lösbarem Schleim, Infektanfälligkeit, Dyspepsie.
Rezeptur: als Tee Thymi herba; als Tinctura Thymi 3 x 20 Tropfen.

Wacholder – Juniperus communis

Inhaltsstoffe: ätherisches Öl, Gerbstoffe, Flavonoide, Harz.
Einsatzgebiete: wärmt mittleren und unteren 3E → Dyspepsie, Müdigkeit, Kältegefühl, rezidivierende Cystitis und Pyelitis, Rheuma.

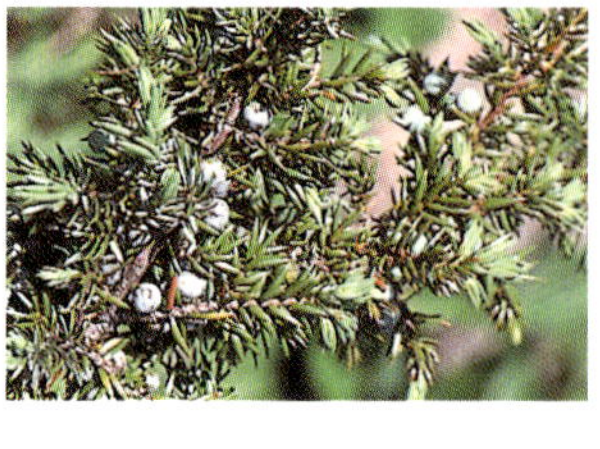

Rezeptur: Tinctura Juniperi, 3 x 10–25 Tropfen.
Anmerkung: Dem Wacholder wird immer wieder eine „nierenreizende" Wirkung angelastet. Neueste Untersuchungen zeigen keinerlei Hinweise diesbezüglich, insbesondere nicht in therapeutisch richtiger Dosierung.

Walnuss – Juglans regia

Inhaltsstoffe: Gerbstoffe, ätherisches Öl, Flavonoide.
Einsatzgebiete: Blätter: Diarrhoe, Gastritis, Stomatitis.
Tinktur aus den grünen Fruchtschalen: Wurmerkrankungen, Dermatosen, Verdauungsstörungen.
Rezeptur: als Tee Juglandis folium, 2 Teelöffel fein geschnittener Blätter werden mit 0,25 l kaltem Wasser übergossen, 5 min. gekocht und abgeseiht. Als Tinctura pericarpii Juglandis 3 x 20 Tropfen.

Weide – Salix (alba, fragilis usw.)

Inhaltsstoffe: Salicin (wird im Körper zu Salicylsäure umgewandelt), Flavonoide, Gerbstoffe.
Einsatzgebiete: wirkt kühlend → Fieber, Kopfschmerzen, Rheuma. Im AK-Test auch meist NC, wenn NSAR schlecht testen!
Rezeptur: Tinctura corticis salicis, 3 x 20 Tropfen.

Wermut – Artemisia absinthium

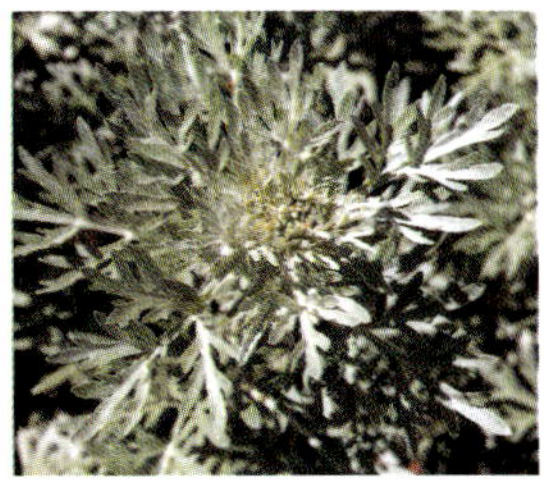

Artemísia: s. bei Beifuß
absinthium: absinthion bedeutet etwas Bitteres, aber Heilsames.
Inhaltsstoffe: Bitterstoffe, ätherische Öle, Flavonoide, Gerbstoffe.
Einsatzgebiete: atonische Zustände des Magens, Appetitlosigkeit, Dyskinesien der Gallenblase, Wurmerkrankungen, psychovegetative Schwächezustände.
Rezeptur: als Tee Absinthii herba, 1 Tasse vor den Mahlzeiten; als Tinctura Absinthii 10–20 Tr. vor den Mahlzeiten; als Kapsel Absinthii herba pulv. 250 mg, da ad caps. tal. dos. Nr. 90, 3 x 1 Kapsel.
Anmerkung: als Tee wegen starker Bitterkeit eher schlechte Compliance.
Cave Gravidität: hohe Dosen wurden im Mittelalter als Abortivum verwendet.

E. Wirkungen im Sinne der Fünf Wandlungsphasen

Leber-Galle

wärmend
Essig

kühlend
Artischocke (Cynara scolymus)
Erdrauch (Fumaria officinalis)
Löwenzahn (Taraxacum officinalis)
Mariendistel (Carduus marianus)
Schafgarbe (Achillea millefolium)
Schöllkraut (Chelidonium majus)
Wermut (Artemisia absinthium)

Herz-Dünndarm

wärmend
Ginkgo (Ginkgo biloba)
Rosmarin (Rosmarinus officinalis)

Weißdorn (Crataegus monogyna, laevigata)
Baldrian (Valeriana officinalis)

kühlend
Lavendel (Lavandula angustifolia)
Melisse (Melissa officinalis)
Passionsblume (Passiflora incarnata)

Milz/Pankreas-Magen

wärmend
Basilikum (Ocimum basilicum)
Beifuß (Artemisia vulgaris)
Engelwurz (Angelica archangelica)
Fenchel (Foeniculum vulgare)
Ingwer (Zingiber officinalis)
Kardamom (Elettaria cardamomum)
Majoran (Origanum majorana)
Meisterwurz (Imperatoria ostruthium)
Rosmarin (Rosmarinus officinalis)
Zimt (Cinnamomum zeylanicum)

kühlend
Enzian (Gentiana lutea)
Kamille (Chamomilla recutita)
Löwenzahn (Taraxacum officinalis)
Melisse (Melissa officinalis)
Pfefferminze (Mentha x piperita)
Tausendgüldenkraut (Centaurium erythrea)
Wermut (Artemisia absinthium)

Lunge-Dickdarm

Lunge (wärmend)
Efeu (Hedera helix)
Fenchel (Foeniculum vulgare)
Huflattich (Tussilago farfara)
Thymian (Thymus vulgaris)

Lunge (kühlend)
Eibisch (Althaea officinalis)
Linde (Tilia cordata, platyphyllos)
Salbei (Salvia officinalis)
Spitzwegerich (Plantago lanceolata)

Dickdarm (wärmend)
Kardamom (Elettaria cardamomum)
Kümmel (Carum carvi)
Pfeffer (Piper nigrum)
Senf (Sinapis nigra)

Dickdarm (kühlend)
Esche (Fraxinus excelsior)
Faulbaum (Frangula alnus)
Flohsamen (Plantago psyllium)
Heidelbeere (Vaccinum myrtillus)
Odermennig (Agrimonia eupatoria)

Niere-Blase

wärmend
Beifuß (Artemisia vulgaris)
Ginseng (Panax ginseng)
Rosmarin (Rosmarinus officinalis)
Wacholder (Juniperus communis)

kühlend
Ackerschachtelhalm (Equisetum arvense)
Birke (Betula pendula, pubescens)
Brennnessel (Urtica urens, dioica)
Frauenmantel (Alchemilla vulgaris)
Goldrute (Solidago virgaurea)

F. Registrierte Fertigarzneimittel

Die nachfolgend alphabetisch aufgeführten Arzneimittel verwenden wir häufig in der Praxis, wobei manche in Deutschland und Österreich unter dem gleichen Namen, andere jeweils unter verschiedenen Namen registriert sind. In Österreich registrierte Azneimittel werden mit (A), in Deutschland registrierte mit (D) bezeichnet.

Agnuchol Gallen- und Lebertropfen® (A) (Artischocke, Löwenzahn, Pfefferminze)
Anwendung: Gallenblasendysfunktionen
Amara „Pascoe"-Tropfen® (Enzian, Chinarinde, Wermut)
Anwendung: Appetitlosigkeit, Gastritis
Angelica Spl Tropfen® (Engelwurz ∅ und weitere Phytotherapeutika/Homöopathika)
Anwendung: chronische sub- und anazide Gastritis
Artemisia Spl Tropfen® (Beifuß D3 und weitere Phytotherapeutika/Homöopathika)
Anwendung: hyperazide Gastritis, Gastralgie
Berberis Spl Tropfen® (Berberitze D2 und weitere Phytotherapeutika/Homöopathika)
Anwendung: rheumatischer Formenkreis
Bomagall mono® (D) (Erdrauch)
Anwendung: Gallenblasendysfunktionen
Carduus marianus Spl. Tropfen® (Mariendistel ∅ und weitere Phytotherapeutika/Homöopathika)
Anwendung: Leberfunktionsstörungen
Choleodoron-Tropfen® (Schöllkraut, Gelbwurz)
Anwendung: Gallenblasendysfunktionen
Digestoron-Tropfen® (A) (Wurmfarn, Weidenblatt, Engelsüß, Phyllitis)
Anwendung: Verdauungsstörungen
Hepatodoron-Kautabletten® (Walderdbeerblatt, Weinblatt)
Anwendung: Leberfunktionsstörungen
Juniperus Spl Tropfen® (Wacholder D2 und weitere Phytotherapeutika/Homöopathika)
Anwendung: Nierenerkrankungen
Oddibil-Filmtabletten® (Erdrauch)
Anwendung: Gallenblasendysfunktionen
Phytodolor-Rheumatropfen® (Zitterpappel, Eschenrinde, Goldrute)
Anwendung: rheumatische Erkrankungen
Quassia Spl Tropfen® (Quassia ∅ und weitere Phytotherapeutika/Homöopathika)
Anwendung: Leberfunktionsstörungen
Solidago Spl N Tropfen® (Goldrute ∅ und weitere Phytotherapeutika/Homöopathika)
Anwendung: Entzündungen der ableitenden Harnwege
Thyreogutt-Tropfen® (Herzgespann, Wolfstrapp)
Anw.: Schilddrüsenüberfunktion
Tinctura Chinae composita (10 Teile Chinarinde, 4 T. Pomeranzenschale, 4 T. Enzianwurzel, 2 T. Zimtrinde)
Anwendung: Verdauungsstörungen
Urgenin-Tropfen® (A) (Sägepalme, Echinacea)
Anwendung: benigne Prostatahyperplasie, Reizblase
Violor tricolor Spl Tropfen® (Stiefmütterchenkraut ∅ und weitere Phytotherapeutika/Homöopathika)
Anwendung: Hauterkrankungen
Yogi®-Tee original (Ingwer, Kardamom, Nelken, schwarzer Pfeffer, Zimt)
Anwendung: Kälte im mittleren 3E

Zusätzlich empfehlen wir noch folgende Testsätze:

AK-Testsatz Vorarlberg, erhältlich unter folgender Adresse: Kofler'sche Stadtapotheke, Marktstr. 3, A-6850 Dornbirn, Fax-Nr.: 0043-5572-228523.

Testsatz der Fa. Pascoe, Adresse: Pascoe Pharmazeutische Präparate, Schiffenbergerweg 55, 35394 Gießen

Bezüglich Herstellung weiterer Testsubstanzen empfehlen wir, mit dem örtlichen Apotheker Kontakt aufzunehmen.

Literatur zur Phytotherapie:

- Bedrik K, Westliche Heilpflanzen in der TCM, Medizinisch Literarische Verlagsgesellschaft, 2000
- Flaws B, Wolfe L, Das Yin und Yang der Ernährung, Heyne, 1996
- Franke W, Nutzpflanzenkunde, Thieme, 1992
- Gemoll, Griechisch-Deutsches Schul- und Handwörterbuch, G. Freytag
- Georges, Ausführliches Wörterbuch Lateinisch-Deutsch, Schwabe & Co

- Hunnius, Pharmazeutisches Wörterbuch, de Gruyter, 1998
- Madaus G, Lehrbuch der biologischen Heilmittel, Georg Olms, 1979
- Pahlow M, Das große Buch der Heilpflanzen, GU-Verlag, 1993
- Kubelka W, Länger R, Phytokodex, Österr. Apotheker-Verlag, 1996
- Ploberger F, Westliche Kräuter aus Sicht der TCM, Bacopa, 2000
- Pschyrembel, Wörterbuch Naturheilkunde, de Gruyter, 1996
- Raven P, Evert R, Curtis H, Biologie der Pflanzen, de Gruyter, 1988
- Schäfer P, Praxisleitfaden Phytotherapie, Haug, 1996
- Schlifni I, Schlag nach über Heilpflanzen, Ennsthaler, 1996
- Schubert, Wagner, Botanisches Wörterbuch, Ulmer, 1993
- Teuscher E, Biogene Arzneimittel, Wissenschaftliche Verlagsgesellschaft, 1993
- Weiss, R. F., Fintelmann V. Lehrbuch der Phytotherapie, Hippokrates, 1997

VIII. Switching

> *„In AK, we should be the first to take up the New, but the last to forget the Old!"*
> *(Goodheart)*

A. Geschichte und Grundlagen

Nicht nur in der AK, sondern auch innerhalb anderer Testverfahren wie der RAC-Testung (Lateralitätsstörung, Oszillation etc.) und der EAV sind seit langem Konstellationen bekannt, bei denen die jeweilige Testung offenkundig oder versteckt falsche Ergebnisse liefert.
In der AK wurden diese Phänomene von Goodheart und anderen unter dem Begriff „Switchung" zusammengefasst. Die Erkenntnisse der letzten Jahre haben dazu geführt, daß dieses Kapitel gegenüber der 1. Auflage des Lehrbuchs Gerz völlig neu bearbeitet werden musste – gleichzeitig aber viele „altbekannte" Tatsachen jetzt elegant zusammengeführt werden können.
Sicher können diese neuen Erkenntnisse auch für die RAC- und EAV-Tester neue und weiterführende Ansätze bringen, doch liegen uns hierzu noch keine Erfahrungen vor.

Aus didaktischen Gründen folgt hier eine Zusammenfassung der bisher gelehrten Vorgehensweise:

Neurologische Organisation – Dysorganisation – Switching

Switching ist eine seit Anfang der 70-er Jahre in der AK übliche Abkürzung für nicht vorhersehbare neurologische Dysorganisation. Während eine vorhersehbare neurologische Dysorganisation z. B. nach dem Genuß von zuviel Alkohol oder auch zu langer bzw. zu hoher körperlicher Belastung mit den entsprechenden Symptomen auftritt, handelt es sich bei den verschiedenen Formen von Switching eben gerade um Störungen, die nicht vorhersehbar sind.

Hierbei fällt auf, daß die AK-Muskeltestbefunde nicht mit den eindeutigen klinischen Symptomen übereinstimmen: Sie treten z. B. seitenverkehrt auf oder es kommt dazu, daß ein starker Muskel durch eine therapeutische Substanz geschwächt und durch eine toxische Substanz wieder gestärkt wird; oft lassen sich auch überhaupt keine sinnvollen AK-Befunde erheben.

Wie ist dies zu erklären?

Die ursprüngliche Hypothese von Goodheart war, daß es durch Störungen an wichtigen Schaltpunkten in körperlichen Regelkreisen schlicht und einfach zu einer Umkehr der Botschaft kommt, die der Körper nach außen abgeben kann. Sie entspräche klassischerweise einer Muskelschwäche, die aufgrund von Reflexpunktzusammenhängen oder manualmedizinischen Befunden auf der linken Seite zu finden sein sollte, tatsächlich bei der ersten Untersuchung des Patienten aber rechts auftritt.

Goodheart empfahl in der Frühzeit der AK, bei Verdacht auf ›Switching‹ folgende Punkte mit TL zu untersuchen und, falls positiv, durch Massage zu behandeln:
Klassische Switchingpunkte:
Nabel
Niere 27 beidseits und cross (überkreuz, von engl. „Cross K 27")
Niere 27 einseitig jeweils mit Doppel-TL zum Nabel

Seltener gefundene Switchingpunkte:
LG 1, LG 27, KG 24 sowie paravertebral in Höhe L1/L2 (direkt auf der anderen Körperseite des Nabels!).

Später wurde noch häufig der Befund des Ocular Lock assoziiert, worunter man eine durch Augenbewegung entstehende neurologische Dysorganisation bezeichnet (man läßt z.B. den Patienten den ca. 20–30 cm vor dem Auge kreisenden Finger oder einen Kugelschreiber verfolgen).
Relativ bald zeigte es sich in der AK, daß die urprünglich angegebene Behandlungsmethode für Switching, nämlich die feste, kreisende Massage der gefundenen Punkte, bei den meisten Patienten nur vorübergehende Erfolge brachte. Oft trat bereits eine halbe Minute nach der Behandlung erneut Switching auf.
Deshalb entwickelte sich Anfang der 80-er Jahre eine wesentlich elegantere Vorgehensweise:

Hatte man Switching diagnostiziert, so untersuchte man mit den Methoden der Doppel-TL bzw. der TL in Verbindung mit Challenge, welche Korrekturmaßnahmen den Switchingbefund aufheben konnten. So fand man häufig als Ursache für Switching Schädelfehler, Nahrungsmittelallergien, erhebliche psychische Belastungen u.a.m..

Leaf geht noch weiter: er bezeichnet jeden Befund, der durch Challenge gewisser Hirnfunktionen wie ›Right/Left Brain Activity‹, Lesen eines schwierigeren Textes, Kopfrotation zur einen und gleichzeitig Augenrotation zur anderen Seite (z.B. Kopf nach rechts und dabei Augen nach links) o.ä. auftritt, als Zeichen neurologischer Dysorganisation, und empfiehlt dringend, alle die Befunde zu behandeln, die im Test die jeweils erzielte Schwächung wieder aufheben.

Somit schließt sich der Kreis: Die wirklichen Ursachen für ›Switching‹ = neurologische Dysorganisation stellen tatsächlich die übergeordneten Probleme gemäß der Triad of Health nach Goodheart dar:

- *Schädelfehler, Subluxationen oder Fixationen oberhalb C3 und andere übergeordnete Dura-assoziierte Fehler stellvertretend für die mechanisch strukturelle Seite*

- *Nahrungsmittelallergien, Intoxikationen, schwere Stoffwechseldysbalancen als Vertreter für die chemische Seite*

- *Erhebliche psychische Belastungen stellvertretend für die psychisch-mentale Seite des Dreiecks*

- *Narbenstörfelder und andere gravierende Herde, die das System der Grundregulation nach Pischinger belasten*

Für die moderne naturheilkundliche AK-Praxis bedeutet dies nun, daß von der Untersuchungsstrategie her der Befund eines Switching zwar immer noch wichtig ist, aber eben direkt dann doch in die Untersuchungen der übergeordneten Belastungen eines Patienten mündet.
Da diese übergeordneten Belastungen häufig auch die Ursache für einen totalen bzw. partiellen Hypertonus der Muskulatur sind, findet man oft bei einem Untersuchungsgang, der von der Untersuchung der Muskulatur auf Hypertonus ausgeht, nach Korrektur der Hypertonussituation kein Switching mehr!

Einfache Beispiele für Switching:
a) Ein Patient mit akutem SIG-Schmerz rechts, orthopädischen Zeichen für eine SIG-Blockierung re und einem „kurzen Bein" (Zeichen für ein Ilium posterior re) hat einen starken Rectus re, aber links einen schwachen Rectus. Dies ist klinisch völlig unsinnig, da ein schwacher Rectus die häufigste Ursache für ein Ilium posterior ist. → V.a. Swiching → auf TL zum Nabel wird plötzlich der Rectus re schwach, dafür li stark → Switching!
b) Eine Patientin mit chronischen linksseitigen Zahnproblemen hat im Test Ly 2 re positiv und Ly 2 li o.B. → V.a. Switching → Nabel o.B., aber Nabel/Ni 27 li positiv → Switching. Diskussion: häufig, fast regelhaft, stimmt eine nur auf einer Seite zu findende TL zu Nabel und Ni 27 (hier links) mit einer Herdlokalisation auf der gleichen Seite zusammen.
In diesem Fall wird bei gehaltener TL zu Nabel und Ni 27 li plötzlich Ly 2 li positiv, re o.B.! Nach Identifizierung des beherdeten Zahns (im Beispiel 26) durch punktuelle TL und probatorische NT mit einem getesteten Anästhetikum ist Ly 2 bds o.B. und auch keinerlei Switching-TL mehr nachweisbar.
c) Patientin mit Migräne, PMS, Muskelkrämpfen und Obstipation hat TFL bds w, PMS re w, li s, Piriformis re s und li w. Ausgehend vom schwachen TFL sind drei verschiedene, nacheinander getestete Magnesiumpräparate HC → völlig unlogisch angesichts der Symptome (die alle potentiell auf Magnesium hinweisen!) → V.a. Switching → Überprüfung der Muskeln PMS und Piriformis: sie werden durch Magnesiumaspartat von der Seitigkeit her umgedreht: PMS re s, li w und Priformis re w und li s!! → Untersuchung der STP: Ø Nabel, Nabel/Ni 27 re + li, aber positiv: Ni 27 bds. → Hinweis auf Vitamin B 6 !! → Magnesiumaspartat + P-5-P gleichzeitig sind NC für alle Muskelbefunde und gleichen auch die TL Ni 27 bds aus!!

Für weitere Switchingfälle: siehe D und die Artikel zum Thema im Appendix, A!

B. Neue Erkenntnisse

1. Switching und Meridiansystem

Die gesamte AK-Testung ist deshalb so besonders empfindlich, weil der Muskeltest unweigerlich mit neurologischen Aktivitäten zu tun hat, welche die Körpermitte überkreuzen: die Efferenz zur maximalen Aktivierung des rechten Rectus femoris z.B. kommt sicher primär von der linken Hirnhälfte, und die komplexen Afferenzen und reaktiven Efferenzen, die durch Δ p beim Muskeltest provoziert werden, involvieren sicher sowohl kontralaterale wie ipsilaterale Bahnen und Reflexwege.
Deshalb bleiben natürlich alle unter **A** aufgeführten Ursachen für Switching bestehen. Zu ergänzen sind die wesentlichen neuen Erkenntnisse über die Rolle des Meridiansystems für die „Physiologie der Mitte", wie wir in Ermangelung eines besseren Ausdrucks die Summe aller anatomischen Strukturen und physiologsichen Mechanismen bezeichnen wollen, die die Zentralachse des Körpers darstellen, stabilisieren und Vorgänge, die beidseits und überkreuz ablaufen, regulieren.
Die seit 1997 publizierten Artikel, die den Werdegang der Erkenntnisse zeigen, sind im Appendix chronologisch unter „Switching-Artikel" aufgeführt und sollten vor oder nach dem Studium dieses Kapitels zur Vertiefung unbedingt nachgelesen werden.
Das Sahnehäubchen zur endgültigen Bestätigung der Arbeitshypothesen des letztgenannten Artikels war die Beobachtung von Burtscher und Suntinger, daß die Meridiane 3E und KS folgende Besonderheit zeigen:

KS und 3E als Teil der Wandlungsphase Feuer halten sich innerhalb des eigenen Meridianes an die Regel der gleichen Körperseite. Ihre Elementpunkte jedoch beeinflussen physiologischerweise Meridiane und deren zugeordnete Muskeln auf der anderen Körperseite!!

2. Neue Definition von Switching

Bei unerkanntem Switching sind die Befunde klinisch unlogisch, häufig seitenverkehrt oder mit Verwechslung von oben/unten, vorne/hinten und innen/außen und auch die Testbefunde in Bezug auf Herdzusammenhänge und Heilmittel jeglicher Art sind fast regelhaft falsch.

Switching ist ein von Goodheart geprägter Begriff für einen Zustand mehr oder weniger tiefer neuro-muskulärer und ggfs. sensorieller Dysorganisation aufgrund einer Überlastung der „Physiologie der Mitte". Zu dieser gehören gleichberechtigt und untrennbar verbunden:

- Die Wandlungsphase Wasser (Blase, Niere; s. Ni 1 und Ni 27!!) mit ihrer Beziehung zur Wirbelsäule/Sacrum (Achsorgan) und damit auch zum craniosacralen System
- Die Wandlungsphase Feuer (3E, KS, He, Dü) mit ihrer Wirkung auf die Stress-Adaptation, das Immunsystem und das hormonelle System
- Lenker- und Konzeptionsgefäß (LG und KG)
- Zwerchfell / Atmung
- Augen, Gleichgewichtsorgane, Gehör
- Übrige Hirnfunktionen („right/left brain activity" bis emotional/geistig)
- Neuro-muskuläres System inkl. Gait und Händigkeit
- Kiefergelenk

3. Die Physiologie der Mitte

Die Faktoren, die zu Switching führen können, sind wie folgt zu kommentieren:

a) Die schwierigen Switchingfälle sind im Regelfall assoziiert mit chronischen Erkrankungen, Herdbefunden und/oder erheblichen psychischen Störungen.

b) Insbesondere, aber nicht nur bei Kindern kann primär auch die sensoriell/neuro-muskuläre Schiene betroffen sein (Ocular Lock, akustische Verarbeitung, Gait, Homolateral/Cross Crawl usw.).

c) Bei normaler neurologischer Entwicklung entwickelt sich aus dem homolateralen Muster heraus das Cross Crawl-Muster. Wenn dieser Entwicklungsschritt erfolgt ist, wird bei normalem Gangbild ständig über Ni 1, den einzigen Anfangspunkt eines Akupunkturmeridians an der Fußsohle, ein stabilisierender Input in das Meridiansystem gegeben.

- Umgekehrt ist jede schwerwiegendere Dysfunktion des Gangbildes wiederum über die Niere in der Lage, das gesamte Regulationssystem zu stören; die Endpunkte Ni 27 sind wichtige STP und entsprechen gleichzeitig dem Ansatz des SCM, der wiederum direkt für Gait und TMJ ein entscheidender Muskel ist.

d) Auch das Craniosacral-Sternale System (També, s. Lehrbuch WG) ist dann betroffen: der SCM stellt die wichtigste muskuläre anteriore Verbindung zwischen Cranium und Sternum dar.

e) Das hormonelle System ist in der Akupunktur wohl am ehesten den Meridianen 3E und KS zugeordnet, andererseits aber direkt mit dem Stress-Adaptationssystem verbunden (Nebenniere, Schilddrüse, Rückkoppelung zu den Steuerungsorganen Epiphyse, Hypothalamus, Hypophyse, sowie Serotonin, Prostaglandine und die übrigen Mediatorsubstanzen).

- Die wichtigsten Organe, die nach Selye mit Stress assoziiert sind, sind von oben nach unten Thymus, Magen und Nebennieren. **Der Thymus** ist zusammen mit der Schilddrüse dem oberen 3E zuzuordnen.

Der Magen ist zusammen mit dem Solarplexus dem mittleren 3E zuzuordnen. Diese Situation zeigt sich auch am Ohr, wo nach Nogier die Punkte für Solarplexus und Magen ganz nahe in der Nähe des Punktes 0 zusammen liegen.

Die Nebennieren sind dem unteren 3E zuzuordnen.

- Neben 3E und KS gehören zum Feuer – welches am direktesten mit Selye`s Stress-Adaptationssystem korreliert – noch Herz und Dünndarm. Hier ist die Verbindung zur westlichen Denkweise auffällig: als Stichworte seien „Herzinfarkt als Stressfolge" und die Assoziation „Dünndarm-assoziiertes Immunsystem" genannt.
- Die Reproduktionsorgane sind ebenfalls dem unteren 3E und dem KS zugeordnet, wie die Meridian-Muskel-Organ-Verbindung in der AK zeigt, aber auch die Betrachtung der Alarmpunkte der Meridiane 3E und KS.

  Während für den KS in der klassischen Akupunktur nur der Punkt KG 17 angegeben ist, sind für die drei Etagen des 3E nach klassischer Lehre drei Akupunkturpunkte relevant, nämlich von oben nach unten ebenfalls wieder der KG 17 sowie KG 12 und KG 7. Als übergreifender Alarmpunkt für alle drei Etagen dient KG 5, der in der AK immer schon als **„Alarmpunkt des 3E mit gleichzeitigem Bezug zu den Reproduktionsorganen"** angegeben wurde!
- LG und KG bilden im Meridiansystem das entscheidende stabilisierende Element in der Mittelachse Medianlinie des Körpers.
- Die auf dem KG liegenden Alarmpunkte sind exklusiv mit dem Feuer und Stress (Magen/KG 12) verbunden - mit der Ausnahme des Partnermeridians der Niere, der Blase, die das Achsorgan Wirbelsäule regiert.
- Die Kardinalpunkte von LG und KG, Dü 3 und Lu 7, haben offensichtlich mit der Händigkeit zu tun und können entscheidend zur Stabilisierung der Mittelachse beitragen.

f) Dies kann auch der Punkt KG 21v, der in der Mitte zwischen beiden Sternoclaviculargelenken liegt und die Mundbodenmuskulatur (Hyoid!!) regulieren kann.

g) Die übergeordnete Rolle des Systems der Grundregulation (Matrixsystem nach Heine) ist natürlich auch für die neuro-muskuläre Koordination zu beachten – und damit aber (leider) ebenso die Bedeutung von Narben und sonstigen Störfeldern in Bezug auf Switching.

h) Die Kiefergelenke (TMJ) haben ebenfalls eine eigenartige Physiologie: sie sind das einzige paarige Gelenk, das sich niemals einseitig alleine bewegen kann!

Und: der Endpunkt des Dünndarms – Dü 19 – liegt genau über dem TMJ!

Grösster Stressfaktor für die Kiefergelenke ist ein erhöhter Tonus der okklusalen Muskulatur (v.a. Masseter, Temporalis) – und dieser ist wiederum eine direkte Stress-folge!

i) Toxische und allergische Belastungen wirken auf die diversen Organsysteme und Regelkreise

- Direkt toxisch: z.B. die alkoholinduzierte Dyskoordination (Finger-Nase-Versuch, Gehen auf der weißen Linie ...)
- Toxische Blockade der Regulationsorgane (Schwermetallbelastung der Hypophyse, multiple toxische Belastungen der Schilddrüse)
- Verdrängung physiologischer Mineralstoffe und Spurenelemente (Kompetitiver Antagonismus Hg/Zn in Thymusdrüse oder der Carboanhydrase...) u.a.m.

So vielfältig die Ursachen für Switching sein können, so differenziert muß natürlich das therapeutische Vorgehen sein.

Es sollte jedem klar sein, daß Switching in den meisten Fällen genau nicht, so wie bisher gedacht, ein einfach zu behebender Zustand ist, der in dem Moment verschwunden ist und bleibt, in dem es gelingt, die positiven STP durch irgendeine Maßnahme aufzuheben.

So schön es wäre: kaum ein Patient leidet an einem Akupunkturmangel der Punkte Dü 3v und Lu 7 – auch wenn die Therapie dieser Punkte noch so schön in der Lage sein mag, z.B. eine positive TL zu Nabel/Ni 27 re aufzuheben!

C. Empfohlene Vorgehensweise

1. Die neue Strategie

a) Wann an Switching denken?

Folgende Faktoren sollten bei der AK-Untersuchung an Switching denken lassen:

- Klinisch offenkundig unsinnige Testbefunde, insbesondere mit Seitenverkehrtheit
- Hypertone, normotone und schwache Muskeltestreaktionen und ein beliebiger Wechsel zwischen den entsprechenden Ergebnissen
- GHT, der anscheinend auf nichts reagiert
- Therapieresistenz oder Verschlimmerung trotz offenkundig sinnvoller AK-Testung
- Denke an verdeckte Switching-Formen, wenn kein „Switching in the clear“ besteht, aber ein Widerspruch zwischen AK-Test und Klinik
- URS

Die Vorgehensweise – ausgehend sowohl vom GHT wie auch den wechselhaften sonstigen Muskelbefunden – zeigt das Flußdiagramm auf der nächsten Seite.

b) Lenker-/Konzeptionsgefäß

Es wird dringend empfohlen, sich bei der Untersuchung von Narbenstörfeldern LG und KG als zusammengehörendes „Zentralgefäß in der Körpermittellinie“ vorzustellen.

Dies bedeutet: bei jedem Switching-Fall muß jedes Narbenstörfeld in der Medianlinie mit einfacher oder Doppel-TL untersucht – und falls positiv möglichst als erstes behandelt werden. Die häufigsten Narben stammen von: Unterleibsoperationen inkl. Sectio, Magen- und anderen Bauchoperationen, Herzoperationen, Strumaresektionen, intraoralen Operationen v.a. im Weisheitszahn- und Frontzahnbereich inkl.Frenulum; Nasenbeinfrakturen und Septumkorrekturen, Kopfnarben, Narben nach Nukleotomien und sonstigen Pathologien im Bereich von Wirbelsäule und Sacrum/Coccygeum; nicht zu vergessen das Störfeld nach Episiotomie (Untersuchung und Behandlung nach Tambe).

Beachte: die goldene Regel der Neuraltherapie, daß jede Narbe potentiell jede Störung verursachen kann, gilt natürlich weiter!

c) Sicherheit? – Fehlanzeige

Keinesfalls darf man sich bei Verdacht auf Switching oder unklaren bzw. nicht stabilen und nicht logischen Testbefunden zu früh in Sicherheit wähnen: immer wieder ist gegenzuprüfen, ob nicht doch über Doppel-TL zwischen irgendwelchen STP und übergeordneten Störfeldern bzw. über kombinierte Challenges Hinweise auf Störfaktoren bestehen oder ein zuvor nicht feststellbares Switching plötzlich im Untersuchungsgang durch Challenges oder TL auftaucht.

d) Diagnostik

Diagnostisch erfolgt der Zugang in der AK entweder über Challenge neuro-muskulärer und ggfs. sensorieller Funktionen, welche die Intaktheit der Rechts/Links-Interaktion überprüfen (Homolaterales/Cross Crawl-Muster, Gait, Ocular Lock) oder über TL zu den Switching-Testpunkten (STP) Nabel (KG 8), Nabel / Ni 27 re + li, Ni 27 bds oder Ni 27 cross.

Sind die positiven STP gefunden, untersucht man mit Doppel-TL und Challenge, wie die TL zu den STP in den Normotonus aufgehoben werden können.

e) Therapie

Therapeutisch empfiehlt sich als erstes – nach Identifizierung der individuell überlasteten Regelkreise – logischerweise eine möglichst kausale Entlastung gemäß der Triad of Health: manualmedizinisch (v.a. craniosacral und oral-orthopädisch), über Heilmittel und ggfs. psychosomatische Methoden und natürlich Entlastung des Grundsystems durch Entgiftung, Neuraltherapie, Herdsanierung usw.

Untersuchungsgang Switching

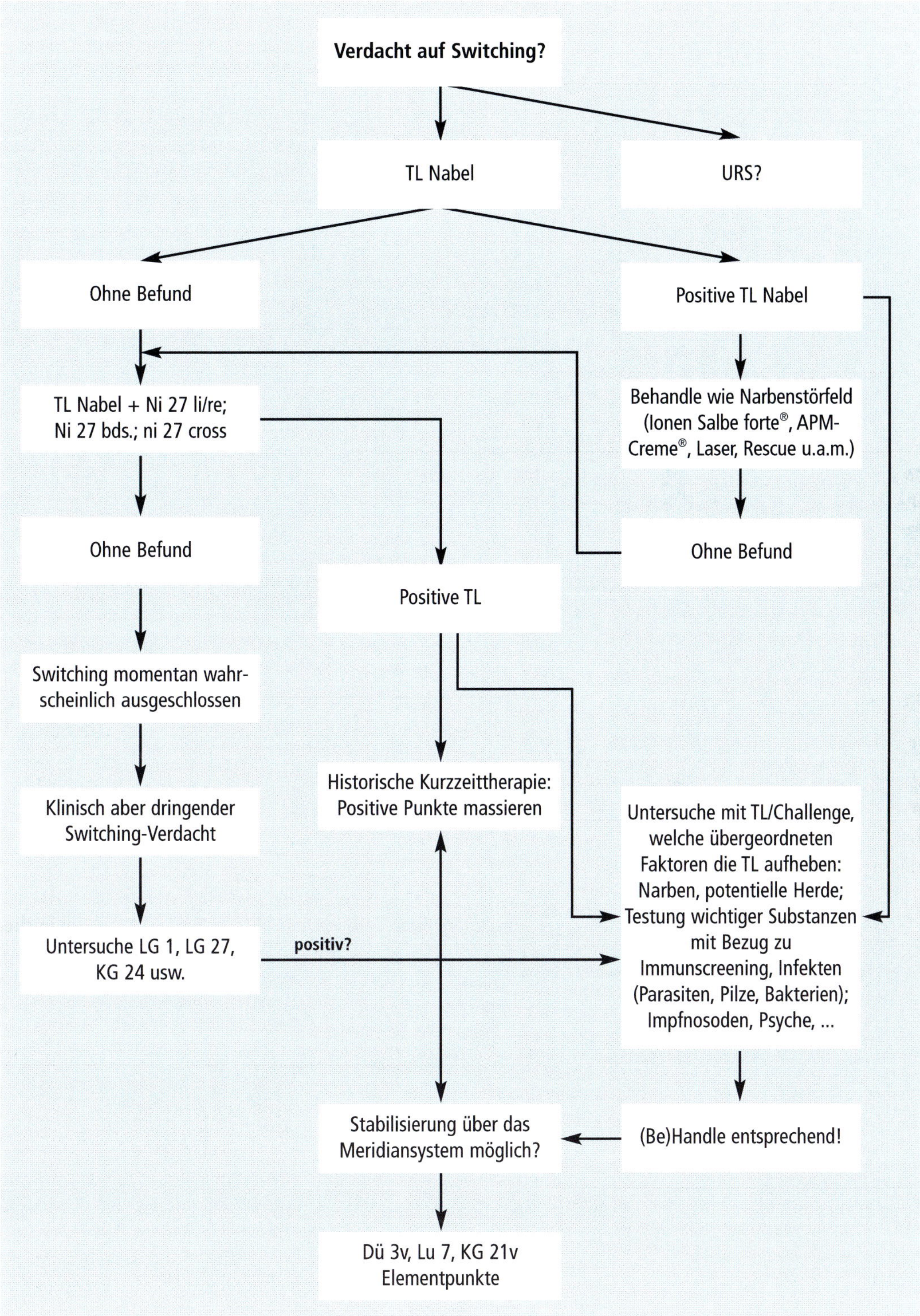

Unterstützend können von Seiten der Akupunktur – idealerweise AK-getestet – die Punkte Dü 3v und Lu 7, KG 21v sowie das ganze Arsenal der AKMT eingesetzt werden. **Zur wirklichen Stabilisierung** ist es fast immer auch notwendig, Änderungen in der Lebensführung und insbesondere im Ernährungsverhalten vorzunehmen.
Eine häufig entscheidend **wichtige Ergänzung** sind sinnvolle physikalische Maßnahmen (Wärme, heiß-kalte Fußbäder, Magnetfeldbehandlung...).

2. URS (Uhren/Ringe/Schmuck)

Im Zuge der Entwicklungen der letzten Jahre stellte die Entdeckung von URS und den Zusammenhängen insbesondere mit dem Feuerelement und Switching einen kleinen, aber ganz entscheidenden Schritt dar.
Der Leser sei hier auf die Artikel 5. und 8. im Appendix B verwiesen.
URS zeigt letztlich wie eine Art beweisendes Bindeglied die direkte Interaktion einiger Akupunkturpunkte und Körperareale, die eben genau alle irgendwie mit dem Feuerelement und der „Physiologie der Mitte“ zu tun haben.
Gleichzeitig ist unserer Beobachtung nach die enorme Zunahme an URS-Befunden bei PatientInnen mit chronischen Krankheitsbildern auf die ständig weiter steigenden Stresslevel zurückzuführen – und damit umgekehrt wieder beweisend für die Zusammenhänge Stress – Feuerelement – Switching.

D. Fallbeispiele für Switching und URS

Die nachfolgenden Fälle zeigen, wie eng Switching in der Praxis – wenn man nur danach sucht – mit Narbenstörfeldern, URS, Allergien, und anderen übergeordneten Störfaktoren zusammenhängt und immer wieder v.a. durch Entfernen von URS, Narbenentstörung und Akupunktur von Dü 3v/Lu 7 eine Stabilisierung erreicht werden kann.
Sichtbar wird auch die ganze Bandbreite der idealen wechselseitigen Ergänzung der verschiedenen Diagnose- und Therapieansätze in der AKMT. Die Beispiele lehren auch, daß kaum zwei Fälle das identische Vorgehen brauchten. Wer Schwierigkeiten mit der Dokumentation der Befunde hat, möge dringend im Appendix C die Vorlage studieren.
Ohne entsprechende Dokumentation wird man nicht von den eigenen Fehlern lernen können!
Sollten die Fälle nicht verstanden werden oder Sie in Zukunft bei schwierigen Fällen Hilfe benötigen, so wenden Sie sich bitte an AKSE oder die einzelnen Autoren – aber bitte nur mit sauberer Dokumentation!

Fall 251
J.M., w, 54 J; A: akute Bronchitis seit zwei Tagen.
U: GHT; SC: TL Nabel (Switching)!! → NC durch Akupunktur von Dü 3v re und Lu 7 links (Patientin ist Rechtshänderin).
Bereits unter der Akupunktur Besserung des Hustens und der thorakalen Schmerzen; drei Tage später völlige Beschwerdefreiheit; sogar sprunghafter Rückgang der lateralen Zahneindrücke.
Diskussion: Durch Einschalten von LG und KG über ihre Kardinalpunkte konnte hier sowohl der GHT aufgelöst als auch das Switching beseitigt werden. Eine einmalige Akupunktur reichte aus, um eine akute Bronchitis ohne weitere Medikation, ausschließlich unterstützt von Wasserdampf-Inhalationen, innerhalb weniger Tage zur Ausheilung zu bringen.

Fall 252
R.E., w, 53 J; A: seit drei Wochen Ekzem an Händen, Unterarmen, Hals und Gesicht; schlimmer durch Weißwein; zeitlicher Zu-

URS – Switching – Meridiansystem

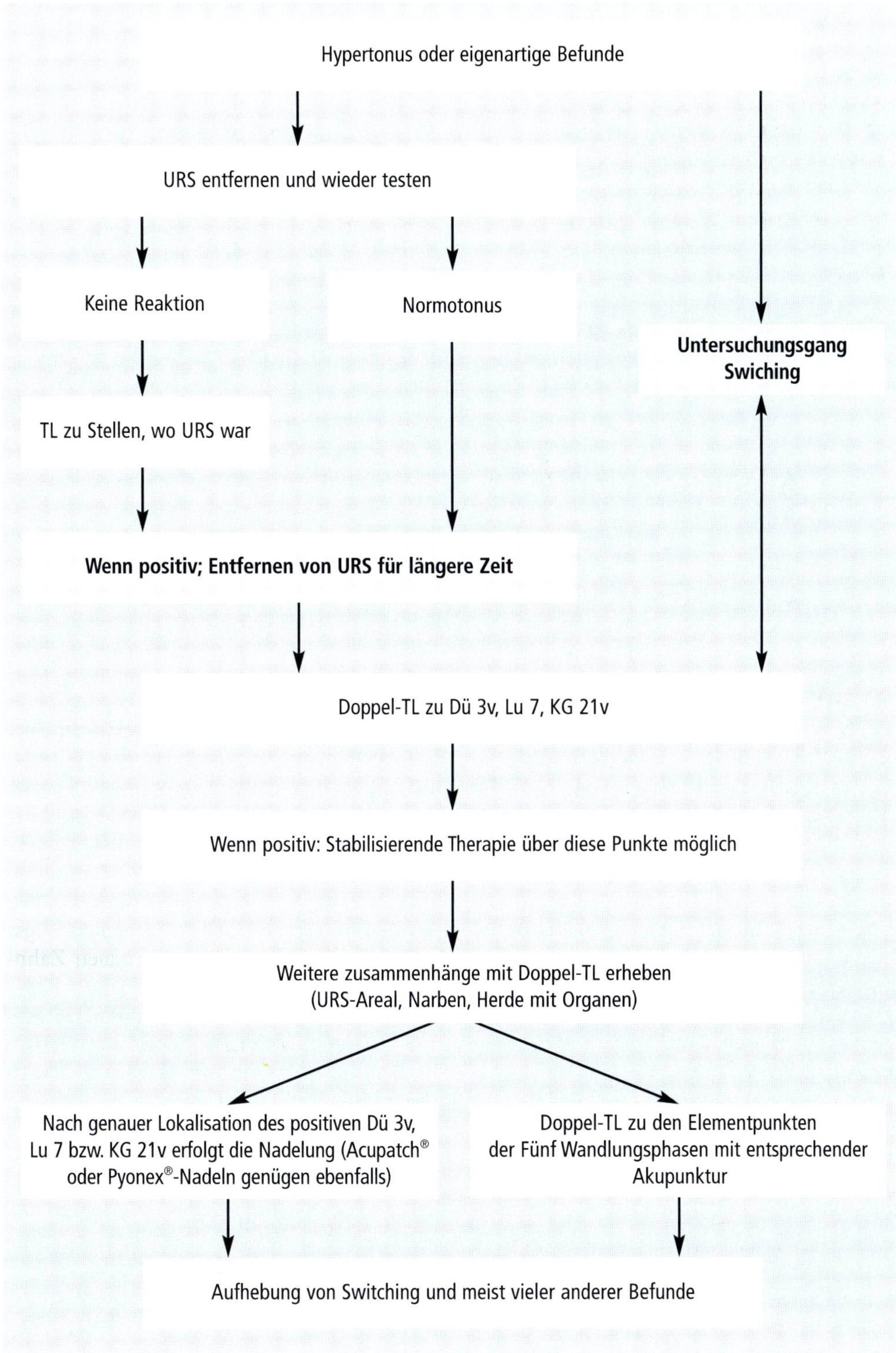

sammenhang mit Benutzung von Arbeitshandschuhen einer neuen Marke; bekannte allergische Diathese mit Weizenunverträglichkeit seit Jahren.
U: n Rectus re; s Nackenflexoren und SCM bds; h Piriformis bds und Rectus li;
Ø: Entfernung der Armbanduhr li, des Armreifes re und der Ringe am Dig. IV li;
SC: TL Ringstelle des Dig. IV re (URS)!!
NC: Dü 3v re und Lu 7 li (Patientin ist Rechtshänderin); → Acupatch auf beide Punkte zur Vorbereitung der Allergietestung mehrerer Sorten von Arbeitshandschuhen → W: neue Arbeitshandschuhe!! Ø: alle anderen Sorten. Die Acupatches wurden belassen und fielen erst beim abendlichen Duschen ab. Im Verlauf des Behandlungstages zunehmendes Abklingen des Ekzems; am folgenden Tag nach der Morgentoilette wieder schlechter.
U: h Rectus und Piriformis bds; kein Switching; Ø: Dü 3v re und Lu 7 li.
NC: Akupunktur von KG 21v; damit anschließend Testung von Kosmetika; neben vielen verträglichen Präparaten HC durch eine Tagescreme, welche die Patientin erst seit einem Monat benutzte.
Diskussion: Bei der ersten Untersuchung Stabilisierung durch Dü 3v/Lu 7, bei der zweiten GHT ohne TL zu Dü 3v/Lu 7 und Switching. Aber: diesmal Stabilisierung über KG 21v! Beide Male konnte also über LG/KG Normotonus erreicht werden: zunächst über die Kardinalpunkte Dü 3v/Lu 7, danach über den KG 21v. Solche Fälle finden sich in der Praxis mehrfach pro Woche und sind fast sicher Switchingfälle – auch wenn man aus Zeit- und Effizienzgründen oft die TL zu den klassischen STP gar nicht mehr durchführt!
Nach Akupunktur und Karenz kam es in den folgenden zwei Tagen zum völligen Abklingen der akuten Symptomatik. Dieser Fall zeigt beispielhaft den Einsatz der AKMT in Verbindung mit der Testung von Allergenen und unverträglichen Substanzen. Natürlich war in diesem Fall dauerhafte Allergenkarenz notwendig.

Fall 253
R.S., m, 33 J; A: seit Jahren allergische Rhinitis und NMU. Nach Mayr-Kur und Eigenbluttherapie zufriedenstellende Besserung über ein Jahr. Nun nach Verzehr von Eßkastanien massiver Juckreiz am Oberkörper sowie Schwellung der Fingergrundgelenke Dig. II und III bds. Bisher war eine solche Unverträglichkeit unbekannt!
U: h Rectus, Latissimus und PMS bds →SC: Nabel – TL!! → NC (für alle Befunde): Gb 41 re, KS 8 li und Di 1 re.
Diskussion: Über Elementpunkte von Holz, Feuer und Metall konnten hier GHT und Switching aufgehoben und durch einmalige Akupunktur ein wesentlicher therapeutischer Effekt erzielt werden.

Fall 254:
H.L., w, 51 J; A: Colon irritabile seit vier Jahren; intermittierend generalisierter Pruritus, v.a. an den Oberarmen; starke Gewichtsschwankungen bis 4 kg, Heißhungerattacken; CMD. Mangelnde Compliance, obwohl bereits kurz nach NMT und entsprechender Diät sämtliche Symptome objektiv und subjektiv verschwanden.
U: GHT (PMC, Piriformis, Rectus, SCM, Nackenflexoren und Teres minor);
SC: Nabel/Ni 27 re!! Aber auch: NC: Nabel/Ni 27 li!!
NC für alles: Entfernung der Uhr li !!
Danach durch festen Biß erneutes Switching sowie positiver Spine-Test bds, aufhebbar durch Tragen einer korrigierten COPA; Akupunktur der Elementpunkte Ni 10 li, KS 8 re sowie Kardinalpunkt Lu 7 li.
Diskussion: Korrektur des GHT und der interessanten Switching-Situation durch Entfernung der Uhr li. Das erneute Switching durch festen Biß zeigt die immense Auswirkung der CMD auf den Gesamtzustand der Patientin. Optimale COPA-Therapie war dringend zu empfehlen; zusätzlich stabilisierende Akupunktur.

Fall 255
G.B.,w, 59 J; A: multiple NMU und leichte

Hepatopathie seit vielen Jahren, hormonelle Dysregulation und Mineralstoffdysbalance. Unter strenger Allergenkarenz, orthomolekularer Substitution, homöopathischer Lebertherapie und mit natürlichem Progesteron relativ stabiler Allgemeinzustand. Aktuell durch Kuhmilch in diversen Soßen massiver Meteorismus, krampfartige Bauchschmerzen und generalisierter Pruritus.
U: GHT; Ø: Dü 3v und Lu 7 bds. sowie KG 21v; SC: Nabel, aber auch Ni 27 cross!!
Aufhebung jeglichen Switchings durch URS (Entfernen der Uhr li und der Ringe an Dig IV bds); danach positive TL an 3E 5/6 li, KS 6 li und den Ringlokalisationen.
NC (für alle Befunde): Nelkenpulver. Durch Gabe von Nelkenpulver-Kapseln und völlige Meidung von URS vollständige Beseitigung der aktuellen Symptomatik innerhalb von zwei Tagen.
Diskussion: GHT und Switching konnten hier weder durch Dü 3v, Lu 7 noch KG 21v aufgelöst werden. Erst nach Entfernung von URS war dies und damit eine sinnvolle weitere Untersuchung möglich – mit optimaler therapeutischer Konsequenz! Die Nadelung der eigentlich getesteten Punkte 3E 5/6 und KS 6 li wäre unsinnig gewesen; entscheidend ist der Wegfall der Dauerstimulation durch URS. Die Anamnese in Verbindung mit der optimalen Reaktion auf Nelkenpulver weist auf den Zusammenhang Störung 3E/Parasiten hin!

Fall 256

R.S., m, 35 J; A: Enteropathiesyndrom seit mehreren Jahren; Hypotonieneigung; mehrere wurzelbehandelte Zähne, u.a. Folgen von Traumata (Eishockeyspieler); CMD, Allergie auf Birkenpollen und Hausstaubmilben. Besserung durch Mayr-Kur und Candida-Therapie, aber kein anhaltend stabiles Ergebnis.Vor einigen Wochen Titanimplantation in Regio 22.
U: GHT → SC: Nabel/Ni27 re und Ni 27 cross!!
Ø: Lu 7 re, Dü 3v re und li.
NC nach Testung durch Akupunktur von Lu 7 li und KG 21v (Anm.: Patient ist Rechtshänder).
Erst zwei Monate später rez. BWS-Blockierungen und erneut auftretende Heißhungerattacken; deshalb nächster Termin:
U: GHT; kein Switching;
SC: TL multipler Schmerzpunkte im BWS-Bereich und TP im Trapezius bds; Histamin D12 → NC: BP IV sowie Dü 3v re → Acupatch Dü 3v.
Damit NMT: Unverträglichkeit von Weizen, Kuhmilch und Buchweizen.
Diskussion: Beim Ersttermin aus dem GHT Normotonus durch Akupunktur von Lu 7 und KG 21v mit sehr gutem Therapieerfolg. Beim zweiten Termin dann umfassendere Ursachensuche und polypragmatische Therapie, wobei der für den NMT notwendige Normotonus elegant mit einem Acupatch auf Dü 3v re hergestellt wurde.
Stabiler Therapieerfolg ohne weitere Behandlung, aber mit Karenz und BP IV; Beobachtungszeitraum 1 Jahr!

Fall 257

W.S., m, 49 J; akute Lumbalgie bei chron. LWS-Syndrom; rez. Gastritis bei großem psychosozialen Stress seit Jahren. Nach manueller Therapie der LWS und Akupunktur über Antike Punkte Besserung um etwa 30%; jedoch plötzlich Schmerzen im mittleren Oberbauch und frontale Kopfschmerzen.
U: GHT (Rectus, PMS, PMC und Piriformis bds); NC durch Akupunktur von Dü 3v re und KG 21v. Aber: danach positive Nabel-TL → Nachfrage wegen Händigkeit → Auskunft, daß er umgelernter Linkshänder sei!!
NC gegen die Nabel-TL: Doppel-TL Nabel mit Tons 1 re, aber auch Procain und Tonsilla comp.® → NT Tonsille re mit beiden!
Zwei Tage später völliges Verschwinden der Magen-, Kopf- und LWS-Beschwerden.
Diskussion: Zunächst bestätigte sich die Regel von betroffenem Dü 3v auf der Seite der ursprünglichen Händigkeit des Patienten, wenn auch erst durch „Versuch und Irrtum“. Danach zeigte sich per AK-Test (Doppel-TL und Medikamententest) das Tonsillenstörfeld maßgeblich für das gesamte Beschwerdebild.

Fall 258
B.A., w, 33 J; A: akute Schmerzen im Oberkiefer re bei bekannten dentogenen Störfeldern. Trotz gleichlautender Diagnosen von drei Kieferchirurgen suchte der Patient nach nichtoperativen Alternativen.
U: n PMS und Piriformis re; h PMS und Piriformis li sowie Rectus bds;
SC: Nabel !! → NC (für alle Befunde): Akupunktur von Dü 3v li und Lu 7 re.
Diskussion: Die ermittelten Akupunkturpunkte schienen zunächst verwunderlich, da sich die Patientin als Rechtshänderin darstellte. Erst nach vertiefter Anamnese wurde klar, daß sie eine umerzogene Linkshänderin war. Anschließend konnte man problemlos mit der weiteren AK-Untersuchung fortfahren.

Fall 259
E.K., 32 J; A: chron. Infektanfälligkeit, Mineralstoffdysbalance, Narbenstörfelder, Z.n. Zöliakie im Kindesalter; Verspannungen der Mundboden- und Halsmuskulatur nach Schilddrüsen-OP.
U: GHT (Rectus, Piriformis, Deltoideus bds); → Ø: Tons 1 – 3, Narbe Schilddrüse;
SC: Nabel-TL!! → NC (für alle Befunde): Dü 3v re → Akupunktur. Bei liegender Nadel aus dem Normotonus: W: TL Tons 1 re → NC: durch Tonsillopas® und Fortakehl®. Aber:
HC: TL Narbe Schilddrüse → NC durch Akupunktur lokal im Narbenverlauf; Folgebehandlung zwei Wochen später:
U: GHT (Rectus und Piriformis bds) → SC: TL Narbe Schilddrüse und TP im SCM li → NC: Lidocain → NT der Narbe und des TP.
HC: TL Tons 1 re → NC Meaverin, Pefrakehl® → NT Tonsille re + oral Pefrakehl®.
Deutliche Besserung mit Beschwerdefreiheit für ca. sechs Monate.
Diskussion: Zunächst aus dem GHT kein SC außer Nabel; erst nach Aufhebung des Switchings über Dü 3v zeigten sich die Tonsille re und Schilddrüsennarbe. Die bei der ersten Behandlung durchgeführte Akupunktur der Schilddrüsennarbe war noch nicht in der Lage, die Störfeldsituation völlig auszugleichen. Bei der zweiten Behandlung waren dann an den beiden Störfeldern zwei verschiedene Neuraltherapeutika NC –aber die Behandlung damit ein durchschlagender Erfolg!

Zum Abschluss dieses Kapitels kann nur nochmals davor gewarnt werden, die Bedeutung von Switching zu unterschätzen.
Die Zahl von Patienten mit Switching wird – angesichts der o.g. genannten Kausalzusammenhänge – in jeder Praxis in den nächsten Jahren weiter zunehmen.
Gefragt ist neben eingehender Anamnese und adäquater klinischer Diagnostik ein sauberer AK-Test mit Überprüfung der problemassoziierten Muskeln beidseits.
Besteht danach irgendein Verdacht, daß Switching im Spiel ist, **muß dies als erstes abgeklärt werden. Andernfalls wäre es besser, auf eine weitergehende AK-Untersuchung zu verzichten!!**

E. Zur Schärfung des Switching-Sensoriums

Hier noch einige Schmankerl zum Abschluss zur Schärfung des „Switching-Sensoriums“: Beginnen wir mit einem fiktiven Standardfall, der aber schon mindestens 50mal vorgekommen ist und bei dem PatientInnen von Fehlbehandlungen anderer Therapeuten erlöst werden mußten: Akuter Kreuzschmerz re; in Rückenlage re Bein kürzer; Vorlauf schmerzbedingt nicht prüfbar; Rectus re stark, li schwach.– Alles klar? Dies ist bereits offenkundiger klinischer Unsinn! Der schwache Rectus müsste rechts statt links sein!

Fall 260
B.M., w, 45 J; A: Chron. hormonelle Dysbalance. Mit orthomolekularer Therapie inkl. 5-

HTP und Progesteron-Salbe „ganz toll“: Hitzewallungen fast weg; dreimal am Tag der ersten Blutung Schmerzen, aber ohne Medikamente erträglich. Zuletzt wegen Umzug Regel verzögert und mehr Schmerzen – gleichzeitig auch Magen-Darm-Stress-Bezug. Wechsel der Gynäkologin; neuer Befund: Verhärtung des linken Gebärmutterbandes (V.a. Endometriose). Letzte Med: 5-HTP 3x1, Zinc 30 0-0-1, Mineral 650 3x1, P-5-P 1x1
U: GHT, außer Piriformis li: n
Zwischenkommentar: Allein dieser Befund weist bereits auf Switching hin! Wie soll man es angesichts der Anamnese sonst erklären, daß genau der Unterleibs-assoziierte Piriformis auf der Seite des klinisch offenkundigen Befundes normoton sein soll??
Lösung: Entfernung URS → danach auch Piriformis li h. SC: TL Nabel → NC: Virgamelis®-Creme → danach alles n, auch Piriformis li!! → W: TL li Unterbauch → NC: Frauenmantel → HC: 5-HTP → Ø: P-5-P → NC: Magn.citr. → HC: Mineral 650®, Zinc 30® → NC: Copper P.E.®
NC: Zink aktiv. *(Es wurde deshalb noch ein anderes Zinkpräparat getestet, weil im Labor ein massiver Zinkmangel nachgewiesen war!)*
Empfehlungen für die Therapie:

1. Möglichst Weglassen von URS
2. Medikamentös: Progesteroncreme weiter; 5-HTP reduzieren auf 2 x 1, P-5-P ex, Magnesium citr. 2–3 mal/d 1 Tl in Wasser; Mineral 650® ex; Zinc 30® ex; Zink aktiv 0-0-1; Copper P.E.® 1-0-0; Frauenmanteltee: 2 x 1 Tasse.
3. Zusätzlich Empfehlung zur osteopathischen Behandlung für den li Unterbauch.

Fall 261
J.I., w, 54 J, A: Z.n. Sprunggelenksfraktur re; durch massive allergische Reaktion auf den Kunststoff des Gehgipses stark erythematöser und ödematöser Unterschenkel mit Dysästhesien; beim Entfernen des Gipses durch die Patientin selbst schälte sich die gesamte obere Hautschicht des Unterschenkels mit ab; seitdem Tape-Versorgung. Trotz engmaschiger begleitender Physiotherapie und Lymphdrainage kaum Besserung.
U: n Rectus re und PMS li; h Rectus li, PMS re und Latissimus bds;
Zwischenkommentar: Bereits der Ausgangsbefund ist sinnlos und verdächtig auf Switching: beachte die gekreuzte Reaktion der Muskeln Rectus und PMS. „Unverdächtig“ wären dagegen folgende Befunde gewesen: GHT oder generalisierte Schwäche oder rechts alles schwach oder nur rechts alles hyperton oder...
Lösung: Switching Nabel/Ni 27 re und Ni 27 cross!
NC (für alle Befunde): Akupunktur von Ma 36 re, Gb 41 li und Di 1 li.
Diskussion: Das Switching als auch die hypertonen Befunde konnten hier gleichzeitig durch die Elementpunkte von Ma, Gb und Di aufgehoben werden. Danach blassten die Effloreszenzen innerhalb von drei Tagen zunehmend ab und die Schmerzen im Sprunggelenk reduzierten sich erheblich.
Zur weiteren Stabilisierung war noch eine Folgebehandlung mit den Elementpunkten **KS 8 re, Ma 36 re und MP 3 li** notwendig.

Fall 262
H.U., w, 44 J., A: akuter grippaler Infekt mit Nackenverspannungen, Halsschmerzen, Schnupfen, frontalen Kopfschmerzen und Bauchkrämpfen seit vier Tagen.
U: n Rectus bds, Deltoideus re und Infraspinatus li; h Infraspinatus re und Deltoideus li.
Zwischenkommentar: auch hier ist wieder die gekreuzte Reaktion der assoziierten Muskeln Infraspinatus und Deltoideus auffällig – und v.a. auch der angebliche Normotonus des Rectus bds. – immerhin ist dieser Muskel ja assoziiert mit dem Dünndarm (vgl. die Bauchkrämpfe) und dem darmassoziierten Immunsystem (vgl. den massiven Infekt!)
Lösung: Switching Nabel und Ni 27 bds; + TL auch zu KG 24 und LG 19 (Testpunkt Epiphyse).

NC (für alle Befunde außer der TL KG 24): Dü 3v re und Lu 7 li. (Anm.: Patientin ist Rechtshänderin); NC (für positive TL KG 24): Inzolen®, Magnerot® und Vitamin C, welche

anschließend infundiert wurden – zusammen mit Akupunktur der gefundenen Punkte.
Diskussion: Über die Kardinalpunkte von LG und KG konnte hier das Switching aufgehoben werden und außer KG 24 auch alle anderen Ausgangsbefunde.
Die orthomolekulare Behandlung – ohnehin logisch angesichts der Anamnese – glich die TL zu KG 24 aus. Völliges Verschwinden aller akuten Symptome innerhalb von wenigen Stunden!

Tips zu spezifischen STP-Befunden

Nach der Regel „Häufiges ist häufig" ist nachfolgend zusammengestellt, welche Assoziationen sich empirisch besonders häufig als zielführend erwiesen haben:

Befund	Denke als erstes an
Nabel TL	LG/KG- Störungen; Dünndarm; Dü 3v / Lu 7
Nabel TL mit nur einem Ni 27 positiv	Herd/Störfeld auf der gleichen Seite
Nur Ni 27 bds positiv	SCM; P-5-P, evtl. mit B 3
Nur Ni 27 cross positiv	P-5-P, evtl. mit B 3; SCM; Psyche ??
NC durch klinisch sinnlosen Challenge	Switching
Eindeutiger NC, aber die entsprechende Therapie verschlimmert	Switching; evtl sogar therapeutisches Switching
Dü 3v und/oder Lu 7 testen nur auf der falschen Seite positiv (beachte die Händigkeit!!)	Switching bis zum Beweis des Gegenteils; Meldung dann bitte an AKSE!

IX. AKMT-Spezialitäten

A. Differenzierung von Muskelbefunden mit Antiken Punkten – diagnostische Bedeutung

1. Differenzierung des Hypertonus

Gemäß den Gesetzen der Fünf Wandlungsphasen sind außer dem Sedierungspunkt noch stärker sedierende Punkte einsetzbar (s. auch Kap. III. D). Dadurch können hypertone Muskeln (der Sedierungspunkt schwächt diese Muskeln nicht mehr) weiter untersucht und differenziert werden:

- Hypertonus Grad I = H-Grad I
  Wird ein starker Muskel durch den Kontrollpunkt seines eigenen Meridianes geschwächt, nicht aber durch den Sedierungspunkt, so wird dies als H-Grad I bezeichnet. Die Beeinflussung liegt innerhalb des Energieflusses des Meridianes.
- Hypertonus Grad II = H-Grad II
  Wird ein starker Muskel durch den Elementpunkt des „Sohn-Mutter"-Elementes geschwächt, nicht aber durch seinen Kontroll- oder Sedierungspunkt, so wird dies als H-Grad II bezeichnet. Die Beeinflussung erfolgt über den Sohn-Mutter-Zyklus zur betroffenen Wandlungsphase.
- Hypertonus Grad III = H-Grad III
  Wird ein starker Muskel erst durch den Elementpunkt des „Großmutter-Enkel"-Elementes geschwächt, aber nicht durch die vorher genannten Punkte, so wird dies als H-Grad III bezeichnet. Die Beeinflussung erfolgt über den Kontrollzyklus zur betroffenen Wandlungsphase.
- Hypertonus Grad IV = H-Grad IV
  Ist ein starker Muskel nicht einmal durch den Elementpunkt der „Großmutter-Enkelphase" zu schwächen, so wird dies als H-Grad IV bezeichnet. Damit sind die klassischen Sedierungsmöglichkeiten erschöpft.

Sedierungstabelle – Differenzierung des Hypertonus:

Wird schwach durch:	**Normoton**	**H-Grad I**	**H-Grad II**	**H-Grad III**
Dünndarm (Rectus femoris)	Dü 8	Dü 2	Ma 36	Bl 66
Herz (Subscapularis)	He 7	He 3	MP 3	Ni 10
Magen (PMC)	Ma 45	Ma 43	Di 1	Gb 41
Milz-Pankreas (Latissimus)	MP 5	MP 1	Lu 8	Le 1
Lunge (Deltoideus)	Lu 5	Lu 10	Ni 10	He 8
Dickdarm (TFL)	Di 2	Di 5	Bl 66	Dü5
Blase (Tibialis anterior)	Bl 65	Bl 40	Gb 41	Ma 36
Niere (Iliopsoas)	Ni 1	Ni 3	Le 1	MP 3
Gallenblase (Popliteus)	Gb 38	Gb 44	Dü 5	Di 1
PMS (Leber)	Le 2	Le 4	He 8	Lu 8
Kreislauf/Sex (Piriformis)	KS 7	KS 3	MP 3 kontralat.	Ni 10 kontralat.
3 Erwärmer (Teres minor)	3E 10	3E 2	Ma 36 kontralat.	Bl 66 kontralat

H-Grad IV: läßt sich auch mit den Punkten der letzten Reihe nicht mehr schwächen.

Praktische Bedeutung der Differenzierung des Hypertonus:

Wird ein normotoner Indikatormuskel durch einen potentiell störenden Faktor H-Grad IV (z.B. Nahrungsmittel, Störfeld...), so gilt dies als ein maximaler Stressfaktor.

Dieser Faktor, der nach den antiken Akupunkturregeln nicht mehr beeinflusst werden kann, stört logischerweise mehr, als die Verursachung eines H-Grad I .

Fall 263

W.S., m, 10 J; A: hyperkinetisches Syndrom und NMU; bisher Besserung des gesamten Verhaltens durch Absetzen von Ritalin® und Gabe von 5-HTP, Folsäure, Vitamin B3, B6 und Kupfer. Zur Stabilisierung des bisherigen Therapieergebnisses war es sinnvoll, zusätzlich unverträgliche Nahrungsmittel zu meiden.

U: h Rectus und Latissimus bds; kein Switching; NC durch Zinc citrate. Anschließend NMT mit Zinc citrate:

Gut verträglich: Roggen, Hafer, Hirse, Dinkel, sämtliche mitgebrachte Obstsorten aus biologischem Anbau, Kartoffeln und Tomaten.

HC: Weizen, Hartweizen, Kuhmilch, Hühnereigelb und -eiweiß, Wurst aus Schweinefleisch.

Diskussion: Um dem wenig motivierten Patienten die Ernährungstherapie zu erleichtern, versuchten wir die Differenzierung des HC durch die einzelnen unverträglichen NM. Testmuskel: normotoner Latissimus dorsi (mit Zinc citrate):

Bei Weizen und Hühnereiweiß wurde der Muskel durch Le 1, bei Hartweizen, Hühnereigelb und Wurst durch MP 1 geschwächt. Ersteres entsprach H-Grad III, letzteres H-Grad I. Bei Kuhmilch blieb der Latissimus auch mit Le 1 stark: H-Grad IV.

Somit war es für den Patienten am wichtigsten, auf Kuhmilchprodukte und eventuell für kürzere Zeit auch auf Weizen und Hühnereiweiß zu verzichten.

Wurst, Hühnereigelb und Hartweizen konnten diesbezüglich vernachlässigt werden.

Fall 264

W.M. w, 42 J; A: Seit einigen Jahren zunehmend Nackenbeschwerden, zuletzt kaum mehr arbeitsfähig; besonders starke Schmerzen bei statischer Belastung. Kälteempfindlichkeit im Nacken, kalte Hände; Z. n. Meniskus-OP bds., mehrere Wurzelfüllungen.

U: w Nackenflexoren, Teres minor bds; h Rectus, Piriformis, Infraspinatus, PMC, PMS bds → SC:Thyreoidea → NC: Algasan®; SC: Knienarbe li → NC: Scandicain®; SC: Tons 2 bds → NC: Xyloneural®;

TP Infraspinatus und Serratus anterior → manuelle Therapie. Nach Neuraltherapie an Knienarbe li und Tonsillen bds Aufhebung der erhobenen Befunde. Medikation: Algasan®. Nach kurzzeitiger Besserung von wenigen Stunden sind die Beschwerden nach zwei Wochen stärker als vorher. Lediglich die Kälteempfindlichkeit ist etwas besser.

Aktuelles Panorama-Rö: Wurzelfüllungen bei 12, 14, 16, 21, 22, 27, 42.

U: w Rectus bds, Nackenflexoren, PMC bds; → NC: Lymphaden® → HC: Zahn 12, 14, 21, 22, 27, Leerkiefer 18, 28, 38.

Jetzt weitere Differenzierung: H-Grad IV: 12, 14, 27; H-Grad II: 21, 22, Leerkiefer 18; H-Grad I: Leerkiefer 28, 38; → Aufhebung des H-Grad I und II durch Xyloneural®.

Keine Testreaktion aller vorhandenen Neuraltherapeutika auf H-Grad IV.

Nach Injektion an Leerkieferbereiche sowie 21,22 ist der Rectus normoton, aber die Nackenflexoren weiterhin schwach! Jetzt Probebehandlung mit Xyloneural® auch der Zähne 12, 14, 27, nach kurzer Zeit vorübergehende Stärkung der Nackenflexoren für ca 1–2 Minuten! → Procedere: Lymphaden® Tr. und Empfehlung zur Extraktion dieser drei Zähne. Wenige Tage nach Extraktion deutliche Besserung der gesamten Symptomatik sowie auch deutliche Stabilisierung der psychischen Situation!

Diskussion: Die Wechselhaftigkeit mit Verschlechterung nach der ersten Konsultation weist auf weitere wichtige Störherde, die noch nicht berücksichtigt worden waren. Bei der Untersuchung der Zähne zeigten 5 der 7

wurzelgefüllten Zähne eine positive TL im Apexbereich!. Eine weitere Differenzierung war schon wegen der Compliance von Zahnarzt und Patientin notwendig.
Bei drei Zähnen wurde ein Hypertonus Grad IV beobachtet, was bedeutet, daß hier die stärkste Beeinträchtigung des Regulationssystems vorlag. Obwohl kein Neuraltherapeutikum als NC testete, wurde mit einem zumindest neutral testenden Lokalanästhetikum eine Probebehandlung durchgeführt. Hier zeigte sich dann, wie so oft, nur sehr kurzfristig eine Besserung der wichtigen schwachen Nackenflexoren.
Nach Entfernung der drei Zähne und einer homöopathischen Begleittherapie war ein Großteil der Beschwerden beseitigt. Die restlichen Zähne mit Wurzelfüllungen zeigten für einige Zeit keine TL mehr.
Während eines Infektes zwei Monate später konnte wieder eine positive TL der früher positiven Zähne gefunden werden.
Hier zeigt sich die brisante Problematik bei Zahnherden, da natürlich die AK-Testung sehr stark regulationsabhängig ist und immer nur eine Momentaufnahme darstellen kann. Die Frage, ob grundsätzlich Zähne mit Wurzelfüllungen und positiver TL entfernt werden sollten, ist nicht Inhalt dieses Buches.

2. Differenzierung der Muskelschwäche

Gemäß den Gesetzen der Fünf Wandlungsphasen sind neben dem Tonisierungspunkt noch stärker tonisierende Punkte einsetzbar (s. auch Kap. III. D.). Dadurch können schwache Muskeln weiter untersucht und differenziert werden:

- Schwäche Grad I = W-Grad I
  Wird ein schwacher Muskel durch seinen eigenen Tonisierungspunkt stark, so wird dies als W-Grad I bezeichnet.
- Schwäche Grad II = W-Grad II
  Wird ein schwacher Muskel durch seinen eigenen Unterstützungspunkt stark, nicht aber durch den Tonisierungspunkt, so wird dies als W-Grad II bezeichnet.
- Schwäche Grad III = W-Grad III
  Wird ein schwacher Muskel durch den Elementpunkt der Mutter stark, nicht aber seinen eigenen Unterstützungs- oder Tonisierungspunkt, so wird dies als W-Grad III bezeichnet.
- Schwäche Grad IV = W-Grad IV
  Wird ein schwacher Muskel erst durch den Elementpunkt der Unterstützungsphase stark, nicht aber durch die vorher genannten, so wird dies als W-Grad IV bezeichnet.
- Schwäche Grad V = W-Grad V
  Ist ein schwacher Muskel auch durch den Elementpunkt der Unterstützungsphase nicht zu stärken, so wird dies als W-Grad V bezeichnet.

Damit sind die klassischen Tonisierungsmöglichkeiten erschöpft.

Praktische Bedeutung der Differenzierung der Muskelschwäche:

- Wenn ein potentiell störender Faktor wie z.B. ein Zahnherd oder ein Nahrungsmittel einen starken Muskel schwächt, so kann mit Hilfe dieser Tonisierungsstufen untersucht werden, wie ausgeprägt die verursachte Schwäche ist. Damit ist der potentiell störende Faktor besser einschätzbar: z. B. ist die Verursachung einer Schwäche Grad I oder II deutlich weniger ein Problemfaktor als eine Schwäche Grad IV oder V.
- Ein Therapeutikum, welches schwache Muskeln vom Grad IV oder V normoton macht, wird meist andere leichtgradige Schwächen ebenfalls aufheben.

Fall 265

S.A., w, 30 J, A: Seit 10 Jahren rez. Kopfschmerzen, Wetterfühligkeit, Akne, funktionelle Darmsymptomatik.
U: w Rectus + Latissimus bds, TFL li; n PMC bds, TFL re → TL über Sigma-Areal → NC: Amphomoronal®, Antibiophilus®, Magnesiumcitrat; TL Tons 2 bds → NC: Xyloneural® → Neuraltherapie → danach Rectus normoton → NMT: W Hefe, Roggen, Weizen, Hafer, Käse → weitere Differenzierung der

Tonisierungstabelle – Differenzierung der Schwäche (Weakness):

wird stark durch:	W-Grad I	W-Grad II	W-Grad III	W-Grad IV
Dünndarm (Rectus femoris)	Dü 3	Dü 1	Gb 41	Di 1
Herz (Subscapularis)	He 9	He 4	Le 1	Lu 8
Magen (PMC)	Ma 41	Ma 44	Dü 5	Bl 66
Milz-Pankreas (Latissimus)	MP 2	MP 9	He 8	Ni 10
Lunge (Deltoideus)	Lu 9	Lu 11	MP 3	Le 1
Dickdarm (TFL)	Di 11	Di 3	Ma 36	Gb 41
Blase (Tibialis anterior)	Bl 67	Bl 60	Di 1	Dü 5
Niere (Iliopsoas)	Ni 7	Ni 2	Lu 8	He 8
Gallenblase (Popliteus)	Gb 43	Gb 34	Bl 66	Ma 36
PMS (Leber)	Le 8	Le 3	Ni 10	MP 3
Kreislauf - Sex (Piriformis)	KS 9	KS 5	Le 1	Lu 8
3 Erwärmer (Teres minor)	3E 3	3E 1	Gb 41	Di 1

W-Grad V: auch Elementpunkt des Unterstützungsphase stärkt nicht mehr

Schwächung: Weizen und Hefe → W-Grad V (d.h. der durch Hefe schwach testende Rectus wurde auch durch den maximal stärkenden Elementpunkt Di 1 nicht mehr stark); Roggen, Hafer und Käse → W-Grad I + II (hier genügte der eigene Tonisierungspunkt Dü 3 bzw. der Unterstützungspunkt Dü 1, um den Rectus wieder zu stärken); Ø: Butter, Rahm. Therapie: getestete Heilmittel sowie Karenz von Hefe und Weizen.

Bei Kontrolle nach 3 Wochen Darmsymptomatik und Kopfschmerz deutlich gebessert → U: h Rectus bds; n TFL re, PMC bds; w TFL li → NC: Omniflora®; → SC: Tons 2 bds → NC: Lymhaden® und Novanest® → damit Neuraltherapie an die Tonsillen → danach Rectus normoton: NMT: W-Grad II für Weizen, Ø: Roggen, Hafer, Hefe, Käse; → Therapie: Lymhaden®, Omniflora®; sowie Akupunktur nach AK-Test (Gb 41 li, Le 3 li).

Diskussion: Durch die Differenzierung der Schwächung mit Hilfe der Antiken Punkte konnten die zwei vorrangig unverträglichen Nahrungsmittel gefunden werden, sodaß die Compliance der Patientin gewährleistet war. Bei der Kontrolluntersuchung fand sich nur noch Weizen als unverträglich mit W-Grad II (d.h. der durch Weizen schwach testende Rectus wurde durch den eigenen Unterstützungspunkt Dü 1 schon wieder stark), sodaß empfohlen wurde, Weizen weiterhin zu reduzieren. Eine totale Karenz war in diesem Fall nicht notwendig. Nach der abschließenden Akupunktur war die Patientin über einen Beobachtungszeitraum von 2 Jahren praktisch beschwerdefrei.

Fall 266

R.R., w, 30 J; A: stechende Schmerzen und Dysästhesien in der Schultermuskulatur und im Ellbogenbereich li nach Hochgebirgswanderung; subjektives Gefühl eines Sonnenbrandes auf der Schadelmitte trotz Tragen einer Kappe; zwischendurch Druckgefühl im Hals- und Schilddrüsenbereich.

U: n Infraspinatus bds, Deltoideus und Subscapularis re; h Piriformis und PMS bds; w Iliopsoas bds, Subscapularis, Deltoideus li.

Diskussion: Angesichts der eigenartigen Anamnese weitere Differenzierung der Muskelschwächen. Der Subscapularis li wurde durch He 4 stark, nicht aber durch He 9; für den Deltoideus war der Unterstützungspunkt Lu 11 zur Stärkung notwendig.

Beim Iliopsoas bds stellte sich die Muskelstärke weder durch Ni 7 noch durch Ni 2 und auch nicht durch Lu 8 ein, sondern nur über den Unterstützungszyklus mit dem Elementpunkt He 8 und dem Phytotherapeutikum Berberis SPL®.
Somit waren Subscapularis und Deltoideus W-Grad II, der Iliopsoas jedoch W-Grad IV. Konsequenterweise Suche nach einem Heilmittel, das ebenfalls den Iliopsoas stärkt: in diesem Fall Berberis SPL®. Therapeutisch einmalige Nadelung von He 8 li und Rp für 4 x 15 Tr. Berberis SPL®; damit nach einer Woche völlig beschwerdefrei!

3. Differenzierung des Normotonus

Wird ein schwacher Muskel durch eine mögliches Therapeutikum gestärkt (NC), so gilt dies in der AK-Praxis als höchstwahrscheinlich wirksames Mittel.
Manchmal beobachtet man, daß Substanzen den Muskel zwar normoton machen, aber man hat das Gefühl, als würde er bei der kleinsten Störung schon wieder schwach werden. Hier könnte ein schwächender Reiz, der etwas weniger stark sediert als der Sedierungspunkt (dieser muß ja den normotonen Muskel schwächen) eine genauere Differenzierung der Wirksamkeit ermöglichen.
Eine bekanntes Gesetz in der klassischen Akupunktur ist die **Mittag-Mitternachts-Regel.** Sie besagt, daß eine Beziehung zwischen zwei Meridianen besteht, die sich in der Organuhr (s. Kap. II-B) gegenüberstehen – z.B. Herz zu Galle (Gesetz der Opposition) und daß diese Beeinflussung schwächer ist als die des Sedierungs- oder Tonisierungspunktes für den eigenen Meridian.
Unsere Überprüfung der Interaktion der **Mittag-Mitternachts-Regel** bestätigte dieses Gesetz. Mit Hilfe der Antiken Punkten ergab sich so eine Differenzierungsmöglichkeit des normotonen Muskels, sodaß auf die Wirkungsgrad eines Therapeutikums geschlossen werden kann.
Ausgangspunkt ist ein primär schwacher Muskel oder ein durch TL oder Challenge in die Schwäche geführter Muskel, der durch ein Heilmittel normoton wird. Mit den nachfolgend beschriebenen Antiken Punkten kann nun überprüft werden, ob der normotone Muskel wieder schwach wird.

- Wirkungsgrad I
  Der Muskel wird wieder schwach durch den Elementpunkt des bezogenen „Mittag-Mitternachts-Meridianes“.
- Wirkungsgrad II
  Der Muskel wird wieder schwach durch den Tonisierungspunkt des bezogenen „Mittag-Mitternachts-Meridianes“, nicht aber durch den vorher erwähnten Punkt.
- Wirkungsgrad III
  Der Muskel wird wieder schwach durch den Elementpunkt des Meridians, der dem „Mittag-Mitternachts-Meridian“ als Mutter vorausgeht und diesen dadurch stärkt. Es besteht jedoch keine Reaktion durch die vorher erwähnten Punkte.
- Wirkungsgrad IV
  Der Muskel wird auch durch den letztgenannten Punkt nicht mehr schwach. Das bedeutet, daß ein „optimaler“ Normotonus erreicht wurde, der durch schwächere Sedierungen als durch den eigentlichen Sedierungspunkt nicht mehr geschwächt wird.

Das stärkste Arzneimittel ist jenes, welches den Wirkungsgrad IV erreicht!

Praktische Bedeutung der Differenzierung des Normotonus:

In der Praxis wird nur mit dem zuletzt genannten Punkt überprüft, ob z.B. ein Therapeutikum den Wirkungsgrad IV erreicht. Dieses Mittel ist einem anderen dann vorzuziehen (mit dem Rectus getestet wäre dies Ni 10).
Üblicherweise wird in der AK die Wirksamkeit eines Heilmittels danach eingeschätzt, wieviele der vorher erhobenen pathologischen Befunde damit aufgehoben werden können (z.B. Aufhebung mehrerer Muskelschwächen, mehrerer positiver TL´s und Challenges).
Die oben beschriebene zusätzliche Möglichkeit der Einschätzung der Wirkungsgrad kommt zum Einsatz, wenn:

Tabelle zur Differenzierung der Wirkungsstärke :

	Wirkung I	Wirkung II	Wirkung III
Dünndarm (Rectus femoris)	Le 1	Le8	Ni 10
Herz (Subscapularis)	Gb 41	Gb 43	Bl 66
Magen (PMC)	KS 8?	KS 9?	Le1?
Milz-Pankreas (Latissimus)	3E 6?	3E 3?	G41?
Lunge (Deltoideus)	Bl 66	B 67	Di 1
Dickdarm (TFL)	Ni 10	Ni 7	Lu 8
Blase (Tibialis anterior)	Lu 8	Lu 9	MP 3
Niere (Iliopsoas)	Di 1	Di 11	Ma 36
Gallenblase (Popliteus)	He 8	He 9	Le 1
PMS (Leber)	Dü 5	Dü 3	Gb 41
Kreislauf – Sex (Piriformis)	Ma 36?	Ma 41?	Dü 5?
3 Erwärmer (Teres minor)	MP 3?	MP 2?	He 8?

Wirkungsgrad IV: bleibt auch mit den zuletzt gelisteten Punkten stark

- mehrere Heilmittel gefunden werden, die genau gleich viele der vorher erhobenen pathologischen Befunde aufheben.
- nur ein oder wenige Muskeln zur Verfügung stehen und mehrere Therapeutika gleich gut testen.
- bei GHT mehrere Heilmittel NC sind.

Fall 267

A.B., w, 54 J; A: Seit Jahren Furunkelbildung, seit einem Jahr rez. Glutaealabszeß re, rez. Gesichts- und Lidschwellung bds

U: w Rectus, PMC bds; s TFL; NC: Tons 3, TL Glutaealabszeß, Xyloneural® und Echinachea comp.®; Mercurius cyanatus SPL.® und Lymphaden®; weitere Differenzierung des NC über Rectus: mit Mercur.cyanat. SPL® bleibt der Rectus auch trotz zusätzlicher TL zu Ni 10 normoton (Wirkungsgrad IV), mit Lymphaden® wird der Rectus mit TL zu Ni 10 wieder schwach (Wirkungsgrad weniger als Grad IV).

Therapie: NT mit einer Mischung aus Xyloneural® und Echinachea comp.® an Tonsillen und Glutaealabszeß; oral Mercurius cyanatus SPL®.

Nach 3 Wochen deutlich weniger Gesichtsschwellung, Glutaealabszeß und Furunkelbildung weniger ausgeprägt.

U: h Rectus, TFL, PMC bds; SC: Tonsille III, Glutealabszeß → NC durch Xyloneural® und Novanest® sowie Lymphdiaral Tr.®.

Weitere Differenzierung des Normotonus: Der durch TL an Tonsille III und Glutaealabszeß schwache Rectus wird mit Xyloneural® normoton, jedoch wieder schwach durch zusätzliche TL an Ni 10; mit Novanest® bleibt der Rectus trotz zusätzlicher TL zu Ni 10 hingegen stark → Therapie: Injektion von Novanest® an Tonsillen und Glutaealabszeß; oral Lymphdiaral Tr.®.

Nach insgesamt dreimaliger NT mit Begleittherapie anhaltende Besserung über einen Beobachtungszeitraum von 18 Monaten.

Diskussion: Die Furunkelbildung und der rez. Glutaealabszeß weisen auf einen Streuherd. Die Gesichtsschwellung lassen diesen Herd im Kopfbereich vermuten.

Durch TL und Doppel-TL konnte der vermutete Zusammenhang erstellt werden. Um einerseits zwei Lymphmittel und andererseits zwei Neuraltherapeutika, die jeweils NC testeten, weiter zu differenzieren, wurde mit Antiken Punkten und der Mittag-Mitter-

nachtsregel auf unterschiedliche Wirkungsgrad getestet. Jeweils nur ein Heilmittel erreichte die maximale Wirkungsgrad IV (der NC testende Rectus wird mit zusätzlicher TL zu Ni 10 nicht mehr geschwächt). Damit konnte einerseits das wirksamere Neuraltherapeutikum, andererseits das wirksamere Lymphmittel identifiziert werden.
Besonders wenn zwei oder drei Homöopathika NC testen bzw. gleich viele erhobene Befunde aufheben, ist diese Differenzierung der Wirkungsgrad in der Praxis sehr hilfreich.

B. Nadelstimulationen in der Akupunktur

1. Einleitung

Dieses Kapitel setzt eine Akupunkturausbildung mit praktischer Erfahrung über verschiedene Nadelstimulationstechniken voraus.
In China wird z.T. einer differenzierten Technik der Nadelstimulation fast die gleiche Bedeutung zugeordnet wie der Punkteauswahl. Im chinesischen Klassiker „Nei Jing" sind allein über 20 Sticharten beschrieben (weiteres siehe spezifische Literatur).

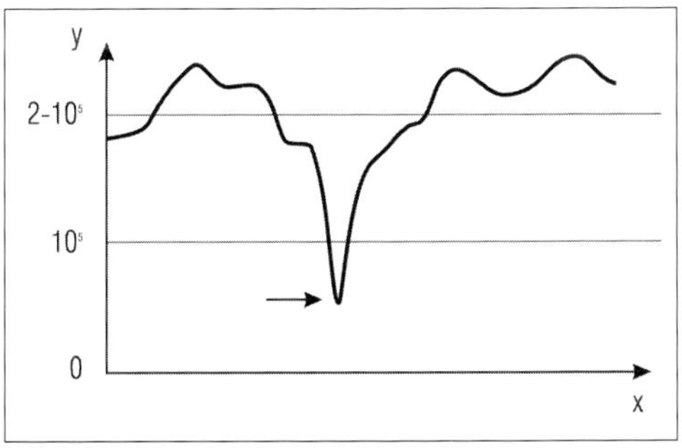

Meßtechnische Darstellung eines Akupunkturpunktes. a = Widerstandsmessung in einem klassischen Akupunkturpunkt. Die jeweilige verschiedene topographische Region, Hautfeuchtigkeit und Elekrodenauflagedruck ändern zwar das Widerstandsniveau, der prinzipielle Verlauf bleibt aber gleichartig. Der Pfeil weist auf die starke Widerstandsabnahme im Akupunkturpunkt. Die Y-Achse gibt den Widerstand in Ohm, die X-Achse den Weg auf der Hautoberfläche an (nach Straube 1987).

* Die Abbildungen auf dieser und der nächsten Seite wurden mit freundlicher Genehmigung des Autors und des Verlages übernommen aus: H. Heine: Lehrbuch der biologischen Medizin, 2. Auflage, Hippokrates Verlag, Stuttgart 1997.

Als „De-Qi" wird in der klassischen Akupunktur die energetische Sensation beschrieben, die beim Treffen der Nadel auf die entscheidende Gewebsstelle erfolgt. Diese kann sowohl vom Patienten als auch vom erfahrenen Akupunkteur gespürt werden.
Das „De-Qi" kann in der Epidermis seltener ausgelöst werden, aber regelmäßig in der Subcutis oder Muskulatur.
Akupunkturpunkte gelten für Heine als „Organe der Grundregulation".
Beim Arbeiten mit Somatotopien (Ohr, Mund, Yamamoto...) wird idealerweise die „Very-Point-Methode" empfohlen.

2. Nadelstimulationen

Bei Sonderformen der Akupunktur wie z.B. der Nadelung nach der „Ou-Rou-Methode" oder der „Feuerakupunktur" (glühende Nadeln) werden die Nadeln sofort wieder entfernt.
Die elektrische Stimulation ist eine moderne Ergänzung, insbesondere für die Analgesie. Mit AK läßt sich problemlos die optimale Frequenz testen: Suche die Frequenz und Stärke, die NC sind.

a. Tonisierung/Sedierung durch Rotation der Nadel

Der Reiz der gestochenen Nadel kann zusätzlich durch bestimmte Bewegungen so verändert werden, daß je nach Erfordernis des Krankheitsbildes eine Tonisierung, Sedierung, Anheizen, Abkühlen, Förderung oder Hemmung von Reaktionsabläufen bewirkt wird.

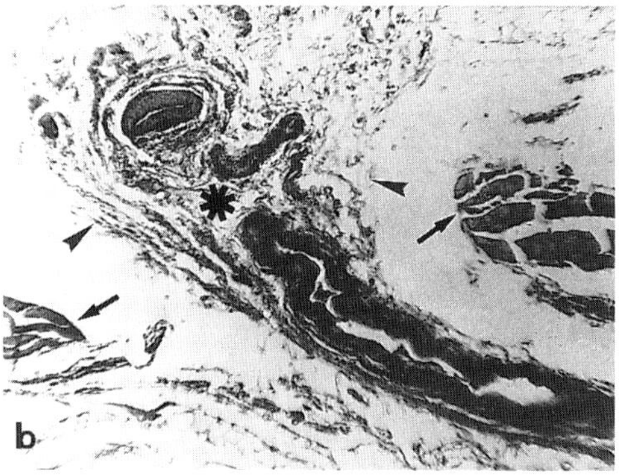

Akupunkturpunkt Fengshi: Histologischer Schnitt durch den scharf umschriebenen Perforationsbereich (Pfeile) mit durchtretendem Gefäßnerven-Bündel (Stern), eingehüllt in lockeres Bindegewebe (Pfeilköpfe).

Bei einzelnen Akupunkturschulen ist die Nadeldrehung im Uhrzeigersinn mit einer Tonisierung und die Drehung gegen den Uhrzeigersinn mit einer Sedierung verbunden, unabhängig davon, auf welchem Meridian sich der Punkt befindet.
Bei Maciocia ist eine komplexe Unterscheidung der Drehrichtung je nach Körperseite und Meridian beschrieben:

Tonisierende Wirkung:

Rotation der liegenden Nadel im Uhrzeigersinn:

3 Yang-Meridiane der rechten Hand	3 Yin-Meridiane der linken Hand
3 Yin-Meridiane des rechten Fußes	3 Yang-Meridiane des linken Fußes

Rotation der liegenden Nadel gegen den Uhrzeigersinn:

3 Yin-Meridiane der rechten Hand	3 Yang-Meridiane der linken Hand
3 Yang-Meridiane des rechten Fußes	3 Yin-Meridiane des linken Fußes

Sedierende Wirkung:

Rotation der liegenden Nadel gegen den Uhrzeigersinn:

3 Yang-Meridiane der rechten Hand	3 Yin-Meridiane der linken Hand
3 Yin-Meridiane des rechten Fußes	3 Yang-Meridiane des linken Fußes

Rotation der liegenden Nadel im Uhrzeigersinn:

3 Yin-Meridiane der rechten Hand	3 Yang-Meridiane der linken Hand
3 Yang-Meridiane des rechten Fußes	3 Yin-Meridiane des linken Fußes

Hier kann man erahnen, mit welchen diagnostischen Schwierigkeiten ein Akupunkteur ohne AKMT konfrontiert ist, um herauszufinden, welcher Akupunkturpunkt wie zu stimulieren ist.

b. AK-getestete Nadelstimulation

Nach dem Setzen der Akupunkturnadeln ist es möglich, mit Hilfe von Challenges die korrekte Stimulationsrichtung einer Nadel zu finden.
Praktisches Vorgehen: als dynamischer Challenge wird die gestochene Nadel in Richtung Uhrzeigersinn und auch gegenläufig rotiert und sofort danach ein starker Indikatormuskel getestet.
Jene Rotationsrichtung, die den starken Muskel (normoton oder hyperton) schwächt, ist die Therapierichtung bzw. die Stimulationsrichtung.
Während einer Akupunktursitzung zeigen die verschiedenen Nadeln oft verschiedene therapeutische Richtungen.
Jede Nadel wird in die gefundene Challengerichtung ca. 1–2 Minuten lang stimuliert und anschließend erneut getestet.
Ist der Rotationschallenge jetzt negativ, ist die therapeutische Reizung dieses Akupunkturpunktes erschöpft und diese Nadel kann entfernt werden.

Ist der Challenge bei einzelnen Nadeln weiterhin positiv, so wird der Vorgang wiederholt.

Diese Art der Akupunktur kann die Liegedauer der Nadeln auf wenige Minuten reduzieren.

- Bei sensiblen Patienten ist diese Stimulation nur mit Vorsicht anzuwenden.
- Gelegentlich gibt es Fälle ohne irgendeinen positiven Rotationschallenge – dann empfiehlt sich die normale Nadelung ohne Stimulation.
- Eine zu intensive Stimulation (zu stark, zu lang oder zu stark und lang) erkennt man daran, daß ohne erneuten Challenge der primär starke Indikatormuskel nach der Behandlung schwach testet oder die ursprünglichen Befunde (Schwäche, Hypertonus, TL´s...) wieder auftreten.

3. Fallbeispiele

Fall 268

P.F., m, 38 J; A: Erythema migrans am Oberarm nach Zeckenbiß mit positiver Borrelien-Serologie; nach Antibiose (AK-getestet) berichtete der Patient über bereits zwei Wochen andauerndes brennendes Gefühl im Hals, begleitet von Rhinitis; das Erythem am Oberarm war abgeklungen. Psoriasis bei allergischer Diathese.
U: GHT (Rectus, Latissimus und PMS bds) → SC: TL von KG 3, 4, Thymus und der schmerzhaften Halsregion → NC durch Akupunktur von KS 8 li, Dü 5 re und 3E 5 re.
Nach Nadelung wurde mit AK der Rotationschallenge an den Akupunkturpunkten ermittelt. Für alle drei Punkte handelte es sich um eine Rotation gegen den Uhrzeigersinn. Während nach zwei Minuten der KS 8 im AK-Test keine Schwäche mehr zeigte, dauerte es bei den beiden anderen Punkten vier bis fünf Minuten. Resultat war der stabile Normotonus aller Muskelbefunde und rasche Besserung aller akuten Beschwerden!

Fall 269

R.R., w, 33 J; A: akute Angina tonsillaris seit einer Woche, Besserung auf Zink und Vitamin C; jetzt noch Wundgefühl, gelbliches Nasensekret und Kopfschmerz temporal bds.
U: h Rectus, Piriformis, PMS bds; w Iliopsoas bds → NC: He 8 li, Ni 10 re, Lu 8 li, Le 3 re.
Nach Nadelung wurde über Challenge die jeweils sinnvolle Rotationsrichtung ermittelt. Während sich bei He 8 und Lu 8 ein positiver Challenge bei Rotation gegen den Uhrzeigersinn und bei Ni 10 im Uhrzeigersinn ergab, zeigte sich am Le 3 keinerlei Reaktion in die eine oder andere Richtung (selten!). Die Dauer der Stimulation betrug zwei Minuten, die Akupunkturnadel an Le 3 re verblieb für zwanzig Minuten. Danach waren alle Befunde ausgeglichen und die Patientin berichtete über Reduktion des Wundgefühls im Hals sowie Verschwinden der Kopfschmerzen.

X. Etablierte und überholte AK-Techniken zur Meridiantherapie

A. B&E-Technik / Setpoint-Technik

1. Grundlagen und Geschichte

Unter diesen Begriffen subsumieren sich kleine, elegante Techniken mit Akupunktur-Endpunkten, die sich aus der AK entwickelt haben und mit denen man vor allem bei chronischen Störungen, aber auch z.B. akuten Schmerzzuständen schöne Erfolge erzielen kann.

Grundlage dieser Techniken ist die Beobachtung Goodhearts, daß jedes Außen-Innen-Meridianpaar zwei Anfangs- oder Endpunkte am Kopf hat, über deren Stimulation man eine „Sollwertveränderung" körperlicher Regelkreise bewirken kann (B&E = Beginning and Ending; im Fall des Ma/MP-Meridianpaares z.B. Ma 1). Dadurch können offenkundig verschiedenste körperliche Parameter verändert werden:

- Schmerzen
- Empfindlichkeiten/Unverträglichkeiten
- Vegetative Parameter (axilläre Temperatur, oraler pH-Wert usw.)
- Phobien (nach Callahan) und andere emotionale Beschwerdebilder
- Chronisch rezidivierende Subluxationen, Fixationen und anderer knöcherner Läsionen

Über die B&E-Punkte soll nach einer Hypothese von Goodheart u.a. die Schaltung für somatische Verarbeitung psychischer Reize erfolgen, wobei der Nachweis für diese These naturgemäß schwierig ist. Allerdings spricht die klinische Praxis doch dafür, daß zumindest ein erheblicher Zusammenhang mit psychosomatischen Krankheitsbildern besteht. Des weiteren ist offensichtlich eine „Sollwert-Verstellung" körperlicher Regelkreise möglich.

Die erstgenannte Einsatzmöglichkeit war historisch auch die erste B&E-Technik – von Goodheart ursprünglich als „Melzack-Wall-Technik" bezeichnet.

Bei einem wegen eines fortgeschrittenen Tumorleidens im Sterben liegenden Freund verhalfen auch stärkste Schmerzmittel inkl. Morphium nicht zu ausreichender Beschwerdefreiheit. Goodheart untersuchte verschiedene Muskeln und fand, daß letztlich alle Befunde durch die Anfangspunkte des Magenmeridians ausgleichbar waren. 50 – 60maliges Klopfen der Punkte Ma 1 bds führte zu deutlicher Schmerzreduktion!

2. Untersuchung

Die Vorgehensweise beginnt idealerweise ausgehend vom schwachen Muskel, funktioniert aber auch vom hypertonen Muskel aus. Der schwache Muskel kann entweder per se das Problem sein (z.B. bei Schmerzpatienten), oder wird erzeugt durch:

- Alleinige TL oder TL mit mechanischer Irritation eines Schmerzgebietes
- Ein unverträgliches Nahrungsmittel oder anderes Allergen
- Noxen (wie z.B. Candida-Antigen bei chron.-rez. Candidose oder Zigarettenrauch bei chemischer Überempfindlichkeit gegen Rauch)
- TL eines ständig wieder blockierenden Segmentes des Bewegungsapparates o.ä.
- Emotionaler Challenge (z.B. Vergegenwärtigung einer Flugangst oder Autofahrt durch Tunnel)

Dann wird überprüft, durch TL welcher B&E-Punkte die Schwäche aufhebbar ist –

Die B&E Punkte

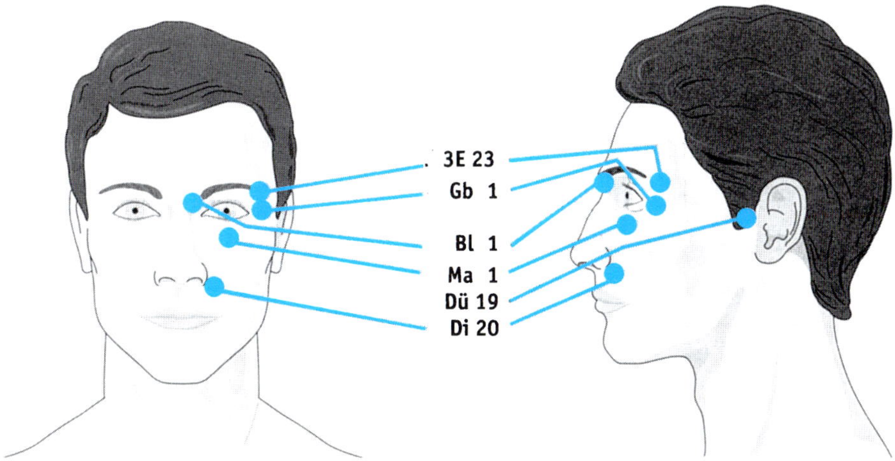

3E 23 = 3E/KS, Gb 1 = Gb/Le, Dü 19 = Dü/He, Ma 1 = Ma/MP, Bl 1 = Bl/Ni, Di 20 = Di/Lu

B&E-Technik / Setpoint-Technik

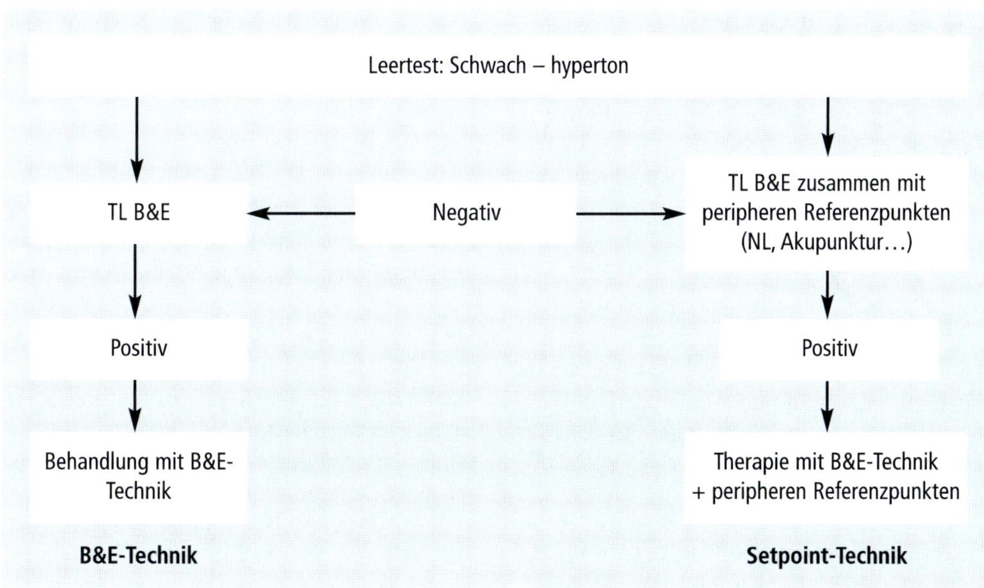

egal, ob es sich um die ursprüngliche Muskelschwäche handelt oder sie durch Challenge/TL hervorgerufen wurde.
Das verblüffende ist, daß sich fast immer ein oder mehrere Punktepaare finden, durch die das der Fall ist.

3. Therapie

Die Therapie ist denkbar einfach:

- Als erstes werden alle homöopathischen, orthomolekularen oder anderen für den Fall notwendigen Heilmittel und alle sonstigen individuell indizierten Korrekturen (z.B. manuell, Neuraltherapie usw.) getestet und ggfs. durchgeführt.

- Danach erfolgt durch den Behandler die Stimulation der B&E-Punkte wie folgt: jeweils ein Punktepaar wird mit 1-2 Fingerkuppen (meist der Finger II oder II und III zusammen) zeitgleich beklopft („getapt“); ca. 50–60 mal bei einer Frequenz von ungefähr 1 mal / Sekunde.
- Als **B&E-Technik** wird die Stimulation der Punkte alleine bzw. bei gleichzeitiger Durchführung von TL oder mechanischem, chemischem oder emotionalem Challenge bezeichnet.
- Als **Setpoint-Technik** wird die Stimulation der Punkte mit gleichzeitiger TL des Patienten zu assoziierten peripheren therapeutischen Referenzpunkten bezeichnet. Dies klingt vielleicht komplizierter, als es ist: Zu den Punkten Dü 19 gehören z.B. KG 4 und der Rectus femoris – NL, zu Gb 1 gehört der Alarmpunkt Gb 24 und als NL derjenige von PMS und Popliteus → der Patient würde in diesem Fall beide Hände über die Leber bis zum rechten Sternumunterrand legen (s. Alarmpunkte, Kap. II. C. 5 und NL-Reflexe, Appendix).

B&E- und Setpoint-Technik können bei Bedarf beliebig wiederholt werden.

Auch kann der Akupunkteur anstelle der manuellen Stimulation entsprechend Nadeln an die gefundenen B&E-Punkte setzen (z.B. während der Exposition mit dem unverträglichen Agens) – wobei aber die Ergebnisse nicht besser sind.

4. Toleranzsteigerung bei Intoleranzen

Hier erfolgt als Challenge die Exposition gegenüber dem Allergen – z.B. Weizen oder Candida-Antigen.

Während eine kleine Menge des Allergens auf der Zunge liegt und so die Schwäche – oder selten den Hypertonus – des Indikatormuskels erzeugt, werden mit TL die B&E-Punkte gesucht, die wieder zur Stärkung des Muskels führen. Diese Punkte werden dann 50–60 mal wie oben angegeben stimuliert; danach sollte keine AK-Reaktion mehr auf das Allergen nachweisbar sein.

Die Erfolgsquote ist beim Erwachsenen mit etwa 40% anzusetzen; bei Kindern ist sie mit 60% doch deutlich höher.

Wichtig ist, daß auf jeden Fall alle Zusatztherapien vorher bzw. begleitend durchgeführt werden.

Bei Berücksichtigung dieser Kriterien kann die Karenzzeit von unverträglichen Nahrungsmitteln (z.B. Hefe) verkürzt werden.

Im Fall von Candida- oder anderen mykotischen Belastungen kann diese Toleranzsteigerung aber keinesfalls eine notwendige antimykotische Therapie mit all den Begleitmaßnahmen ersetzen!

5. Phobien-Behandlung

Hierzu sei auf das Lehrbuch Gerz und das Buch von Callahan verwiesen.

6. Schmerzbehandlung mit B&E und Bach-Blüten

Die folgende Modifikation wird sehr erfolgreich von Tracy Gates (mod. nach Sockander) verwendet, wenn Lokalanästhetika und andere Schmerzmittel nicht verfügbar sind: Zuerst werden die Bach-Blüten, dann die B&E-Punkte gesucht, die Challenge/TL zur Schmerzregion oder ursprüngliche Schwäche aufheben.

Dann werden die Bach-Blüten oral gegeben und, während sie im Mund sind, die gefundenen B&E-Punkte stimuliert. Die Bach-Blüten werden dann weitergegeben; bei auch nur geringem Ansprechen kann die Technik beliebig wiederholt werden.

Natürlich können auch andere energetisch wirksame Heilmittel (Phytotherapie, Homöopathie, andere Blütenessenzen) statt der Bach-Blüten verwendet werden.

7. B&E-Punkte und funktionelle Neurologie

Von der englischen Osteopathin Tracy Gates stammt auch der Hinweis, daß sich vor allem bei neurologischen Problemstellungen das systematische Arbeiten mit der Zuordnung orthomolekularer Substanzen zu den einzelnen B&E-Punkten hervorragend bewährt.
Vorgehen:
Wird ein starker Muskel (normoton oder hyperton) durch TL zu einem (oder mehreren) B&E-Punkt(en) schwach, so suche die orthomolekulare(n) Substanz(en), die diese Schwächung als NC wieder aufheben.
Als Erweiterung ist noch die zusätzliche Testung der Yin-Endpunkte am Körper möglich. Hierzu werden als Einstieg zuerst die „normalen" B&E-Punkte am Kopf (Yang) untersucht; vor der Korrektur wird dann aber mit Doppel-TL untersucht, ob ein oder mehrere der Yin-Endpunkte die TL zu den Yang-Endpunkten aufheben.

Die Tabelle auf der nächsten Seite zeigt diese häufig gefundenen Korrelationen.

Nach Gates dient diese Technik primär dazu, mit AK einen Zugang zu den relativen Verhältnissen der Neurotransmitter zueinander zu erhalten. Sie sucht dann - basierend auf den positiven Yang und Yin B&E-Punkten - die Cofaktoren, die möglichst viele der Punkte als NC aufheben.
Beispiel: Wären z.B. die Punkte 3E 23 und Di 20 als Yang-Punkte und MP 21 als Yin-Punkt per Doppel-TL positiv, so weist dies v.a. auf Vitamin B 6 hin.
Interessant und auf jeden Fall weiter untersuchungsbedürftig ist der Hinweis von Tracy Gates, daß die so gefundenen Co-Faktoren nicht nur mit Vollblut-Mineralstoffanalysen und Vitaminbestimmungen übereinstimmen, sondern auch mit Aminosäurenanalysen!
Wissbegierige auf diesem Spezialgebiet mögen sich bitte direkt an Tracy Gates wenden!

B. „Now and Won"-Technik

In der AK-Literatur wird diese Technik für einen einfachen Meridianausgleich verwendet. Normalerweise führt die TL zum Alarmpunkt des Meridians mit Maximalzeit zum Untersuchungszeitpunkt zu einer Schwächung eines normotonen Indikatormuskels (s. Kap. V C 2). Ist dies nicht der Fall, liegt eine Störung im oberflächlichen Qi Fluß vor (s. Ohrganuhr) und es kann dann folgendes versucht werden: Der Patient berührt mit seinen Fingern den Alarmpunkt des Innen-Außen-Partners des Meridians, der zum Untersuchungszeitpunkt seine Maximalzeit hat. Nun wird gleichzeitig über dem Akupunkturpunkt LG 20 eine manuelle Stimulation mit 20–30 mal intensivem Klopfen durchgeführt. Diese Technik wurde von Chris Smith, D.O., eingeführt; dient aber auch seiner Meinung nach nur für oberflächliche Korrekturen.

B&E-Punkte Yang	Cofaktoren zur Synthese	Funktion/ Neurotransmitter	Cofaktoren zum Abbau	B&E-Punkte Yin	Beachte!
Dü 19	Tyrosin, Folsäure, C Cu, Fe, B 3, B 6	Noradrenalin	Threonin, Zn, EFA	He 1	Nebenniere
Gb 1	Cholin, B 1, B 5, Mn, E	Acetylcholin	B 2, B 3	Le 14	
3E 23	B 6, Zn, B 5, Adrenal, Chrom, Inositol	Zuckerstoffwechsel	Threonin, Zn, EFA	KS 1	Zucker meiden
	Tyrosin, Folsäure, C Cu, Fe, B 3, B 6	Noradrenalin			
Bl 1	5-HTP, Tryptophan, B 3, B 6, Folsäure, Fe	Serotonin	Zn, Chrom	Ni 27	Meide Tryptophan-haltige Nahr.mittel*
Ma 1	Histidin, B 6	Histamin	Zn, Cu , B 6, Glutamin	MP 21	Histamin-Intoleranz
Di 20	Glycin, Folsäure, B 2, B 6, Mn	Glycin			
	Glutaminsäure, B 1, B 2, B 3, B 5, B 6, Zn, Mn, α-Liponsäure	GABA	B 6, B 3	Lu 1	
KG 24	Tyrosin, B 6, Folsäure, B 3, Cu, C	Dopamin	Zinc, Chrom	LG 27	

* = Milch, Käse, Soja, Eier, Nüsse (v.a. Cashew), Mandeln, Kakao

C. Überholte Techniken aus der AK-Geschichte

Die AK steht seit ihren ersten Jahren in einem dynamischen Auf- und Umbau. Was vor fünf oder zehn Jahren aktuell war und gelehrt wurde, ist heute schon häufig überholt, ja teilweise nicht mehr schlüssig oder nicht mehr nachvollziehbar. Dies mindert keineswegs den Wert dieser „überholten Techniken"; vielmehr konnte durch ständiges Hinterfragen und Überprüfen die AK ständig weiterentwickelt werden, so daß heute die allermeisten AK-Muskelbefunde sinnvoll interpretiert werden können und eine klare Vorgehensweise vorliegt.
Zusammenhänge wie sie heute mittels AK durch die Integration der Akupunkturlehre, des Grundsystems, der Herdlehre usw. erkennbar sind, waren vor 10 oder 20 Jahren noch undenkbar. Sie ergeben ein zusätzliches Diagnostik-System neben der bekannten schulmedizinischen Physiologie und Pathophysiologie. Die Autoren möchten in diesem Sinne die nachfolgend beschriebenen Techniken nicht als falsch, sondern als überholte, aber wichtige AK-Entwicklungsschritte sehen, so wie dieses Buch selbst ebenfalls eine momentane Bestandsaufnahme darstellt und sicher bald weitere Erkenntnisse hinzukommen.

1. „Then and Now"-Technik

Eine der frühen Akupunktur-Techniken von Goodheart ist die „Then and Now"-Technik, die bei Beschwerden, die immer zu einer bestimmten Tageszeit auftreten, angewandt wurde.
Diese Technik wurde empfohlen, wenn ein starker Muskel durch gleichzeitige DTL zum Alarmpunkt der Symptomzeit und zum Alarmpunkt der Untersuchungszeit schwach wurde (s. Organuhr). Die einzeln durchgeführte TL zu diesen Alarmpunkten sollte dabei keine Reaktion verursachen.
Smith beschrieb Jahre später, daß der Alarmpunkt der Untersuchungszeit schon normalerweise eine positive TL zeigt, da dieser Meridian zur Maximalzeit in „Fülle" steht (s. auch Kap. II C Alarmpunkte). Damit ist die beschriebene Technik nicht mehr durchführbar.

2. Pulstaststellen und AK-Diagnostik

Ein wichtiges Diagnostikum in der TCM besteht in der subtilen palpatorischen Untersuchung der Pulstaststellen (siehe spezifische Literatur) im Bereich des Radialispulses entlang des Lungenmeridianes.
In der amerikanischen AK-Literatur wird beschrieben, daß eine positive TL an einer oder mehreren Pulstaststelle(n) als Hinweis für eine Störung in den jeweils zur Taststelle zugeordneten Meridianen gelten kann.
Nach Erfahrung der Autoren - besonders durch die Arbeit mit den Antiken Punkten - kann dies wegen der häufig positiven TL`s wichtiger Akupunkturpunkte an diesen Lokalisationen nicht nachvollzogen werden.
Im Bereich der Pulstaststellen befinden sich zwei wichtige Antike Punkte sowie ein bedeutender Kardinalpunkt:

- **Lu 8** ist der Elementpunkt des Lungenmeridianes und zeigt damit häufig eine positive TL an der mittleren Pulstaststelle der li. Hand (s. obige Abb.). Dies weist nach Erfahrung der Autoren nicht auf eine Störung von Le/Gb hin!
  Vielmehr handelt es sich um einen „aktuell aktiven Akupunkturpunkt", der therapeutisch sehr gut eingesetzt werden kann. Lu 8 als Elementpunkt der Lunge weist in diesem Fall auf folgende therapeutische Wirkungen: Tonisierung der Ni, Kontrolle der Le, Förderung des He und KS sowie Sedierung von MP.
- Weiters findet sich an der proximalen Pulstaststelle der Einschaltpunkt eines wichtigen Sondermeridianes: **Lu** 7, der Kardinalpunkt des KG, zeigt hier oft eine positive TL – insbesondere im Rahmen eines Switching!

- Ebenfalls ist **Lu 9** als Tonisierungs- und Quellpunkt ein bedeutender Punkt (dieser liegt an der distalen Pulstaststelle).

3. Antike Punkte in der AK-Geschichte

In den 60'er Jahren hat Goodheart für die Akupunkturlehre vorwiegend die Arbeiten von Felix Mann zitiert. Dieser beschrieb für jeden Meridian (Beispiel: Dü)

- zwei rein sedierende Punkte (z.B. Dü 8 als Sedierungspunkt und Ma 36 als Elementpunkt der sedierenden Wandlungsphase für Dü)

und

- zwei rein tonisierende Punkte (z.B. Dü 3 als Tonisierungspunkt und Gb 41 als Elementpunkt der tonisierenden Wandlungsphase für Dü).

Zusätzlich beschrieb er zwei weitere Punkte, die nur in Verbindung mit den zwei vorherigen Punkten eine entsprechend stärkere tonisierende oder sedierende Wirkung erzielen sollten. Es sind dies Dü 2 (Kontrollpunkt) und Bl 66 (Elementpunkt der Kontroll – Wandlungsphase für Dü).

Eine genaue Überprüfung der Wirkung dieser Punkte konnte anfangs nicht sicher vollzogen werden, da die AK selber noch im Fluß wichtiger Entwicklungen stand.

Erst die sichere Integration des Hypertonus in die alltägliche Praxis, wie sie besonders in der ärztlich-medizinischen Ebene Anfang der 90er Jahre vollzogen wurde, schaffte die Basis für eine tatsächliche Überprüfung der Antiken Punkte.

Die in den letzten Jahren von den Autoren vollzogene Untersuchung der Antiken Punkte mit AK zeigte, daß sowohl der Kontrollpunkt als auch der Elementpunkt der Kontrollphase einen Meridian sedieren (ohne gleichzeitiger Verwendung anderer sedierender Punkte). Dies wird im Kapitel III dieses Buches eingehend beschrieben.

Eine tonisierende Wirkung von Kontroll- und Elementpunkt der Kontroll-Wandlungsphase zusammen mit den zwei tonisierenden Punkten (Tonisierungspunkt oder Elementpunkt der tonisierenden Phase) konnte nicht nachvollzogen werden.

Im Konzept von Mann war der Unterstützungspunkt und das Unterstützungselement nicht eingebaut. Gerade diese Punkte zeigen mit AK die stärkste tonisierende Wirkung!

Weitere Techniken aus der AK-Geschichte (z.B. „Now-Time“), die vorwiegend die Beeinflussung des oberflächlichen Qi-Flusses innerhalb der Organuhr betreffen, werden in diesem Buch nicht mehr behandelt, da sie sich aus heutiger Sicht zum Teil widersprechen oder nur selten nachvollziehbar sind und somit in der modernen AK-Praxis kaum Bedeutung erlangen.

XI. Konsequenzen, Perspektiven und Ausblicke

A. Somatotopien / Mikrosysteme

Allgemein bekannte Somatotopien oder Mikrosysteme wie z.B. am Ohr oder die Zonen am Schädel nach Yamamoto haben sich in der Praxis gut bewährt.
Einzelne neuere, noch weniger bekannte Mikrosysteme liegen direkt im Meridianverlauf. Diese finden sich auf jenen Streckenabschnitten, auf denen sich sedierende und tonisierende Antike Punkte eines Meridianes sehr nahe kommen. Offenbar befindet sich auf der Strecke dazwischen eine optimal ausgleichende Zone.

1. Beispiel Di

Entlang der radialen Seite des Os metacarpale II befindet sich ein Mikrosystem, welches auf der Strecke zwischen Di 3 (Unterstützungspunkt) und Di 5 (Kontrollpunkt) liegt und als ECIWO (Embryo Containing Information of the Whole Organism) bekannt ist. Somit bekommt die gesamte Strecke, auf der auch der Punkt Di 4 liegt, eine besondere Bedeutung. Es sollte also in diesem Bereich nicht nur Di 4, sondern das Areal proximal und distal davon mit TL untersucht werden.

2. Beispiel Dü

Das Areal zwischen Dü 2 (Kontrollpunkt) und Dü 3 (Tonisierungspunkt und Kardinalpunkt) wurde von Gleditsch in den letzten Jahren als eigenes variables Mikrosystem (Dü 3v) mit Indikationen für Kiefergelenk, Schulter, Wirbelsäule beschrieben. Auch hier soll ein ganzes Areal mit TL überprüft werden.

3. Beispiel Lu

Auf dem Areal zwischen Lu 11 (Unterstützungspunkt und Lu 10 (Kontrollpunkt) hat Voll mehrere wichtige Testpunkte für das lymphatische System beschrieben.
Bei positiver TL auf dieser Strecke kann der gefundene Punkt therapeutisch hocheffizient eingesetzt werden.

4. Ausblick: Weitere Zonen mit ähnlicher Konstellation

a. Areal zwischen **Le 3** (Unterstützungspunkt) und **Le 4** (Kontrollpunkt)
b. Areal zwischen **Ni 2** (Unterstützungspunkt) und **Ni 3** (Kontrollpunkt)
c. Areal zwischen **Ma 43** (Kontrollpunkt) und **Ma 44** (Unterstützungspunkt)
d. Areal zwischen **3E 1** (Unterstützungspunkt), **3E 2** (Kontrollpunkt) bzw. **3E 3** (Tonisierungspunkt)

Konsequenz: Wenn in einem Meridian-Umlauf eine Störung vermutet wird, kann mit AK das dazupassende Areal laut obiger Liste auf einen therapeutisch sehr wirksamen Punkt untersucht werden.

B. Wirkungserklärung gängiger Akupunkturpunkte aus dem Blickwinkel der Fünf Elemente

1. Elementpunkte

Ma 36 ist aus dem chinesischen als „Drei Meilen"-Punkt bekannt, was bedeutet, daß man mit diesem Punkt noch drei Meilen weiter gehen kann. Der Beiname „Göttliche Gleichmut" weist auf die psychische Bedeutung hin.
→ **Ma 36 als Elementpunkt Ma** steht gegenüber der Galle in der Position der Unterstützung. Das heißt: Ma 36 ist der am stärksten tonisierende Punkt für die Gallenblase. Damit wird der aktive Teil des Holzes (bewegende Muskulatur) maximal gefördert.

Di 1 gilt als ein bedeutender Analgesiepunkt – besonders für die obere Körperhälfte.
Die meisten Kopfschmerzen und andere wechselhafte Schmerzen am Körper werden der Wandlungsphase Holz zugeordnet – der überwiegende Teil davon betrifft die Galle.
→ **Di 1 als Elementpunkt Di** steht gegenüber der Gallenblase in der Position der Kontrolle und ist damit der Akupunkturpunkt mit der stärksten Sedierung der Galle.

2. Unterstützungspunkte

Le 3 ist bekannt als wirksamer Akupunkturpunkt bei Beschwerden wie Verdauung, Stoffwechsel, Spasmen, Muskulatur usw. .
→ **Le 3 als Unterstützungspunkt Le** tonisiert stark Le und KS (stärker als die jeweiligen Tonisierungspunkte) bei gleichzeitig starker Sedierung der Galle. Dies erklärt die Beeinflussung der obigen Beschwerden in einem neuen Licht. Gerade bei Gb beobachtet man häufig ein überschießendes Yang, welches wiederum häufig mit einem Yin-Zustand der Leber verbunden ist. Der Punkt Le 3 löst diesen Zustand am besten mit gleichzeitiger Unterstützung des KS.

Gb 34 gilt als Meisterpunkt von Sehnen und Muskulatur.
→ **Gb 34 als Unterstützungspunkt Gb** tonisiert stark Galle und 3E (stärker als der jeweilige Tonisierungspunkt) bei gleichzeitiger Sedierung der Leber. Dies erklärt die starke Wirkung auf die Muskulatur und Sehnen. Patienten mit Muskel- und Sehnenaffektionen können durch diesen Punkt eine Unterstützung erfahren.

Bl 60 ist als wichtiger Schmerzpunkt besonders im Meridianverlauf bekannt.
→ **Bl 60 als Unterstützungspunkt Bl** tonisiert stark Bl und Dü (jeweils stärker als der Tonisierungspunkt) bei gleichzeitiger Sedierung der Niere. Die unterstützende Wirkung auf den Blasenmeridian weist auf den Einsatz bei chronischen Schmerzen mit Yin-Charakter hin (im Gegensatz zu Bl 54 – s. dort).

MP 9 gilt in der Akupunktur als wichtiger regionaler Punkt für Knie, Urogenitaltrakt und Verdauung.
→ **MP 9 als Unterstützungspunkt MP** tonisiert stark MP und Lu (jeweils stärker als der Tonisierungspunkt) bei gleichzeitiger Sedierung des Magens. Patienten mit Verdauungsschwäche zeigen oft eine Schwäche bzw. Erschöpfung des MP bei gleichzeitigem Yang-Zustand des Magens. MP 9 löst diesen Zustand am besten mit gleichzeitiger Unterstützung der Lunge.

3. Kontrollpunkte

Bl 40 hat Indikationen für Knie, untere Extremität, Ischialgie, Lumbalgie, Miktion usw.
→ **Bl 40 als Kontrollpunkt Bl** wirkt stark sedierend, wodurch die stark ableitende Wirkung bei akuten Beschwerden im Blasenmeridian-Bereich erklärt wird.

Bei viele akuten Lumboischialgien findet sich hier eine massive Stauung. Bl 40 löst diesen Zustand oft sehr effizient bei gleichzeitiger Unterstützung der Niere.
He 3 gilt als regional wichtiger Punkt für Epicondylopathien und psychische Affektionen.

→ **He 3 kontrolliert Herz und Niere** bei gleichzeitiger Unterstützung des Dü. Der erfolgversprechende Einsatz bei funktionellen Herzbeschwerden und psychischen Zuständen mit Yang-Kriterien wird so offensichtlich.

C. Geschmacksrichtungen und Fünf Elemente

Aus der üblichen Fachliteratur und über die Akupunkturschulen ist die Bedeutung und Auswirkung der verschiedenen Geschmacksrichtungen, wie sie den Wandlungsphasen nach der TCM zugeordnet sind, nur schemenhaft ersichtlich.
Meist heißt es, daß sowohl ein zuviel als auch ein zuwenig einer Geschmacksrichtung dem zugeordneten Element mit seinen entsprechenden Organen schaden würde. Ebenso soll eine Abneigung oder Gier einer Geschmacksrichtung auf eine Störung in der entsprechenden Wandlungsphase hinweisen. Wie diese Störung zu beheben ist, bleibt meist unklar.

1. Kontrollzyklus

Im Neijing (altes Standardwerk der TCM) finden sich folgende Aussagen:
Personen mit Erkrankungen an einem (oder mehreren) der „fünf inneren Organe" (Herz, Milz, Lunge, Niere, Leber) sollen Lebensmittel mit bestimmter Geschmackszuordnung meiden:

- Der Herzkranke (Feuer) soll keine salzigen Speisen essen, weil das Wasser, dem diese Speisen angehören, das Feuer löschen kann. So soll z.B. Schweinefleisch, welches als „salzig" klassifiziert wird und damit dem Wasser zugeordnet ist, möglichst gemieden werden.
- Der Milzkranke (Erde) soll keine sauren Speisen essen, weil das Holz, dem diese Speisen angehören, die Milz überwältigen kann.
- Der Lungenkranke (Metall) soll keine bitteren Speisen essen, weil das Feuer, dem diese Speisen angehören, die Lunge überwältigen kann.
- Der Nierenkranke (Wasser) soll sich süße Speisen abgewöhnen, weil die Erde, dem diese Speisen zugeordnet sind, die Nieren überwältigen kann.
- Der Leberkranke (Holz) soll keine scharfen Speisen essen, weil das Metall, dem diese Speisen zugeordnet sind, die Leber überwältigen kann.

Hier wird präzise die Beeinflussung durch den Kontrollzyklus beschrieben!

Aber auch die anderen Beeinflussungszyklen der Fünf Wandlungsphasen können viele der Wirkungen einzelner Nahrungsmittel erklären. Allerdings ist die Zuordnung der Nahrungsmittel zu einer (oder mehreren) Geschmacksrichtung(en) und damit zu einem (oder mehreren) Element(en) nur teilweise ersichtlich und muß in entsprechender Literatur nachgelesen werden.
Einige Beeinflussungen von Nahrungsmitteln mit Hilfe der Regeln der Wandlungsphasen sind nachfolgend beispielhaft dargestellt. Beispiele für den Kontrollzyklus werden nicht nochmals angeführt.

2. Tonisierungszyklus

- In unserer Volksmedizin wird „bittere Medizin" wie z.B. ein Magenbitter zur Förde-

Kreise mit Elementen und Geschmacksrichtungen

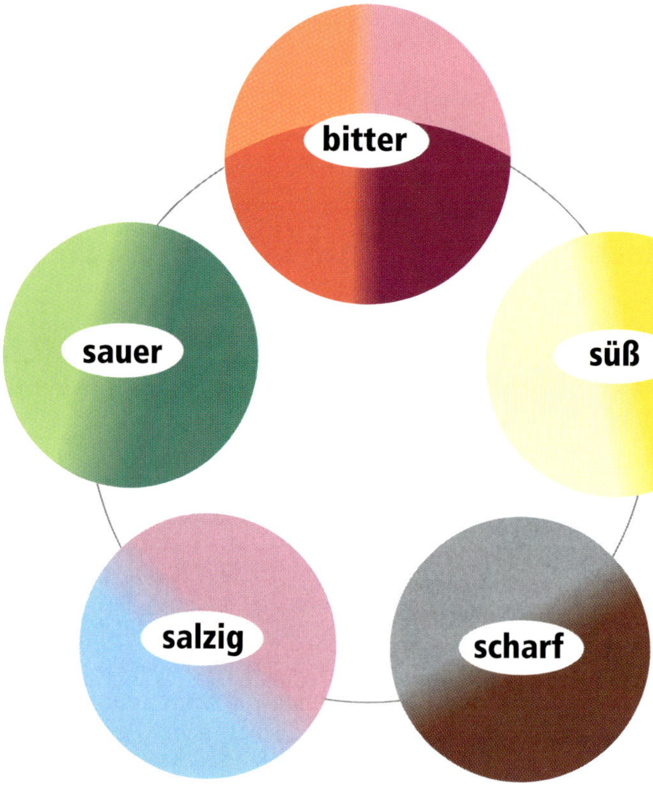

rung der Verdauung eingesetzt. Der bittere Geschmack, der dem Feuer zugeordnet ist, stellt eigentlich den Mutter-Sohn-Zyklus zur Erde dar, was einer Tonisierung des Ma/MP entspricht.

- So erklärt sich auch die tonisierende Wirkung von Honig (Erde), die bei Erkältungen mit Husten eingesetzt wird (Metall). Der Ausdruck „Brustzucker" weist direkt auf die Indikation.
- Essig, der als saurer Geschmack dem Holz zugeordnet ist, tonisiert das Feuer (Mutter-Sohn-Zyklus), was auch im Spruch „sauer macht lustig" zum Ausdruck kommt.

3. Unterstützungszyklus

- Bekanntlich bewirkt scharfes Essen eine Erwärmung, sodaß man schon beim Essen zum Schwitzen kommt. Der scharfe Geschmack ist dem Metall zugeordnet und steht zum Feuer in der Unterstützungsposition. Dadurch erklärt sich die rasche Wärmeentwicklung (s. auch Abb. S. 77, Qi Brunnen):
- Der bittere Geschmack (Feuer) ist zum Wasser in der Position der Unterstützung. Auch in der europäischen Naturheilkunde ist bekannt, daß Bitterstoffe die Diurese anregen.
- Aus der Betrachtung der Fünf Wandlungsphasen könnte Essig (Holz) eigentlich gut zur Unterstützung von Infekten des Respirationstraktes (Metall) angewendet werden – da aber gleichzeitig eine Tonisierung des Feuers entsteht, scheidet der Einsatz bei Entzündungen aus.
- Salz (Wasser) steht zur Erde in der Position der Unterstützung. Bei Substanzverlust

(z.B. Fasten), der wegen des Gewebeverlustes der Erde zugeordnet wird, kann mit Salz (Wasser) eine Unterstützung erreicht werden.

4. Sedierungszyklus

Süße Speisen (Erde), dauerhaft genossen, sedieren das Feuer, was sich in einer zunehmenden Antriebslosigkeit und Schwere bemerkbar macht.
DD: Vorübergehend kann Süßes (z.B. Nudeln) über den Unterstützungszyklus das Holz (Muskeln, Bewegung, Sport) stark fördern.

5. Zusammenfassung

Generell weisen wir darauf hin, daß mit der Geschmackszuordnung praktisch nur das Element eines Nahrungsmittels definiert ist. Natürlich müssen bei genauer Auseinandersetzung mit Lebensmitteln nach der TCM weitere Kriterien wie z.B. Wirkungsrichtung, Temperatur usw. berücksichtigt werden.

Die Bedeutung der thermischen Qualität von Lebensmitteln wurde schon im Kapitel V. G. aufgezeigt. Die anderen Qualitäten sind aus entsprechender Fachliteratur zu entnehmen. In diesem Buch soll auf die Interaktion mit den Regeln der Fünf Wandlungsphasen hingewiesen werden.

Zusammenfassend kann gesagt werden, daß auch in der Ernährung die Regeln der Fünf Elemente berücksichtigt werden sollten. Dabei gilt auch hier die alte Regel, daß der Kontroll- und Unterstützungszyklus meist für raschere, aber kürzere Wirkungen eingesetzt werden kann, während hingegen der Tonisierungs- und Sedierungszyklus für langsamere, aber längerdauernde Wirkungen zum Einsatz kommt.

Zur Erhaltung der Gesundheit sind somit eher die Zyklen der Tonisierung/Sedierung wichtig, während zur Therapie bei Erkrankungen eher die Zyklen der Kontrolle/Unterstützung Bedeutung haben.

D. Epilog

Da die AK als Untersuchungsmethode für das Meridiansystem hervorragend geeignet ist, können viele Bereiche der Akupunkturlehre neu geprüft werden. Dies kann der Akupunktur dazu verhelfen, etwas von ihrem leider immer noch mystischen Anstrich zu verlieren.
Bischko schreibt in einem Vorwort der „Deutschen Zeitschrift für Akupunktur", Heft 4, August 1997, daß die heutige akupunkturistische Jugend sich oft im esoterischen Aufgehen der TCM gefällt, und der Meinung sei, daß von dort alles besser käme. Er sagt, daß viele Belege dafür sprechen, daß die Chinesen selber unterschiedlicher Auffassung seien, was eine Schulung bedeute, und verweist auf die Problematik der Verschiedenheit der chinesischen Akupunkturschulen und der Verschiedenheit der Deutung einzelner chinesischer Schriftzeichen.
Tatsächlich beschreibt auch Kubiena als Professorin der Sinologie in Wien in der gleichen Ausgabe die Problematik der chinesischen Begriffsklärung am Beispiel der Antiken Akupunkturpunkte. Wir hoffen, daß unser Buch einen Beitrag zur Klärung der z.T. mystisch anmutenden Regeln und Zusammenhängen der Akupunkturlehre bietet. Schlussendlich zeigte sich für uns eine relativ einfache und logische Systematik dahinter.
Es bleibt die Akupunkturlehre als geniales antikes System, welches heute noch volle Berechtigung und Wirkungsweise hat.

Mit modernen Untersuchungsmethoden wie der AK können zum Teil schwierig erklärbare Regeln des Systems neu geklärt und beschrieben werden.
Natürlich muß damit auch eingeschlossen werden, daß kleine Korrekturen, Ergänzungen oder Erneuerungen notwendig sein können.

Die Akupunkturlehre bietet über die bekannten klassischen Einsatzgebiete hinaus für wichtige Themen wie z.B. die Herdlehre, das hormonelle System, das Grundsystem u.ä. eine präzise Landkarte für Zusammenhänge und mögliche Therapieansätze.

Voraussetzung dafür ist allerdings, daß mit einem genauen Messinstrument die Meridian-Situation und die Akupunkturpunkte überprüft werden können.

Dieses Messinstrument soll
- für viele zugänglich sein – was die Pulsdiagnostik sicherlich nicht ist – s. Kap. I. B)
- eine hohe Reproduzierbarkeit und Vergleichbarkeit zeigen, was in der AK in einem Ausmaß bis zu 90% gegeben ist (Burtscher).

Für die Autoren war die Überprüfung der klassischen Akupunkturlehre mit Hilfe der AK wie ein Geschenkpaket, welches mit vielen Überraschungen allmählich geöffnet werden konnte.
Je länger die Beschäftigung dauerte, um so faszinierender und zugleich einfacher waren die Zusammenhänge, die sich daraus ergaben.
Wir wünschen allen Lesern bei der praktischen Umsetzung dieser Materie jene Faszination und Freude, die wir dabei erleben konnten.

Appendix

A. Neurolymphatische und Neurovaskuläre Reflexpunkte

1. Neurolymphatische Reflexpunkte (NL)

In der täglichen Praxis der meisten AK-Therapeuten sind die wichtigsten Reflexpunkte die sogenannten Neurolymphatischen Reflexpunkte (NL).

Goodheart beschrieb in den 60er-Jahren erstmals die wechselseitige Zuordnung von Muskeln, **neurolymphatischen Reflexpunkten** und Organen. Tatsächlich hatte er herausgefunden, daß die von dem amerikanischen Osteopathen Chapman früher beschriebene Zuordnung der einzelnen Reflex-

Neurolymphatische Reflexpunkte

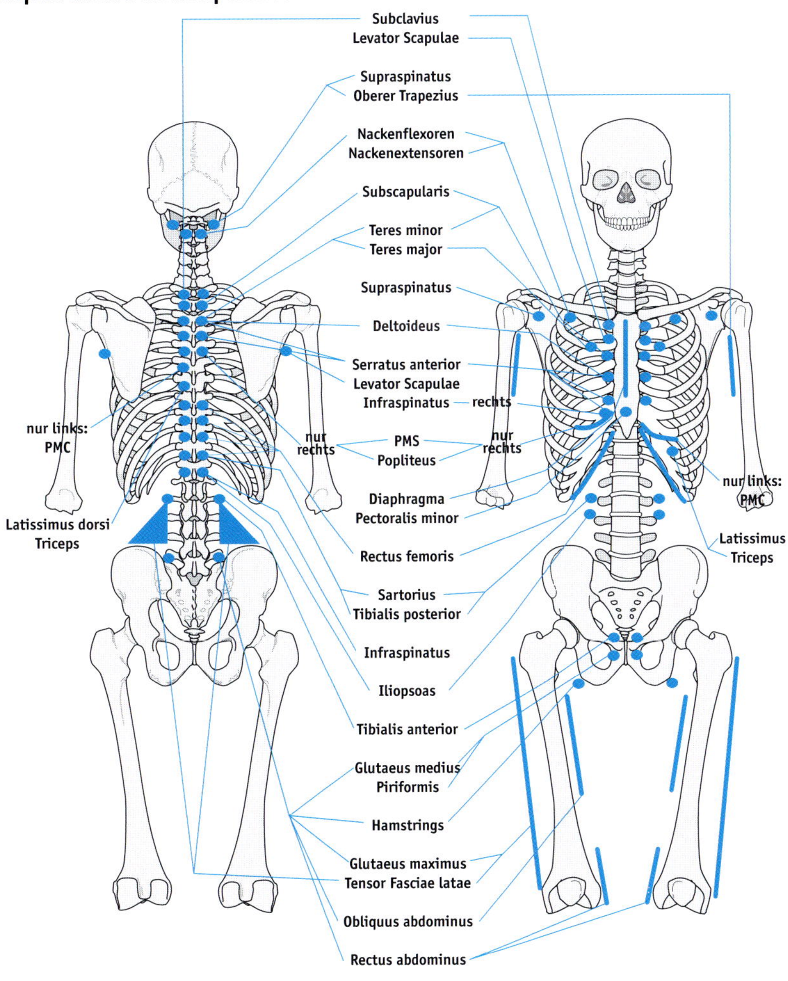

punkte zu gewissen Organen auch für die zu diesen Organen gehörenden Muskeln gilt. NL-Punkte, deren Behandlung indiziert ist, sind in der Regel schmerzhaft und auch gegenüber dem umgebenden Gewebe palpatorisch zu unterscheiden: sie fühlen sich für den Untersucher teigig, ödematös, aufgequollen an.

Diagnose: Bei positiver TL zu einem neurolymphatischen Reflexpunkt ist dessen Behandlung indiziert.

Therapie: In der Regel feste, nicht zu schmerzhafte Massage des Punktes für etwa 30 Sekunden, bei chronischen Fällen bis zu mehreren Minuten. Sind die Punkte sehr empfindlich, dann sollte mit der Massage sanft begonnen werden, und erst langsam der Druck gesteigert werden; im Verlauf der Massage des NL soll grundsätzlich eine Reduktion der Empfindlichkeit erreicht werden.

Alternativ ist auch die Behandlung der NL mit einem Softlaser, einer energetischen Creme oder Neuraltherapie möglich.

Merke: Nach der Regel ›Häufiges ist häufig‹ reagieren etwa 3/4 aller schwachen Muskeln auf eine TL bzw. Behandlung des NL!

Sind mehr als 5 NL-Punkte schmerzhaft, so kann aufgrund der klinischen Erfahrung davon ausgegangen werden, daß der Patient ein generelles lymphatisches Problem hat, das entsprechend zu behandeln ist (mehr Wasser, Lymphsalbe, Lymphtropfen, Lymphdrainage, Dehnung der Brustmuskulatur usw.; siehe auch M. Pectoralis minor!).

Dies bedeutet umgekehrt: bei Schwäche eines Muskels ist als Erstes und als Minimum die Untersuchung und gegebenenfalls Behandlung der NL-Punkte durchzuführen!

Gerade für den Einsteiger in die AK ist eine der schönsten Übungsmöglichkeiten die Stärkung schwacher Muskeln durch die Behandlung indizierter NL-Punkte – und der Engagierte wird damit immer wieder verblüffende Erfolge erzielen!

Dies gilt sinngemäß auch für die als nächstes zu besprechenden Neurovaskulären Reflexpunkte!

2. Neurovaskuläre Reflexpunkte (NV)

Ganz ähnlich wie die NL-Punkte konnte Goodheart auch die von seinem Berufskollegen Bennett beschriebenen Neurovaskulären Reflexpunkte in die AK integrieren: Organ – **Neurovaskulärer Reflexpunkt** – Muskel.

Durch Behandlung eines NV kommt es nachweislich zu einer Verbesserung der Blutversorgung im Organ, aber auch in dem mit diesem Organ assoziierten Muskel.

Die bessere Organdurchblutung konnte Bennett in seinen klinischen Versuchen eindeutig beweisen. Leider liegt von seinen faszinierenden Arbeiten und Denkansätzen kein zusammenfassendes Lehrbuch vor. Goodheart hat aber 99/2000 selbst darauf hingewiesen, daß die AK bisher nur Teilaspekte der ›Bennett's Reflexes‹ erfaßt hat und noch viel zu erfassen ist. Interessenten wenden sich bitte an AKSE!

Im Gegensatz zu den NL sind die NV nicht sonderlich schmerzhaft, sondern für den sensiblen Untersucher energetisch auffällig zu palpieren.

Diagnose: Positive TL zu einem NV gilt als Indikation zur Behandlung dieses Punktes.

Therapie: Die Haut über dem Neurovaskulären Reflexpunkt wird mit leichtem Zug mit 2 oder 3 Fingerkuppen gefaßt und sanft in verschiedene Richtungen verschoben. Man sucht den Vektor, bei dem man maximal deutlich eine leichte Pulsation unter den Fingerkuppen spürt. Der Kontakt wird dann für etwa 20 30 Sekunden gehalten.

Besonders elegant und wohltuend für den Patienten ist es, wenn bei bilateral vorhandenen NV der Kontakt beidseits gehalten wird und es dem Therapeuten gelingt, das oben beschriebene leichte Pulsieren seitensynchron mit einem Rhythmus von etwa 70-74/Minute herbeizuführen.

Natürlich handelt es sich bei der Behandlung der NV um eine hochgradig energetische Behandlung, bei der der Untersucher die Energie des Patienten auszubalancieren versucht. So kommt es bei bilateraler Behandlung von

NV häufig vor, daß zu Beginn der Behandlung auf der einen Seite keinerlei Impuls zu verspüren ist, dagegen auf der anderen Seite ein sehr starkes oder schnelles Pulsieren. Bei erfolgreicher Behandlung spürt man dann oft ein in mehreren Etappen sich abspielendes Hin und Her in der Pulsation der beiden Seiten, das dann aber fast immer völlig ausbalanciert werden kann.
Für den Anfänger ist der leichte Puls eines NV oft nur schwer oder gar nicht zu spüren. Auch ist man sich nicht sicher, ob es sich nicht um den eigenen Puls handelt. Dies ist auch gar nicht entscheidend, und es ist nur wichtig, sich nicht entmutigen zu lassen, sondern die Behandlung einfach zu versuchen und das erfolgreiche Ergebnis der Behandlung dann durch den Muskeltest zu überprüfen.
Der wichtigste NV ist der des Magens bzw. des PMC. Hier hat sich klinisch gezeigt, daß dieser Punkt häufig positiv ist bei psychischen Belastungen, weshalb er sowohl für Diagnose als auch Therapie psychosomatischer Zusammenhänge verwendet werden kann.

Neurovaskuläre Reflexpunkte

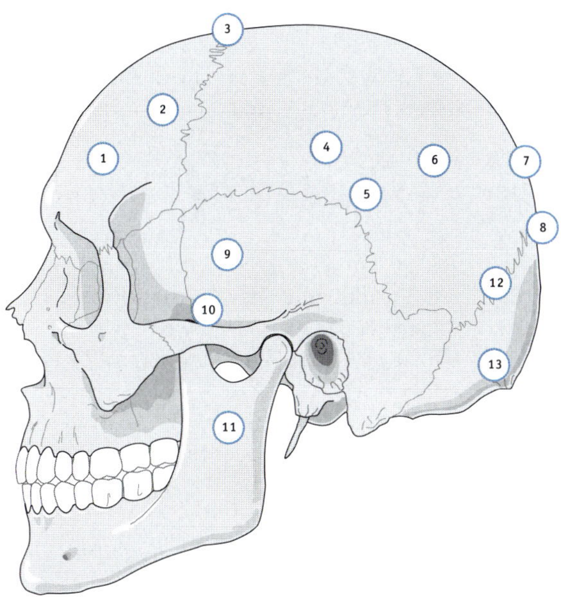

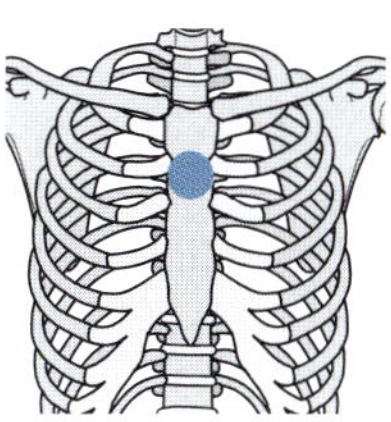

NV Infraspinatus

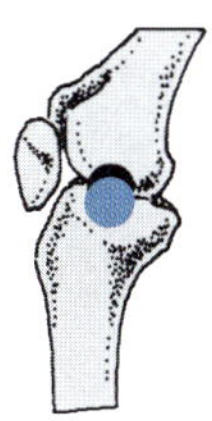

NV Popliteus am medialen Knie beidseits

1 **PMC**
Tibialis Anterior
2 **PMS**
3 **Diaphragma**
Serratus Anterior
Levator Scapulae
Supraspinatus
Subscapularis
Deltoideus
4 **Abdominalis**
5 **Trizeps**
Latissimus Dorsi
6 **Glutaeus Medius**
Tensor Fasciae Latae
Rectus femoris
Piriformis
7 **Hamstrings**
Diaphragma
8 **Sartorius**
Diaphragma
Tibialis posterior
9 **Teres Minor**
Infraspinatus
Teres Major
10 **Oberer Trapezius**
11 **Nackenflexoren**
Nackenextensoren
12 **Glutaeus Maximus**
13 **Iliopsoas**

B. Publikationen zur AKMT

1. Muskeltest/Therapielokalisation/Challenge – Vergleichbarkeit und Reproduzierbarkeit *(Aus MJAK I, Mai 1997)*

a. Applied Kinesiology

Abstract
Nach kurzer Schilderung der wichtigsten Prinzipien in der AK wird über eine Vorstudie berichtet, die der Autor zu diesem Thema erstellt hat.
Die Ergebnisse zeigten bei geübten Untersuchern eine Übereinstimmung von ca. 90% und weisen auf die Wichtigkeit weiterführender Untersuchungen hin.

1. Definition

Die Applied Kinesiology (AK) ist eine interdisziplinäre Diagnose- und Therapiemethode, die von George Goodheart D.C. (1) im Jahre 1964 entdeckt und weiterentwickelt wurde. Sie benutzt vorwiegend den manuellen Muskeltest als funktionelle Untersuchung, um Reaktionen des lebendigen Organismus auf verschiedene diagnostische und therapeutische Reize zu beurteilen.

2. Der Muskeltest

Der in der AK verwendete Muskeltest ist vom Prinzip her eine Untersuchung der Stress-Adaptationsfähigkeit des neuromuskulären Funktionskreises bzw. des Körpers auf einen exogenen Zusatzreiz. Der Test erfolgt in einer definierten Muskelposition, die eine möglichst isolierte Muskelkontraktion gegenüber seinen Synergisten ermöglicht.
Der Patient wird aufgefordert, den Muskel maximal zu kontrahieren. Gleichzeitig bietet der Untersucher mit seiner Testhand gerade soviel Widerstand, daß der Muskel isometrisch kontrahiert bleibt. Nach Erreichen der Maximalkraft beginnt die eigentliche Untersuchung. Jetzt erhöht der Untersucher seinen Druck um wenige %, was die isometrische Kontraktion in eine Exzentrische überführt, und überprüft, ob der Patient diesem Zusatzdruck Stand halten kann. Auf diesen Zusatzstress kann der Muskel mit drei verschiedenen Möglichkeiten reagieren (2):

- Normotonus: Der Muskel kann adaptieren und den Zusatzdruck stabilisieren. Durch einen sedierenden Reiz (Spindelzell-Manipulation, Sedationspunkt, Magnet...) wird dieser Muskel mit einer Schwäche reagieren.
- Hypertonus: Der Muskel ist stark und läßt sich auch durch einen normalerweise sedierenden Reiz nicht schwächen.
- Schwäche: Der Muskel wird durch den Zusatz-Druck schwach.

Der AK-Muskeltest ist eine komplexe Überprüfung mehrerer Kontrollsysteme wie z.B. dem Grundsystem nach Pischinger und der neurophysiologischen Funktionskette zwischen Muskel und Nervensystem.
Er zeigt die Fähigkeit des Muskels bzw. des Organismus, auf eine Stressprovokation zu reagieren. Die Muskelreaktionen entsprechen dem Stresskonzept nach Selye:

- Normotonus: entsprechend einer normalen Reaktionslage, bei der ein Muskel durch einen spezifischen Reiz in beide nachfolgend beschriebenen Richtungen reagieren kann.
- Hypertonus: entsprechend einer übersteuerten Reaktionslage, die zunehmend an Bedeutung gewinnt, je mehr Muskeln hyperton reagieren.
- Schwäche: entsprechend einer untersteuerten oder erschöpften Reaktionslage. Diese kann ebenfalls isoliert oder generalisiert vorliegen. Um den AK-Muskeltest exakt durchführen zu können, ist Übung sowie eine gute Ausbildung in Anatomie, Physiologie und Neurologie erforderlich.

Correlation – Muscle Test / Korrelation der Muskelbefunde				
Muscle / Muskel	**right / rechts**		**left / links**	
M. rectus femoris	5/6	(83%)	5/6	(83%)
M. piriformis	6/6	(100%)	6/6	(100%)
M. tensor fasciae latae	6/6	(100%)	5/6	(83%)
M. popliteus	6/6	(100%)	6/6	(100%)
M. latissimus dorsi	3/6	(50%)	5/6	(83%)
M. infraspinatus	6/6	(100%)	5/6	(83%)
M. teres minor	5/6	(83%)	6/6	(100%)
M. deltoideus	4/6	(66%)	6/6	(100%)
M. pectoralis major clavicularis	6/6	(100%)	5/6	(83%)
M. Pectoralis major sternalis	4/6	(66%)	5/6	(83%)

Correlation – Therapy Localisation / Korrelation Therapielokalisation:				
TL	right / rechts		left / links	
TL-›Tonsils‹/›Tonsillen‹:	5/5	(100%)	4/5	(80%)
TL-›TMJ‹/›Kiefergelenke‹:	3/5	(60%)	5/5	(100%)
TL-›Thymus‹:	5/5	(100%)		

Correlation – Challenge / Korrelation Challenge:		
Structural Challenge / Challenge – strukturell	5/5	(100%)

3. Therapielokalisation (TL)

Als positive TL wird die Berührung einer definierten Körperzone bezeichnet, wenn dies eine Veränderung der Muskelstärke oder des Tonus verursacht. Eine positive TL sagt uns, wo eine Störung vorliegt, nicht aber, welcher Art diese Störung ist. Die Art der Störung muß weiterführend untersucht werden. Häufig vorkommende Körperzonen, die mittels TL untersucht werden, sind: potentielle Herde, Narben, Reflexpunkte, Akupunkturpunkte, Organzonen, usw...

4. Challenge

In der AK bedeutet Challenge die Testung eines Muskels während oder unmittelbar nach einer gezielten Provokation (z.B. strukturell) oder Testexposition (z.B. chemisch). Beispiele für einen strukturellen Challenge sind: Mechanische Provokation an Wirbelsäule, Becken, Schädelknochen und stomatognathem System, Muskulatur, Gelenke, Organe usw.
Durch einen chemischen Challenge können sowohl potentiell störende Noxen (Nahrungsmittel, Allergene, Toxine, usw.), als auch potentielle Therapeutika (Allopathika, Homöopathika, orthomolekulare Substan-

zen usw.) auf ihre Verträglichkeit und Wirksamkeit überprüft werden. Somit bietet die AK mit den Instrumenten Therapielokalisation und Challenge verschiedenste Möglichkeiten der Überprüfung von Diagnose und Therapie ohne technische Apparatur.

b. Untersuchung

Ziel der Untersuchung war, herauszufinden, ob und wie weit sich bei AK-spezifischen Untersuchungen eine Reproduzierbarkeit und Vergleichbarkeit zwischen verschiedenen Untersuchern feststellen läßt.
Untersucht wurden verschiedene Muskeln auf ihre Reaktionslage, mehrere Therapielokalisationen und ein struktureller Challenge.

1. Untersuchungsanordnung:

An der Untersuchung nahmen 6 ÄrztInnen teil. Diese hatten bis dahin eine durchschnittliche AK-Ausbildung von 60–120 Kursstunden innerhalb 1–2 Jahren absolviert. Sie untersuchten eine Patientin, die weder Kenntnisse über den Muskeltest noch über die AK hatte:
a) Sechs Untersucher testeten insgesamt 10 Muskelpaare beidseits. Ein Untersuchungsgang zur Definition der Reaktionslage (Schwäche, Normotonus, Hypertonus) eines Muskels erfordert ein oder zwei Muskelteste, sodaß bei 20 Untersuchungsgängen pro Untersucher über 30 Muskeltests durchgeführt wurden.
Die Untersucher durften der Patientin nur das Kommando geben wie z.B: ›fester Druck‹ oder ›maximaler Druck‹.
Bei der Überprüfung der Therapielokalisation und des Challenge nahmen aus organisatorischen Gründen nur 5 Untersucher teil. Die Untersuchungen wurden von einem beliebigen normotonen Muskel aus durchgeführt. Als positive Reaktion wurde gewertet, wenn durch TL oder Challenge der normotone Muskel schwach oder hyperton reagierte.
b) Die Therapielokalisationen wurden von der Patientin selbst durch Berühren von genau definierten Körperzonen durchgeführt:

- TL-›Thymus‹: Berührung des oberen Sternum-Drittels
- TL-›Tonsille‹: Berührung des Lymphabfluß-areals unterhalb des Angulus mandibulae – auf beiden Seiten einzeln getestet
- TL-›Kiefergelenke‹: Berührung des Hautareals über dem Kiefergelenk mit 2 oder 3 Fingern – auf beiden Seiten einzeln getestet.

Dies ergab 5 Untersuchungsgänge pro Untersucher. Wenn eine positive TL einen normotonen Muskel hyperton macht, sind zur Klärung dieser Reaktion zwei Muskelteste notwendig (siehe auch a). So ergab sich hier eine Gesamtzahl von 40 Muskeltests.
c) Der strukturelle Challenge erfolgte durch eine forcierte Okklusion der Patientin (Interkuspidation), wobei die Patientin aufgefordert wurde, fest zuzubeißen, während die Muskeluntersuchung durchgeführt wurde. Eine Muskeltonusveränderung wurde als positiver Challenge gewertet.

2. Ergebnisse (einzeln)

Da die Studie nicht die Richtigkeit oder Falschheit der Teste untersuchte, sondern die Korrelation zwischen den Untersuchern aufzeigen soll, wurden die Testergebnisse des Untersuchungsleiters mitgezählt.

Die Ergebnisauswertung bezog sich auf die Ergebnisse des Untersuchungsleiters.
Somit bedeutet:

- 6/6: fünf Probanden und der Untersuchungsleiter (alle) kommen zum gleichen Ergebnis.
- 3/6: zwei Probanden und der Untersuchungsleiter kommen zum gleichen Ergebnis. Drei Probanden erzielen ein anderes Ergebnis.
- 4/5: drei Probanden und der Untersuchungsleiter kommen zum gleichen Ergebnis. Ein Proband erzielt ein anderes Ergebnis.

3. Ergebnisse (gesamt):

- ▶ Die 20 Muskeltests nach AK-Kriterien ergaben bei 120 Untersuchungsgängen mit über 180 Muskeltests eine Übereinstimmung von 86,6%.

- Die Überprüfung der Therapielokalisationen lieferte bei 25 Untersuchungsgängen mit über 38 Muskeltests eine Übereinstimmung von 87%.
- Beim Challenge fand sich bei 5 Untersuchungsgängen eine 100%ige Übereinstimmung.

c. Diskussion

Die Untersuchung ergab insgesamt ausgezeichnete Korrelationen und zeigte, daß eine Vergleichbarkeit und Reproduzierbarkeit der AK-Testergebnisse in der Höhe, wie dies von anderen gängigen Untersuchungsverfahren in der Medizin gefordert wird, besteht:
ad B. a) Aus der Auswertung ging hervor, daß bei einem Untersucher mit wenig praktischer Muskeltesterfahrung eine höhere Nichtübereinstimmung zu beobachten war. Bei Herausnahme dieses Untersuchers aus der Wertung wurde eine Übereinstimmung von ca. 90% erzielt, was eine sehr gute Korrelation bedeutet. Folglich erfordert ein verläßlicher AK-Muskeltest regelmäßige Übung, sowie gute anatomische und physiologische Kenntnisse.
Die offenkundig schlechte Korrelation bei einem Muskel (siehe Testergebnisse – einzeln) kann nicht ausreichend erklärt werden und sollte Anlaß für weitere Untersuchungen sein. Die große Zahl der einzelnen Untersuchungen mit über 180 Muskeltests mit hoher Übereinstimmung ergibt eine statistische Relevanz.
ad B. b) + c) Vergleicht man die Ergebnisse von TL und strukturellem Challenge, so fand sich beim Challenge eine 100%ige Übereinstimmung, während die niedrigste Übereinstimmung bei einer einzelnen positiven TL bei 60% lag. Diese hohe Korrelation beim strukturellen Challenge wurde schon in der AK-Literatur beschrieben (3).
Zusammenfassend kann gesagt werden, daß trotz des einfachen Studiendesigns hervorragende Ergebnisse erzielt werden konnten. Weitere Studien mit ähnlichem Versuchsaufbau sollten mit einer größeren Zahl an Probanden durchgeführt und überprüft werden.

Dr. med. Eugen Burtscher

Literatur

(1) Goodheart, G.J., Jr.: ›You'll be Better‹ – The Story of Applied Kinesiology, AK Printing, Geneva, Ohio 44041
(2) Gerz, W.: Lehrbuch der Applied Kinesiology (AK) in der naturheilkundlichen Praxis, AKSE Verlag,Wolfgang Gerz, München, 1996
(3) Walther, D.S.: ›Applied Kinesiology, Synopsis‹ Systems DC, Pueblo, Colorado, 1988

2. Switching: Neurologische oder Nicht-Neurologische Dysorganisation?– Weitere Beobachtungen, Thesen und Therapieansätze *(Aus MJAK I, Juni 1998)*

Zum besseren Verständnis – die Materie ist ohnehin verwirrend genug – und als Ausgangspunkt seien die wichtigsten Ergebnisse und Thesen des Artikels in MJAK 1/97 nochmals zusammengefaßt:

- Denke an verdeckte Switching-Formen, wenn kein ›Switching in the clear‹ besteht, aber ein Widerspruch zwischen AK-Test und Klinik.
- Therapieresistenz oder Verschlimmerung trotz offenkundig sinnvoller AK-Testung
- Denke vor allem daran bei Wechsel zwischen Hypertonus, Normotonus und Schwäche.

Entscheidend weiter gebracht haben uns dann Beobachtungen bei einem 64jährigen Patienten, der im Frühjahr '97 wegen eines Siegelringzellcarcinoms gastrektomiert werden mußte. Zum Verständnis des nachfolgenden sind eini-

Abstracts
Seit der Entdeckung des ›therapeutischen Switching‹ (s. MJAK 1/97) haben wir in unserer Praxis bei den Fällen, in denen AK-Testergebnisse nicht mit den Laborbefunden, körperlichen Untersuchungsergebnissen und dem gesunden Menschenverstand übereinstimmen oder/und sich der Patient bei dem therapeutischen Vorgehen gemäß AK-Testung nicht besser oder sogar schlechter fühlt, nach ›verdecktem Switching‹ in jeder nur erdenklichen Form gesucht.
Die hierbei gemachten Beobachtungen legen es nahe, das Phänomen ›Switching‹ unter neuen, zusätzlichen Aspekten zu betrachten und ergeben auch interessante zusätzliche Diagnose- und Therapieansätze.

Since the discovery of ›therapeutic switching‹ (MJAK 1/97) we have been looking for ›hidden switching‹ in those cases where AK test results were contradicting laboratory results, physical examination or common sense or/and where the patient did not improve or even get worse when therapy was applied according to AK test results.
The observations we made suggest to look at ›Switching‹ under new, additional aspects and may give hints for new diagnostic and therapeutic approaches.

ge Angaben aus der Vorgeschichte besonders wichtig: nach einer Meniskusoperation am rechten Knie war es zu chronischer Obstipation gekommen, die auch bei uns monatelang weitgehend therapieresistent war. Bei verschiedenen AK-Testungen ergaben sich immer wieder Befunde von PMS, Popliteus und PMC beidseits und wechselnd rechts/links, die aber nicht dauerhaft zu stabilisieren waren. Im Zuge der Abklärung wurde bei einer Gastroskopie das Siegelringzell-Ca im frühen Stadium (›Early Cancer‹) entdeckt.
In der Nachbehandlung legten wir im Sinne von Issels (4) u.a. besonderes Augenmerk auf die Herdsuche, und es zeigten sich u.a. tatsächlich gravierende Herde im zahnärztlichen Bereich. Nach Abheilung der Gastrektomie wurde mit der Herdsanierung im rechten Unterkiefer begonnen:
19.8.97: Extraktion 44, der intraoperativ frakturiert und periapikal sowie periradikulär bindegewebig eingescheidet ist. Ausgedehnte Revision Regio 44 bis zum Erreichen gut durchbluteter Spongiosa.
Operative Revision regio 45: residualzystische Struktur von ca. 2 x 5 mm Ausdehnung.
Operative Revision regio 46: Spongiosa sklerotisch verklumpt.
Operative Revision regio 47, 48: Fettige Gewebsstruktur neben restvitalen Spongiosabälkchen; Revision bis in den Bereich von vitalem spongiösem Knochen.
Trotz optimaler Kooperation des Patienten und maximaler Anstrengungen in Vor- und Nachbehandlung erreichten wir weder eine vollständige Ausheilung des Operationsgebietes noch eine anhaltende Stabilisierung der AK-Befunde der Muskeln PMS, PMC, Popliteus und Latissimus bds.
Im Zuge der prothetischen Weiterversorgung wurde der Patient dann vom Kollegen Walter Jöckle (EAV und AK) mit folgendem Ergebnis untersucht:

Befund, klinisch:
Oberkiefer/Unterkiefer-Kronen und kombinierter Zahnersatz, Oberkieferprothese funktionsuntüchtig (eingesunkenes Prothesenlager, keine Okklusion im Bereich 13–17 und 27, Sekundärkrone 14 locker), unkorrekte Bißlage, Tinnitus rechts seit 2–3 Jahren, Karies 42 und 33, Zahn 42 klopfempfindlich, Umschlagfalte 43, 44 druckschmerzhaft.
Befund, EAV:
Übergeordnete Belastung durch Non-gamma 2-Amalgam, Mercurius solub., Mercaptan.
Bereich 15, 24, 38, 36, 35, 45, 46 und Zahn 14, 23, 27, 34, 43 – z. Zt. kein Herdverdacht
Zahn 17 – Non-gamma 2 3x D6, chronische Pulpitis 2x D3
Bereich 37 – Kieferostitis 1x D3
Zahn 42 – Kieferostitis 3x D3, Mercaptan 4x D5

Bereich 44 – Kieferostitis 2x D3
Bereich 47 – Destruierendes Granulationsgewebe 2x D3
Bereich 48 – Destruierendes Granulationsgewebe 2x D3.

Therapie:
1. Entfernen der Krone 17 wg. Amalgamverdacht
2. Extraktion/operative Entfernung von Zahn 42 und operative Revision der Bereiche 44, 47, 48 unter Vermeidung zusätzlicher Narbenbildung
3. Anfertigung von neuem Zahnersatz im Oberkiefer, evtl. auch Unterkiefer

4.3.98: Im Zuge der mit Walter Jöckle abgesprochenen Arbeitsteilung untersuchten wir zusammen mit Florian Kubitzek den Patienten nochmals:
Normoton: Rectus bds; PMS bds; PMC bds.
Ø: OP-Narben; Nabel; Switching Nabel/Ni 27 bds. in allen Variationen.
Aber: TL Apex und Krone 43 erzeugt positive Nabel-TL(W) → Neuraltherapie an Umschlagfalte 43 (bisher auch schmerzhafte Region auf Druck) mit Xylocain 3% (getestet) → nach Neuraltherapie verzögert generalisierter Hypertonus!!
Jetzt: SC Nabel TL → aufhebbar durch Doppel-TL zu Dü 3!!

5.3.98: Hyperton Rectus + PMS + PMC bds.
SC: TL Nabel und alle anderen LG- und KG-Punkte → NC: TL 43, Le 2, Dü 3
Deshalb Akupunktur Le 2 bds., Lu 7 li, Lymphbelt VE; Dü 3 bds.
Nach der Akupunktur alle Muskeln normoton, keinerlei TL am Nabel oder an übrigen Narben, alle Switchingpunkte und -kombinationen ebenfalls o.B.!
Subjektiv während der Akupunktur trapezförmiges Druckgefühl, über den Augen zum Schädeldach ziehend.
Konsequenterweise erfolgte die operative Sanierung mit folgendem Ergebnis:
19.3.98: Operative Entfernung 42 und 43. Der Zahn 42 zerbröselt intraoperativ und wird ebenso wie das periapikale Knochengewebe in vielen Partikeln entfernt. Eine apikale Zyste von ca. 1 x 2,5 mm wird kochleiert und der Knochen revidiert.
Operative Entfernung 43 mit apikal veränderter Parodontalstruktur.
Operative Revision regio 44, 45:
Hier zeigte sich unvollständig reossifiziertes und fettmarkhaltig durchsetztes Knochengewebe.

Fazit dieses Falles: das Switching oder besser die tiefsitzende Weigerung des Körpers, eines der maximalen Störfelder (vielleicht das wichtigste überhaupt?) in einem bioenergetischen Testverfahren zu zeigen, war nicht nur für die AK, sondern ganz offensichtlich auch für die EAV-Testung (1,5) unüberwindbar, obwohl bei dieser ja sogar ein Reizstromtest am jeweiligen Odonton erfolgt.
Entscheidend anders war der körperliche Untersuchungsbefund: ›Umschlagfalte 43, 44 druckschmerzhaft‹!!
Nur dadurch kamen wir überhaupt auf das Ergebnis vom 4.3.98!!
Altmeister Issels und andere Spezialisten der internistisch-ganzheitlichen Krebstherapie hätten unsere Testprobleme nicht gehabt: sie hätten, nach dem rein klinischen Befund vorgehend, sofort operativ saniert!!
Gibt es keine Vorgehensweise, die einen vor solchen ›Switching-Fallen‹ schützt?
Alleine mit AK-Testung haben wir bis heute nichts gefunden. Auch die EAV bietet offensichtlich keine Vorteile. Nimmt man aber die genaue klinische Untersuchung dazu und testet man dann alle Fälle, in denen nicht schnell und dauerhaft eine zufriedenstellende Stabilisierung eintritt, entsprechend nach, dann findet man eben häufig diese versteckten Switchingformen.

Ein weiterer interessanter Switching-Fall:
Florian B., 9 Jahre, seit einem Jahr vom Hausarzt diagnostizierter Eisenmangel. Auf ›Ferrum Hausmann Sirup®‹ und dann Rulofer® zunehmend Blähungen, Bauchschmerzen. Seit 5 Monaten intermittierend Herz-

stechen und Schwindel; vor 3 Monaten wegen positivem Streptokokkenbefund Cefalexin®, darauf nach einer Woche Ekzem am gesamten Integument; seither täglich nachmittags/abends Fieber um ca. 39°, welches auf die Gabe von Azulfidine in der Kinderklinik auf 40° anstieg. Die Eltern setzten daraufhin Azulfidine ab, das Fieber verschwand völlig. Vor 2 Wochen Einmalgabe einer höheren Potenz von Pulsatilla durch einen klassischen Homöopathen; 5 Tage später wieder starke Bauchschmerzen, Durchfall und Fieber, letzte Nacht bis 40°.
In der Schule keine Probleme, gute Konzentration; sehr sportlich, Appetit generell gut. Hatte früher immer warme Hände, seit einigen Monaten aber sind sie immer feucht-kalt.
Labor: BKS 43/90, IgA erhöht mit 291 mg/dl, Eisen erniedrigt mit 14 µg/dl, leichte Veränderungen der Eiweiß-Elpho, Yersinien Blot IgG positiv; ansonsten alle denkbaren sonstigen Befunde o.B.
Endoskopie: Einige kleinere Aphthen und Ulcera im Sigma und Zoekum, fast zweifelsfrei M. Crohn, aber histologisch nicht verifizierbar!
Schulmedizinische Diagnosen: Rez. Diarrhoe bei V.a. M. Crohn; allergische Diathese.
Erstuntersuchung bei uns am 28.4.98: Lingua geographica, DS ++ re Unterbauch, Abdomen sonst unauffällig. Hyperton Rectus rechts, schwach links.
SC: TL ICV
NC bds: Histamin D12 → Nahrungsmitteltest mit Histamin D12 → unverträglich Roggen, Hirse, Hartweizen, Hafer, Milchzucker, Milch und Milchprodukte, Eiweiß, Schweinefleischprodukte, Gurke.
Eine Untersuchung auf Switching erfolgte (leider) nicht, da alle Untersuchungsbefunde klinisch Sinn machten.
13.5.98: Unverträgliche NM gemieden, Bauchweh weg! Temperatur nur noch bis höchstens 37,8°. Vor einigen Tagen nochmals Gabe eines unbekannten homöopathischen Mittels ›zum Vertiefen der Pulsatilla-Wirkung‹.
U: h Rectus li, w Rectus re → Vergleiche Erstbefund! → V.a. Switching! → Tatsächlich positive Nabel-TL → NC: APM-Creme®. Dann aber, ausgehend vom Normotonus: HC durch TL Ni 27 bds. → nicht ausgleichbar durch P-5-P, welches aber den normotonen Muskel ohne TL zu Ni 27 bds. schwächt! NC: Niacitol®.
Ähnlich wirr das Ergebnis mit Zinc 30®: kein Ausgleich des HC Ni 27 bds., aber HC vom normotonen Rectus aus getestet → NC: Copper picolinate (gleicht auch die TL Ni 27 bds aus!).
Nun Nahrungsmitteltest, ausgehend vom normotonen Rectus, aber im Zustand, daß TL Ni 27 bds HC ist: Schwächung durch Hartweizengrieß → HC: Copper picolinate, damit dann aber Schwächung durch TL Ni 27 bds!
Identische Reaktion auf Ziegenkäse!
26.5.98: Copper löste sofort allergische Reaktionen aus, Niacitol® wurde subjektiv abgelehnt!
n: Rectus + PMC + PMS bds.
w: TFL bds., Switching: W TL KG 24, HC: Nabel/Ni 27 li., Bryonia C200, NC für alles: Zinc 30®.
Das Schwierige in diesem Fall ist die Beurteilung der homöopathischen Therapie. Wurde das hohe Fieber vor der Erstuntersuchung bei uns durch Pulsatilla im Sinn einer Erstverschlimmerung ausgelöst? Hat die Gabe des Nachfolgemittels das Switching am 13.5. ausgelöst? Ist es Teil der Heilreaktion?
Auf jeden Fall wird man in so einem Fall engmaschig nachtesten, da potentiell alle Nahrungsmitteltests falsch sind. Zu schwierig ist die Beurteilung von Tests, die unmittelbar nach Gabe von homöopathischen Hochpotenzen, Narbenkorrekturen mit energetischen Cremes, mit Histamin D12 in der Hand, Kupfer, Zink oder einem Vitamin auf der Zunge usw. stattfinden müssen. Erfolgt andererseits schnell die klinische Besserung, so ist es trotz allem die Mühe wert gewesen.

Nomenklatur:
All diese Switchingfälle weisen darauf hin, daß die gestörten bzw. blockierten Informationswege nicht mit dem Nervensystem zu-

sammenhängen. Oder glaubt jemand wirklich, daß der Effekt von homöopathischen Mitteln und Akupunktur, das Auftragen von APM Creme® oder eine kieferchirurgische Herdsanierung ihre Wirkung primär über das Nervensystem im engeren Sinn entfalten?
Auch die Geschwindigkeit der Änderungen der Switchingzustände spricht gegen eine klassisch-neurologische Verankerung der Störungen. Wirkliche neurologische Dysorganisation bedarf zur Rehabilitation der neurologischen Re-organisation – und diese wiederum enthält neben der möglichst kausalen Störungsbeseitigung unweigerlich das Element des Übens. In der AK verwenden wir dies beispielsweise bei Cross Crawl oder anderen Übungsverfahren zur Besserung gestörter Bewegungsmuster.
Man sollte also den Ausdruck ›Neurologische Dysorganisation‹ besser für derartige Fälle verwenden und bei der Beschreibung von Störungen, die eher dem Grundsystem nach Pischinger (3) zuzuordnen sind und sich ›nur‹ in falschen Muskeltestergebnissen äußern, am besten bei ›Switching‹ bleiben.

Zusammenfassung:

- Die schwierigen Switchingfälle sind im Regelfall assoziiert mit wirklich schwerwiegenden Erkrankungen, Herdbefunden oder erheblichen psychischen Störungen.
- Sie sind beeinflußbar durch hochkarätige energetische Heilmittel und Testsubstanzen aus der ›Immun-Screening-Kiste‹.
- Der Nabel ist als TL-Punkt in irgendeinem Stadium der Untersuchung immer dabei.
- Ebenso sind hypertone, normotone und schwache Muskeltestreaktionen und ein beliebiger Wechsel zwischen den entsprechenden Ergebnissen immer beteiligt.
- Die jeweiligen Switching-TL's sind fast immer aufhebbar durch Doppel-TL zu bestimmten Akupunkturpunkten, v.a. Dü 3, seltener Lu 7.
- Besonders interessant ist die Verbindung Switching/Nabel/LG/KG/Dü 3: wird nicht auch bei der Behandlung des Psychological Reversal mit Dü 3-Stimulation gearbeitet?

Wir bitten darum, ähnliche Fälle mit schwierigen Switching-Konstellationen – und hoffentlich erfolgreichen Lösungen – aufzuschreiben und uns mitzuteilen. Insbesondere werden wir in den nächsten Wochen der tieferen Bedeutung der Akupunkturpunkte Niere 27 bds. in Bezug zu Lenker- und Konzeptionsgefäß, nachgehen. Wer hierzu irgendwelche Informationen oder Ideen hat, möge uns dies bitte eiligst mitteilen!

Dr. Monika Eppler, Wolfgang Gerz

Literatur:

(1) Fonk, I.: Zahnsanierung – Ein gesundheitliches Risiko? Ärztezeitschrift f. Naturheilverfahren, Heft 6, Juni 1991

(2) Gerz, W.: Funktionelle Neurologische Dysorganisation – Therapeutisches Switching MJAK 1/97

(3) Heine: Lehrbuch der biologischen Medizin, Hippokrates Verlag, 2. Auflage, 1997

(4) Issels, J.: Mehr Heilungen von Krebs, Helfer Verlag, 3. Auflage, 1982

(5) Thomsen, J.: Odontogene Herde und Störfaktoren, ML-Verlag, 2. Auflage, 1985

3. Applied Kinesiology und ›Dreifacher Erwärmer‹ (AK und 3E)

(Aus MJAK VI, Februar 1999)

Abstracts

Dieser Artikel betont die Bedeutung einer normalen Funktion des ›Dreifachen Erwärmers (3E)‹. Vor allem bei Störungen des mittleren und unteren Teils des 3E können Symptome einer verminderten Infektabwehr, von Nahrungsmittelunverträglichkeiten und anderen chron. Erkrankungen die Folge sein.

This article shows the importance of a normal ›Tripple Heater‹-Function. Low resistance against infections, development of food intolerances and many other chronic symptoms can be a consequence of a dysfunction – especially of the middle and lower part of the Tripple Heater.
The authors are using AK and thermic challenges as a good tool to diagnose such symptoms and intolerances and to find the right treatment.

Dem 3E (San Jiao) sind in der traditionellen chinesischen Medizin (TCM) nur Funktionen zugeschrieben. Er hat die komplexesten Funktionsaufgaben (Koordination und Kommunikation der drei Körperhöhlen) und ist deshalb leicht aus dem Gleichgewicht zu bringen.
Der Name ›Dreifacher Erwärmer‹ (wörtliche Übersetzung: ›Drei Höhlen die Brennen‹) weist auf drei Funktionsabschnitte hin:

- Oberer 3E: oberhalb des Zwerchfells H/Lu (Atmung, Zirkulation) – Verteilung und Zirkulation der Säfte
- Mittlerer 3E: zwischen Zwerchfell und Nabel M/Mp (Verdauung) – Bereitstellung und Transformation der Säfte
- Unterer 3E: unterhalb des Nabels Ni, Di, Dü, Bl, (Ausscheidung, Reproduktion) – trennt klare von unklarer Flüssigkeit und scheidet letztere aus.

Zusammengefaßt koordiniert der 3E die Atmungseinstellung, Kreislauf, Digestion, Reproduktion und Ausscheidung. Dies schließt die Funktions- und Temperatureinstellung der einzelnen ›3E-Höhlen‹ mit ein.
Diese Temperatur-Koordination ist ein wichtiger Schritt im Aufbau des Wei-Qi (Abwehr-Qi). Nur dadurch erlangt der Körper die Resistenz gegen die äußeren pathogenen Faktoren (Kälte, Hitze, Wind, Trockenheit, Feuchtigkeit).
Natürlich haben auch die einzelnen zugeordneten Wandlungsphasen (z.B. Wind zum Holzelement – Le/Gb) ihren Einfluß. Zusätzlich wird das Abwehr-Qi auch von anderen Faktoren beeinflußt (z.B. Nieren-Yang).
Der 3E ist zusammen mit seinem Partner KS dem Feuerelement zugeordnet und besitzt vier Alarmpunkte:

- KG 5 – 3E-Hauptalarmpunkt
- KG 7 – sexuell (unterer 3E)
- KG 12 – digestiv (mittlerer 3E)
- KG 17 – respiratorisch (oberer 3E)

Der 3E (besonders der digestive Teil) ist die ersten 7 Jahre des Lebens noch ›unreif‹ und wird erst durch den Wechsel in die Feuer-Wandlungsphase nach dem 7. Lebensjahr voll aktiv.
Im Alter erlöscht die Energie des 3E wieder langsam. Dies bedeutet, daß u.a. die Ernährung für ein kleines Kind und für einen älteren Menschen ähnlich leicht verdaulich und ›wärmend‹ sein sollte.
In der Akupunkturlehre werden die einzelnen 3E-Etagen meist über die zugeordneten Meridiane behandelt (z.B. digestiver 3E über Ma/Mp).
Zur Diagnostik wird in der TCM neben der Pulsdiagnostik die ›spürende Hand‹ im Bereich des oberen (KG 17) mittleren (KG 12) und unteren (KG 7 bzw. KG 5) Alarmpunktes verwendet, um herauszufinden, welcher der 3E-Teile des Körpers kälter oder wärmer ›eingestellt‹ ist. Dabei können oft größere Temperaturunterschiede gefunden werden.
Die Interpretation ist schwierig, da z.B. das

kühlere Gebiet des unteren 3E folgende Bedeutung haben kann:

- Der untere 3E ist ›zu kalt eingestellt‹, die anderen richtig
- Der untere 3E ist richtig, die anderen Ebenen sind ›zu warm eingestellt‹
- Alle Ebenen sind zu kalt, der untere 3E aber sehr kalt
- Paradoxe Einstellungen
- Noch komplizierter ist die Situation, wenn drei verschiedene Temperatur-Einstellungen gefunden werden.

An diesem Punkt kann mit AK eine genaue Differenzierung vorgenommen werden und eine mögliche Therapie überprüft werden:
Diagnostik und Therapie des unteren 3E mit AK (thermischer Challenge):
Dem Bereich des sexuellen 3E sind mehrere Meridiane zugeordnet (Bl, Ni, Dü, Di, Le-funktionell). Zur Diagnostik wird die TL zu diesen Alarmpunkten und/oder die TL zu den jeweiligen Organen (Appendix, Adnexe usw.) verwendet.
Wird nun davon ausgegangen, daß der untere 3E ›zu kalt eingestellt‹ ist (viel öfter als ›zu warm‹), so kann dieser vermutete Mangelzustand mit weiterer Kältezufuhr verstärkt werden, was einen positiven Challenge verursachen wird.
Dies erfolgt mit einem Fläschchen kalten Leitungswasser auf den Bereich der vermuteten Kältestörung (z.B. KG 5/7, Ma 25, Blase, Sigma...).
Dieser Challenge wird vom hypertonen oder normotonen Muskel ausgehend durchgeführt. Vom schwachen Muskel ausgehend wird mit ›Wärme (Fläschchen mit Wasser über 40°) oder wärmenden Therapeutika getestet.
Bei positivem ›Kälte-Challenge‹ über Blase/Adnexe/Darmabschnitten wird gegengetestet mit:

- Wärme:
  - Moxa
  - Wärmewickel (Kräuterkissen)
  - ABC-Pflaster® (besonders auf Sacrum-Zone im Bereich der Zustimmungspunkte)
  - Heiße Fußwechselbäder mit Rosmarin oder Pfefferoni
- Homöopathischen Mitteln – z.B. Cantharis, China...
- Phytotherapeutika – Goldrute, Bärentraube, Beifuß, Wacholder, Tausendgüldenkraut, wärmende Nahrungsmittel...
- Doppel-TL zur Thyroidea, Leber, Störfelder... und entsprechende Therapie
- Nosoden, Darmfloramittel, Vaginalfloramittel
- Pilzmitteln, Parasitenmitteln
- Allopathika...

Therapie und Diagnostik des mittleren 3E mit AK (thermischer Challenge):

- Für das Vorgehen beim mittleren 3E gilt ähnliches wie für den unteren 3E, jedoch überwiegt hier der digestive Anteil.
- Die Testung erfolgt primär über dem KG 12, zum Teil über dem Alarmpunkt des MP (Le 13) und/oder Leber.
- Neben Ma/MP – stärkende Therapeutika (Amara, Beifuß, Gewürze wie Zimt, Rosmarin, Nelken, Kardamon, Fenchel, Pfeffer, Yogi-Tee...) werden besonders ›wärmende Nahrungsmittel‹ auf den positiven ›Kälte-Challenge‹ gegengetestet.

Intoleranzentwicklung im Rahmen einer Funktionsstörung des mittleren/unteren 3E:

- Zum Teil entstehen Nahrungsmittelunverträglichkeiten durch eine Irritation des mittleren 3E und/oder unteren 3E. Dies trifft besonders für die ›kühlenden‹ Lebensmittel nach TCM-Einteilung zu:
  - Eine Intoleranz von z.B. Joghurt, Rohkost, Citrusfrüchten... ist oft durch Wärme und/oder durch wärmende Heil- oder Lebensmittel aufhebbar (besonders bei Kindern und älteren Menschen).
  - Folgerichtig muß neben einer meist temporären Nahrungsmittelkarenz eine entsprechende Ernährungsumstellung erfolgen:
- Yogi-Tee®, Ingwer, Zimt, Fenchel, Koriander, Muskat und andere wärmende Gewürze, Kürbiskernöl, Walnußöl...
- Erwärmte und länger gekochte Speisen, was einer ›Yangisierung‹ entspricht (Mais, Reis, Hirse, Suppen...)

- Meiden von: Rohkost, Salaten, weißem Zucker, Eis, Nahrung aus dem Kühlschrank, kalten und ›kühlenden‹ Getränken...
  – manchmal sind trotz postitivem Kälte-Challenge des mittleren 3E verschiedene ›wärmende Nahrungsmittel‹ nicht verträglich (z.B. Lauchgewächse, Pfeffer...). Dies deutet auf ein vorbestehendes übermäßiges Leberfeuer bzw. auf einen zu warmen oberen 3E.

  In diesem Fall können Lebensmittel, die zwar ›wärmen‹, aber zu stark nach oben wirken, nicht mehr eingesetzt werden bzw. sind sogar kontraindiziert oder schließlich unverträglich, was im AK-Test sichtbar wird.
- Weiteres siehe entsprechende Literatur.

Dr. med. Anton Suntinger
Dr. med. Eugen Burtscher

Literatur:

- Zang Fu (Jeremy Ross) ML-Verlag
- Traditionelle chinesische Medizin (J.J. Kleber) Müller & Steinicke München Verlag
- Was ist Akupunktur (J.R.Worsley) Plejaden Verlag
- Chinesische Syndrome verstehen und verwenden (G.Kubiena) Wilhelm Maudrich Verlag
- Das große Buch der chinesischen Medizin (Ted J. Kaptchuk) O.W.Barth Verlag
- Kleine Klassik für die Akupunktur (G.Kubiena) Haug Verlag
- Lehrbuch der Applied Kinesiology in der naturheilkundlichen Praxis (W.Gerz) AKSE-Verlag
- Die Grundlagen der chinesischen Medizin (G. Maciocia)Verlag für TCM
- Das Yin und Yang der Ernährung (Bob Flaws/ H.Lee Wolfe) O.W. Barth Verlag
- Ernährung nach den fünf Elementen (Temelie B.) Joy Verlag

4. URS – Neues zur AK-Testung von Uhren, Ringen, Schmuck etc.

(Aus MJAK VI, Februar 1999)

Die bisherigen Vorgehensweisen bei der AK-Testung von Uhren, Ringen und Schmuck etc. (URS) waren im Prinzip wie folgt:

1. PatientIn (P) entfernt alles, was am Körper getragen wird, vor Beginn der Untersuchung.

oder

2. Ausgangstest erfolgt mit allem am Körper; dann wird alles entfernt. Dann erfolgt eine Zweittestung; bessern sich die Testbefunde, so wird

a) entweder empfohlen, in Zukunft jegliche URS zu meiden

oder

b) es wird versucht, durch Einzeltestung von URS etc. herauszufinden, was stört – und P dann empfohlen, dies zu meiden

oder

3. Ausgangstest erfolgt mit allem am Körper; bei unklaren/eigenartigen Muskelbefunden werden einzelne Teile je nach Klinik/ Muskeltestbefund entfernt, um so einzeln die störenden Stücke zu identifizieren.

Beispiele: a) P klagt über chronische Schulterschmerzen links. Deltoideus und Infraspinatus links sind schwach und schmerzhaft und werden stark und schmerzfrei auf Entfernen der Armbanduhr → Empfehlung, die Uhr wegzulassen.

b) Interessanter ist folgender Fall: Chronischer Schulterschmerz links; rechts keinerlei subjektive Beschwerden oder Bewegungseinschränkung. Bei der Untersuchung sind Deltoideus re + li hyperton, aber nur li schmerzhaft. Infraspinatus re schwach, li hyperton. Hier paßt offensichtlich die Klinik nicht zum Muskeltest → V.a. Switching → Entfernung der Uhr li → jetzt Infraspinatus re normoton und li schwach. Der Deltoideus ist immer noch bds hyperton und wird erst normoton durch Manipulation C 7/Th 1 (Fixation!).

Diskussion:

Strategie 1. macht die Testung einfacher, erfaßt aber nicht die potentielle Belastung des

P durch URS, außer es wird die Strategie 2b) zusätzlich ausgeübt.
Strategie 2a) ist unelegant, wäre aber effektiv.
Strategie 2b) ist klinisch logisch, für den Patienten nachvollziehbar – aber zeitaufwendig und brachte bisher oft falsch negative Ergebnisse (s. unten).
Strategie 3. ist eine Variation zu 2b), die für mich bisher gut funktioniert hat – bis ich zu verstehen begann, wie eng der Hypertonus der Muskulatur mit Switching und dem LG, KG und Feuerelement des Meridiansystems zusammenhängt. Also auch hier: bisher viele falsch negative Ergebnisse!
Warum? Was wir erst in den letzten Monaten gelernt haben, ist folgendes:
›Zufällig‹ tragen wir URS fast ausschließlich an wichtigen Meridianpunkten für die Regelkreise Feuer und LG/KG sowie die Gefäße Allergie und Organ-Degeneration nach Voll:

- Die Uhr an 3E 5/6, das Armband dazu an Lu 7 und KS 6
- Die Ringe an den Fingern 3, 4, 5, was in dieser Reihenfolge KS und Allergie, 3E und Organ-Degeneration, Herz und Dünndarm entspricht
- Halsketten über LG 13/14 = C 7/Th 1, Schilddrüse und je nach Länge und daranhängendem Schmuck Thymus, KG 17–22 sowie eventuell sogar über Ni 27 bds!!
- Ohrschmuck: siehe die diversen Ohrakupunkturtafeln
- Bei Nabel- oder gar Zungenpiercing schweigt des Sänger's Höflichkeit!

Und: bei vielen P mit muskulärem Hypertonus und/oder Switching ändert sich nach Entfernung von URS im Muskeltest gar nichts – aber die P zeigen nach Entfernen von URS eine ›krachende‹ TL zu der oder den Stelle(n), an denen URS war(en).
Diese TL ist dann jeweils aufhebbar durch Doppel-TL zu anderen wichtigen Akupunkturpunkten, durch Nadelung des gefundenen Punktes – oder einfach durch Weglassen von URS und Warten.
Denn: der störende Effekt von URS hängt oft gar nicht mit Materialunverträglichkeiten, dem Quartz der Uhr etc. zusammen – wie viel zu oft angenommen wird –, sondern ›nur‹ mit der Dauer-Stimulation durch URS!! **Entscheidend ist in diesen Fällen das Weglassen von URS und ggfs. die zusätzliche Entlastung und Unterstützung des/der betroffenen Regelkreise(s).**

Zur Differentialdiagnose:
URS mit Materialunverträglichkeit sollte überall am Körper, besonders an sensiblen Stellen wie Nabel, Thymus, Lippen, Os frontale etc. einen Challenge zeigen.
Der reine Challenge/TL-Effekt von URS an einzelnen Regelkreisen ist dagegen durch jeglichen Kontakt an der Tragestelle von URS zu überprüfen – egal ob Leder- oder Plastikarmband, Perlen- oder Goldkette usw.!
Zum Abschluss ein typisches Beispiel:
Patientin S.M., 26 Jahre
14.12.98, A: Hautprobleme/Akne nur im Gesicht seit 5 Jahren; Neurodermitis von der 6.Lebenswoche bis zum 12. Lebensjahr, dann Besserung durch Aufenthalt am Toten Meer; Migräne seit der Pubertät (im Bereich Os frontale li betont), in den letzten 3 Jahren besser, dafür aber Rückenschmerzen (Nierenbereich).
1994 Studiumbeginn und Pyelonephritis mit Antibiotikabehandlung; Verdauungsprobleme seit 1 Jahr, oft Magenschmerzen, Stuhlgang alle 1–2 Tage, fest; Unverträglichkeit vieler Nahrungsmittel (Äpfel, Birnen, Karotten, Aprikosen usw.); bei Unverträglichkeiten Jucken am Gaumen und Schwellung der Lippen; Pille seit dem 18. Lebensjahr; sehr oft Mandelentzündungen, Zahn 28 extrahiert; Füllungsmaterial Gold, nur in den Milchzähnen früher 1–2 Amalgamfüllungen. Appendektomie 1982; Narbe nach Knöchelverletzung li innen.
U: Bl Ø, Vl re+
h: Rectus, Piriformis, PMS je bds.
w: PMC bds
Ø: Entfernen und TL an den Ringstellen bei Dig IV li, Dig II re, TL Dü 3 re und li.
SC: TL re Unterarm nach Entfernen der Uhr, Lu 7 re (Stelle der Uhr), Lu 7 li, Narbe im Be-

reich der Tabatiere re (kleine Schnittverletzung), AE-Narbe.
HC: Five Flower Cream® → NC: Ionen Salbe forte® auf die Narben AE, Innenknöchel li und Tabatière re.
Nach Auftragen der Salbe: Lu 7 re Ø, aber Lu 7 li+!
Jetzt auch: HC Dü 3 re!
Lu 7 li und Dü 3 re jetzt ausgleichbar durch Nabel TL! → NC (für alle Muskeln!): Ionen Salbe® forte auf den Nabel!

Danach: Ø TL Dü 3 re, Lu 7 li, aber: HC: Leerkiefer 28!

Fragen? → Fax/Tel!!

Wegen der Wichtigkeit der ganzen Thematik wird im neuen, leicht geänderten Ausbildungsprogramm der IMAK der Kurs ›AK Meridiansystem/Akupunktur‹ in erneuerter Gestaltung dieses Thema ausführlich behandeln.

Artikel von Wolfgang Gerz

5. AK und verschiedene Neuraltherapeutika

(Aus MJAK VI, Februar 1999)

Abstract
Atypical or chronic deseases are suspected for one or more ›areas of irritation‹ (Focus). They affect the bodys regulation systems and can lead to a general blockade of the ›Ground System of Pischinger‹ with multiple consequences.
›Therapeutic local anaesthesia‹ (Neuraltherapie) is known as an efficient way to work up these sources of irritation.
This article deals with combatibility, effectiveness and incompatibility of local anaestetics by using Applied Kinesiology (AK).
It shows that AK helps you to discover the most efficient local anaesthetics for having the best results.

In der deutschsprachigen AK Literatur und in den AK-Kursen ist gefordert, daß ein verträgliches Neuraltherapeutikum verwendet wird. Nach Überprüfung von über 100 Patienten mit jeweils vier verschiedenen Lokalanästhetika, muß davon ausgegangen werden, daß ein mit AK auf Verträglichkeit geprüftes Lokalanästhetikum wenig über dessen Wirksamkeit aussagt.
Über 30–40% an wirksamen Neuraltherapeutika können dabei übersehen werden.
In den letzten Monaten verwendete ich jeweils nur jenes Neuraltherapeutikum, welches die positive TL zu einem Herd (z.B. Narben, Tonsillen, Nasennebenhöhlen usw.) aufhob.
Bei 100 Patienten ergab sich folgendes Bild:

- Lidocain (Xyloneural®) 33
- Procain (Novanest purum 1% Amp.®) 24
- Mepivacain (Scandicain 0,5% Amp.®) 18
- Bupivacain (Carbostesin 0,25 Amp.®) 25

Bei über 50 Patienten wurden alle vier Neuraltherapeutika weiter differenziert auf:

- welches neutral testet (keine Reaktion des normotonen Indikatormuskels)
- welches wirksam ist (hebt die positive TL auf)
- als NC, welches unverträglich testet (verursacht eine Schwäche oder Hypertonus ausgehend vom normotonen Indikatormuskel).

Ich fand folgende Ergebnisse:

- Viele im AK-Test als verträglich diagnostizierten Neuraltherapeutika hoben eine spezifische positive TL nicht auf und zeigten in der Folge ein deutlich geringeres Heilungspotential als jene Neuraltherapeutika, welche die positive TL aufhoben.
- Von den vier verwendeten Neuraltherapeutika testete in der Mehrzahl der Fälle eines als ›wirksam‹ sowie ein bis zwei als ›neutral‹ und ein bis zwei als ›störend‹.
- Am selben Patienten können verschiedene Störfelder unterschiedliche Neuraltherapeutika erfordern.

	Wirksam	Neutral	Unverträglich
Lidocain	20	21	14
Procain	18	20	16
Mepivacain	15	19	18
Bubivacain	16	20	17

- Bei späteren Kontrollen testete an der gleichen Lokalisation öfter ein anderes Neuraltherapeutikum als wirksam.
- War im AK-Test keines dieser vier Neuraltherapeutika wirksam (d.h. die positive TL wird nicht mehr aufgehoben), lag meist ein schwerwiegender Herd vor, der konservativ oft nicht mehr erfolgversprechend zu therapieren war.
- Wirksame Neuraltherapeutika produzierten häufig ein Sekundenphänomen (Besserung über 20 Stunden) und ließen dadurch eine weitere prognostische Einschätzung der Situation zu.
- Wirksame Neuraltherapeutika als Probebehandlung waren effizient zur Beurteilung der Fernwirkung von Herden. Dies konnte mit Soft-Laser, Injektion von physiologischer NaCl oder Salben kaum oder viel weniger deutlich erzielt werden.

Zusammenfassende Beurteilung:
In der Lehre der Neuraltherapie gilt ein atypisches oder chronisches Krankheitsgeschehen als verdächtig auf ein oder meist mehrere Störherde. Die Beeinflussung der Regulationsfähigkeit des Organismus durch diese Herde führt zu einer zunehmenden Blockierung des ›Grundsystems nach Pischinger‹ mit weitreichenden Konsequenzen (siehe spezifische Literatur bzw. Neuraltherapieausbildung).
Die im AK-Test als ›wirksam‹ gefundenen Neuraltherapeutika sind häufig in der Lage, schon zu Beginn einer Behandlung eine übergreifende Entlastung der Regelkreise zu erreichen.
Die neuraltherapeutische Aufarbeitung der Herde mit Hilfe der AK ist oft ›der‹ entscheidende Schritt einer Behandlung oder es ist eine wichtige Voraussetzung für die Wirksamkeit einer nachfolgenden Therapie.

Dr. Eugen Burtscher

6. Fallbeispiel: AK – Neuraltherapie *(Aus MJAK VIII, Oktober 1999)*

Anamnese:
53 jähriger Mann, seit Jahren leichtes Schulter-Arm-Syndrom li. Seit einem 1/2 Jahr Verschlechterung mit rezidivierenden Schmerzen und Parästhesien der linken oberen Extremität – zum Teil bis in den seitlichen Hals-Ohr-Bereich ziehend.
MRI-Befund: dorsalseitige Discusprotrusion C5/C6/C7. Auf die bisherigen Therapien (Elektrotherapie, Massagen, Fango, Physiotherapie) keine oder nur kurzfristige Erleichterung.

Aktueller Status:
Schon eine leichte Extension oder Drehung des Kopfes verursacht ausgeprägte Parästhesien in der gesamten linken oberen Extremität mit Schwäche. Nur bei zwei Positionen des Kopfes (leichte li. Rotaton oder leichte Flexion) hat der Patient wenig Beschwerden. Die Arbeitsfähigkeit ist eingeschränkt. Es besteht eine ausgeprägte Kälteempfindlichkeit am Nacken.

Frühere Anamnese:
Oberkieferteilprothese, Achillessehnenverletzung li als Kind, Radiusfraktur re als Jugendlicher, Sterilisation.

Erste AK-Untersuchung:
Schwäche: Teres min. li, Infraspinatus li, Hypertonus: Rectus fem. bds, SC am Rectus fem. bei fast jeder Kopf-Positionsveränderung.
SC auf Ma 3 li (Oberkiefer li) – nach Entfer-

nen der Teilprothese ist die TL weg und der Rectus fem. ist daraufhin normoton.
Vom Normotonus: HC bei TL zur Achillessehnen-Narbe mit Aufhebung durch Novanest®, Schwäche bei TL auf Zahnleerraum 26, 27 mit Aufhebung durch Novanest®.

Befund nach erfolgter Neuraltherapie: Teres minor li und Infraspinatus li jetzt stark – bei Veränderung der Kopfposition nach dorsal oder lateral wieder Schwächung. Rectus fem. bleibt nach Einsetzen der Oberkieferteilprothese jetzt normoton – keine weitere Therapie.

Kurzkontrolle nach 10 Tagen:
Der Patient gibt eine deutliche Besserung der Parästhesien an, die meist nur bei Extension-Rotation des Kopfes auftreten.
AK: Rectus – hyperton – SC durch Kopfdrehung nach rechts – Doppel-TL zu Ni 11 (Sterilisationsnarbe) hebt Schwächung auf; die alleinige TL der Sterilisationsnarbe ist durch Carbostesin® aufhebbar.
Nach Neuraltherapie mit getestetem Mittel ist die Kopf-Rotation leichter und verursacht keinen SC mehr.

Kontrolle drei Wochen nach der ersten Behandlung:
Der Patient gibt eine weitere Stabilisierung an. Nur eine stärkere Extension mit Rotation verursacht mittelgradige Parästhesien.
AK: Rectus – hyperton – SC: Achillessehnen-Narbe, Zahnleerraum 26, 27 – Aufhebung jetzt durch Carbostesin®!

Kontrolle acht Wochen nach der ersten Behandlung:
Die Extension oder Rotation des Kopfes löst keine Parästhesien mehr aus. Subjektiv sind die Beschwerden über 90% besser.
AK: Rectus – hyperton – SC an einer kleinen Stelle der Achillessehnen – Narbe – Aufhebung mit Novanest®.
Neuraltherapie an der getesteten Lokalisation. Behandlungsende mit Physiotherapie als Procedere.

Zusammenfassung:
- In der traditionellen Akupunkturlehre (Fünf Wandlungsphasen) ist die geschilderte Symptomatik (Wirbelsäule – Knochen – Bandscheibe, ›Sich wenig bewegen können‹) und Anamnese (Nacken – Kälte) der Wasser-Wandlungsphase zuzuordnen. Belastungsfaktoren in diesem Funktionskreis (Niere/ Blase) waren die Achillessehnen-Narbe (Bl) sowie die Sterilisationsnarbe (Ni).

Ebenfalls von Einfluß waren zwei Zahnleerräume (26, 27), die zusammen mit der Oberkieferprothese einen Hypertonus des Rectus fem. verursachten (eventuell muß bei neuerlicher TL die Prothese angepasst werden).
- Als Neuraltherapeutikum wurden je nach Testung Novanest purum 1%® (Procain) und Carbostesin 0,25%® (Bupivacain) verwendet. Viele beobachtete Fälle zeigen, daß im Verlauf der Aufarbeitung von Störherden fast regelmäßig ein Wechsel der wirksamen Neuraltherapeutika stattfindet (Veränderung der Dissoziation). Außer der gezielten Neuraltherapie wurde bei diesem Patienten keine andere Therapie durchgeführt.

Beurteilung:
Beim vorliegenden Fall lagen zwei Störherde im Funktionskreis Wasser (Knochen- Wirbelsäule) vor, sowie weitere belastende Faktoren im Kieferbereich. Im Schnittpunkt zwischen der Wirbelsäule und dem segmentregulatorischen Komplex des Kiefers entwickelte sich offensichtlich über Jahre dieses Beschwerdebild – und zwar auf der ›belasteten Körperseite‹ (li. Achillessehne, li. Kieferseite).
Die Störung der ›Grundregulation nach Pischinger‹ mit mehreren Herden (ein Störfeld kommt selten allein!) führte in den damit zusammenhängenden Funktionskreisen zu einer Regulationsstarre, so daß lokale physikalische Maßnahmen nicht mehr greifen konnten.

Dr. Eugen Burtscher

7. Switching, Stress, Muskulärer Hypertonus, 3E und KS, Lenker- und Konzeptionsgefäß – neue Aspekte für eine zusammenführende Sichtweise

1. Einführung

Das Problem Nummer eins der modernen AK – v .a. für den Anfänger – ist der generalisierte muskuläre Hypertonus (Garten, Gerz, Farkas/Gerz); als zweithäufigsten Problemkreis würden wohl die meisten AK-TherapeutInnen das Switching nennen. Dieser Artikel bietet eine zusammenfassende Sichtweise, bei der insbesondere das Meridiansystem in seiner Interaktion mit dem neuromuskulären System, dem Grundsystem nach Pischinger und dem Adaptationssystem nach Selye die entscheidende Rolle spielt. Den Artikel ›Switching: Neurologische oder Nicht-Neurologische Dysorganisation‹ in MJAK 4. 6/1998 (Eppler/Gerz) beendeten wir mit folgender Zusammenfassung:

- »Die schwierigen Switchingfälle sind im Regelfall assoziiert mit wirklich schwerwiegenden Erkrankungen, Herdbefunden oder erheblichen psychischen Störungen.
- Sie sind aufhebbar durch hochkarätige energetische Heilmittel und Testsubstanzen aus der ›Immun-Screening-Kiste‹.
- Der Nabel ist als TL-Punkt in irgendeinem Stadium der Untersuchung immer dabei.
- Ebenso sind hypertone, normotone und schwache Muskeltestreaktionen und ein beliebiger Wechsel zwischen den entsprechenden Ergebnissen immer beteiligt.
- Die jeweiligen Switching-TL's sind fast immer aufhebbar durch Doppel-TL zu bestimmten Akupunkturpunkten, v. a. Dü 3, seltener Lu 7.
- Besonders interessant ist die Verbindung Switching/Nabel/LG/KG/Dü 3: wird nicht auch bei der Behandlung des Psychological Reversal mit Dü 3-Stimulation gearbeitet?«

...und versprachen: »Insbesondere werden wir in den nächsten Wochen der tieferen Bedeutung der Akupunkturpunkte Ni 27 bds. in Bezug zu Lenker- und Konzeptionsgefäß, nachgehen.«

Dies soll nachfolgend geschehen!

2. Derzeitiger Stand zum Thema Switching

Goodheart, Leaf und Walther und Gerz beschreiben verschiedene Methoden, wie man mit Challenge und TL Switching finden kann:

a) Ocular lock
   Diese Methode kann man als dynamischen Challenge zur Untersuchung der neuromuskulären und sensorischen Aktivität und Integration der rechten und linken Gehirnhälfte in Bezug auf die Augenfunktion bezeichnen.

b) Therapielokalisation (TL) zu den Switching-TL-Punkten Nabel, Ni 27 rechts und links, KG 24, LG 27 und zusätzlich in Höhe Th 11/Bl 19

Außer Ni 27 und den zusätzlichen Switchingpunkten dorsal sind alle diese Punkte auf dem Lenker- und Konzeptionsgefäß (LG/KG); Walther gebraucht sogar den Ausdruck ›KG/LG-Switching‹. Es liegt deshalb nahe, sich mit diesen beiden Meridianen näher zu befassen.

3. LG/KG: Klassische Akupunktur

Es gibt soviele verschiedene Beschreibungen wie Akupunkturbücher; die Beschreibung von Kropej gefällt mir immer noch am besten: Er vergleicht die zwölf normalen Meridiane mit einem System von perfekt miteinander verbundenen Flüssen und Kanälen, in welchem LG und KG wie zwei Stauseen wirken, die überschüssiges Wasser aufnehmen können, aber auch – bei Bedarf – wieder an das Kanalsystem abgeben können. Die Kardinalpunkte Dü 3 und Lu 7 können therapeutisch verwendet werden, um die Energie aus den beiden ›Speichergefässen‹ KG und LG in das Kanalsystem der klassischen zwölf Meridiane zu dirigieren; und zwar ist:

- Dü 3 = Kardinalpunkt Lenkergefäß

• Lu 7 = Kardinalpunkt Konzeptionsgefäß

Interessanterweise benutzte Callahan bereits in den frühen 80er Jahren den Punkt Dü 3 bilateral zur Behandlung des ›Psychological Reversal‹, das offensichtlich sehr eng mit ›Switching‹ verwandt ist.

a) KG/LG, Yin/Yang und Dominanz
   Gibt es einen Zusamenhang zwischen LG/ KG und der Hemisphärendominanz? Vom amerikanischen Diplomate John Brimhall habe ich auf einem Video gehört, daß folgende Zuordnungen bestehen:
   LG: verläuft über den Rücken ⇔ Yang ⇔ männlich und eher die dominante Seite.
   KG: auf der Körpervorderseite ⇔ Yin ⇔ weiblich und eher die nicht-dominante Seite.
   Diese Zuordnungen wurden im wesentlichen von J. Gleditsch bestätigt.

b) KG/LG in der klassischen AK
   In der AK verwenden wir bisher folgende Eigenschaften von LG und KG:
   • Träger der Alarmpunkte:
     KG 3 = Blase
     KG 4 = Dünndarm
     KG 5 = ›unterer Alarmpunkt 3E mit gleichzeitigem Bezug zu den Reproduktionsorganen‹
     KG 12 = Magen
     KG 14 = Herz
     KG 17 = KS und Oberer 3E
     Warum sind nur diese Alarmpunkte auf dem KG?
   • Der Punkt KG 2 (Oberrand Symphyse) ist sozusagen ein ›Hilfsalarmpunkt‹ für den gesamten Unterleibsbereich; siehe auch die Fülle von NL-Punkten in dieser Region!
   • Nabel = KG 8: Der Nabel wurde – bei gleichzeitig positiver TL zu Ni 27 rechts/links – früh als ein ›Switching-TL-Punkt (Abkürzung STP) in der AK-Testung verwendet. Leider wurde seine Rolle als erste und einzige gemeinsame Narbe aller Menschen – und damit eventuell entscheidendes Störfeld im Sinne der Herdlehre – in den englischsprachigen Lehrbüchern bis heute nicht erwähnt. Demzufolge hat auch kaum ein nicht-deutschsprachiger ICAK-Diplomate jemals den Nabel alleine – also ohne gleichzeitige TL zu Ni 27 re/li – überprüft.

George Goodheart nickte zustimmend, als ich ihn während meines Vortrages ›Functional Neurological Dysorganisation – Therapeutic Switching‹ während der ICAK Conference in München 1997 darauf ansprach.

Hieraus folgt logisch als empfohlene Vorgehensweise zur Untersuchung von Switching mit TL die in den IMAK- und ICAK-D-Kursunterlagen und bei Gerz beschriebene Vorgehensweise. Wenn der Nabel als Narbe im Verlauf des KG den Energiefluß speziell in diesem Meridian stören kann, so gilt das genauso für jede andere Narbe im Verlauf von KG/LG.

An dieser Stelle sei dringend empfohlen, sich insbesondere bei der Narbenstörfeld-Untersuchung LG und KG als zusammengehörendes ›Zentralgefäß in der Körper-Mittellinie‹ vorzustellen.

Dies bedeutet: bei jedem Switching-Fall muß jedes Narbenstörfeld in der Medianlinie mit einfacher und/oder Doppel-TL untersucht – und falls positiv möglichst als erstes behandelt werden. Die häufigsten Narben stammen von: Unterleibsoperationen inkl. Sectio, Magen- und anderen Bauchoperationen, Herzoperationen, Thyreoidektomie, intraoralen Operationen v.a. im Frontzahnbereich inkl. Frenulum; Nasenbeinfrakturen und Septumkorrekturen, Kopfnarben, Narben nach Nukleotomien und sonstigen Pathologien im Bereich von Wirbelsäule und Sacrum/Coccygeum; nicht zu vergessen das Störfeld nach Episiotomie (Untersuchung und Behandlung nach També).

Beachte: die goldene Regel der Neuraltherapie, daß jede Narbe potentiell jede Störung verursachen kann, gilt natürlich weiter!

4. Wann ist grundsätzlich an Switching zu denken?

• Denke an verdeckte Switching-Formen, wenn kein ›Switching in the clear‹ besteht, aber ein Widerspruch zwischen AK-Test und Klinik.

- Therapieresistenz oder Verschlimmerung trotz offenkundig sinnvoller AK-Testung.
- Denke vor allem daran bei Wechsel zwischen Hypertonus, Normotonus und Schwäche.

5. Meridiansystem, Muskulatur und Stress

a) Regelkreis Leber/Gallenblase
Die Muskulatur ist primär auf jeden Fall dem Le/Gb-Regelkreis zuzuordnen. Gleditsch hebt unter anderem hervor, daß der Muskel nicht nur ausführendes Organ ist, sondern in hohem Maße auch in der Lage sein muß, Sinneseindrücke zu liefern und zu verarbeiten. Auch Glaser, Begründer der Eutonie, habe immer wieder auf die Wichtigkeit des Muskels für die Kommunikation hingewiesen! Den Zusammenhang des Regelkreises mit dem Auge stellt Gleditsch wunderschön bildlich dar: wenn man sich vorstellt, mit welcher Präzision wir im mikroskopischen Bereich arbeiten können – und gleichzeitig, mit welch grober Kraft wir – wenn es die Situation erfordert – bei schwerer körperlicher Arbeit oder sogar im Kampf muskulär tätig sind. Die Muskulatur hat also insgesamt eine riesige Kapazität, situativ zu arbeiten – und dies entspricht dem Regelkreis Le/Gb!

b) Das Feuerelement und Selye
Die große Frage ist, wie das Meridiansystem und das normale physiologisch-anatomische System in Bezug auf die Stressadaptation zusammenhängen.
Aufgrund der Beschäftigung mit der Akupunkturlehre, so wie sie bisher in der AK publiziert wurde, der klassischen Meridianlehre, meinen Praxiserfahrungen und in den Gesprächen mit Jochen Gleditsch hat sich für mich folgende Denkweise durchgesetzt: Die wichtigsten Organe, die nach Selye mit Stress assoziiert sind, sind von oben nach unten Thymus, Magen und die Nebennieren.
   - Der Thymus ist sicher zusammen mit der Schilddrüse als Hormonorgan dem oberen 3E zuzuordnen.
   - Der Magen ist sicherlich zusammen mit dem Solarplexus eher dem mittleren 3E zuzuordnen. Diese Situation zeigt sich auch am Ohr, wo nach Nogier die Punkte für den Solarplexus und Magen ganz nahe in der Nähe des Punktes 0 zusammen liegen.
   - Die Nebennieren sind wohl dem unteren 3E zuzuordnen (bestätigt von Gleditsch).

   Die Frage ist aber: Was ist mit den ›unteren‹ hormonellen Organen? Sind Eierstöcke, Prostata etc. ebenfalls dem unteren 3E oder dem Kreislauf-Sex-Meridian zugeordnet – oder beiden?
   Wie sind die Muskelzuordnungen der Hormonorgane in der AK?

c) Aufschlußreich ist die Betrachtung der Alarmpunkte der Meridiane 3E und KS:
Während für den KS in der klassischen Akupunktur nur der Punkt KG 17 angegeben ist, sind für die drei Etagen des 3E nach klassischer Lehre drei Akupunkturpunkte relevant, nämlich von oben nach unten ebenfalls wieder der KG 17 sowie KG 12 und KG 7.
Als übergreifender Alarmpunkt für alle 3 Etagen dient KG 5! Hier nun ist interessant, daß die AK-Literatur immer schon KG 5 als ›Alarmpunkt des 3E mit gleichzeitigem Bezug zu den Reproduktionsorganen‹ angegeben hat.
Zur Bezeichnung ›Kreislauf/Sex‹ übrigens haben wir in den Gesprächen mit Jochen Gleditsch erfahren, daß diese Bezeichnung erst in der Nachkriegszeit in Frankreich geprägt wurde, und eigentlich nur die dortige Interpretation des chinesischen Namens ›Xinzhu‹ darstellt.
Auch die andere deutschsprachige Bezeichnung ›Perikard‹ ist etwas irreführend, da sie eine anatomische Struktur mit einem Meridiangefäß assoziiert, ohne daß ganz offensichtlich die Chinesen daran gedacht haben.
Gleditsch u.a. übersetzen das Wort mit ›Mauer des Herzens‹; er selbst findet aber jetzt die Bezeichnung ›Beschützer des Herzens‹ (Worsley) noch besser geeignet. Das Feuerelement besteht aus vier Meridi-

ansystemen; neben 3E und KS gehören dazu noch Herz und Dünndarm. Hier ist die Verbindung zur westlichen Denkweise auffällig: als Stichworte seien ›Herzinfarkt als Stressfolge‹ und die Assoziation ›Dünndarm/darmassoziiertes Immunsystem‹ genannt.
Frage also: Welches Element hat mehr mit der Stress-Adaptation und ihrer Auswirkung auf das hormonelle System, den Hypertonus der Muskulatur wie auch der Hyperergie der Immunologie zu tun als das Feuerelement?

d) Der Muskel und Stress
Eine hervorragende Literaturübersicht findet sich bei Chaitow (v.a. ›Soft tissue distress‹ und ›Patterns of function and dysfunction‹). Offensichtlich korreliert er in Übereinstimmung mit vielen anderen anerkannten Autoren aus der Chiropraktik, Osteopathie und Manuellen Medizin eine Reihe muskulärer Veränderungen mit Stress.
In der AK-Literatur ist dieser Zusammenhang, ausgehend von den deutschsprachigen Ländern, in Europa weitgehend akzeptiert – wenn auch mit unterschiedlicher Nomenklatur:
Garten ›Hyperreaktiv‹
Gerz und Farkas/Gerz ›Hyperton‹
Shafer ›Hyperfacilitated‹
Stossier ›Hyperton‹
Goodheart selbst hat in ›You'll be better‹, Chapter 6, page 7 den zum Hypertonus führenden Mechanismus beschrieben – und auf persönliche Anfrage von mir auch mitgeteilt, daß er die erste Beobachtung von Hypertonus bereits in den frühen 70er-Jahren durch energetische Korrektur über den 3E angegangen hat.

Der ersten Beschreibung des Superchallenge (SC) lag eine ›zufällige‹ TL zu 3E 3 zu Grunde! (Gerz)
Von Gleditsch stammt die Aussage: »Ich habe den Eindruck, daß die Muskulatur seit etwa zehn Jahren zunehmend spinnt!«
Die amerikanischen Diplomates dagegen haben noch ihre Schwierigkeiten damit, die Tatsache des mit dem Selye'schen Stress-Adaptationsmodell assoziierten hypertonen Muskels zu akzeptieren – trotz aller Versuche insbesondere des Autors selbst. Dies ist besonders eigenartig angesichts der Tatsache, daß Goodheart und Walther sehr wohl in Wort und Schrift schon sehr früh über den ›hypertonic muscle‹ geschrieben haben (s. Lehrbuch Gerz, Seite 26 ff).
Goodheart hat auch Selye's Arbeiten immer als eine der Grundlagen der AK bezeichnet – nur bei der Akzeptanz des hypertonen Muskels und seiner Signifikanz in der heutigen Zeit hapert's.
Ob wohl der Hauptgrund darin liegt, daß die systematische Beschreibung nicht aus USA kommt?

6. Ergebnisse und Konsequenzen

Vorbemerkung: ›Positive TL‹ kann grundsätzlich immer sein

- Schwächung aus dem Normotonus (W)
- Schwächung aus dem Hypertonus (SC)
- Normotonus ausgehend von Schwäche oder Hypertonus (NC)
- Hypertonus aus der Schwäche oder dem Normotonus (HC)

Wir behandeln – mit Nadel, Acupatch, Laser oder Akupressur – ausschließlich Akupunkturpunkte, die schwächen (w oder SC) oder NC sind.
Alle Punkte mit HC sind diagnostisch wichtig, aber nicht zu behandeln!

a) Dü 3 und Lu 7
Im Verlauf der letzten anderthalb Jahre hatten wir mit verschiedensten Ansätzen, unter anderem auch Dü 3 und Lu 7, bei schwierigen Switchingfällen experimentiert; dies wurde bereits früher beschrieben. Leider ist das Ganze äußerst zeit- und energieaufwendig, da das Ergebnis jedes einzelnen Challenge bzw. TL gegen alle STP and natürlich auch jeder starke Muskel jeweils auf Normo-/Hypertonus geprüft werden muß.
Der Ansatz war: bei irgendeiner positiven STP wurde überprüft, ob diese TL durch

gleichzeitige TL zu Dü 3 bilateral oder Lu 7 bilateral aufhebbar war. Die Ergebnisse waren nicht konstant; manchmal war die TL aufhebbar und manchmal nicht, ohne daß irgendein Muster erkennbar war. Die entscheidende Antwort kam ›zufällig‹, als wir einige schwierige Patienten zusammen mit Jochen Gleditsch untersuchen konnten. Er erzählte uns, daß er seit Jahren mit dem Dü 3-Areal experimentiert habe und dieses Gebiet seiner Meinung nach eine weitere Somatotopie darstelle, deren Punkte er in vielen Fällen bei schwierigen Patienten erfolgreich eingesetzt habe. Eine seiner interessanten Beobachtungen war gewesen, daß jeweils die rechte und linke Seite palpatorisch unterschiedlich sind – und daß die empfindlichere Seite meist die war, die mit der Symptomatik des Patienten in Bezug stand und mit Erfolg genadelt wurde. Also nur eine Seite!!
Als wir ihn daraufhin baten, bei vier schwierigen Patienten den kritischen Dü 3 mit seiner ›Very-Point-Methode‹ zu suchen und zu nadeln, hob dies bei allen vier Patienten mit schwierigem Switching an diesem Vormittag jegliche STP auf!! Aber: bei allen vier Patienten war es Dü 3 rechts!! ›Why was that?‹ (Goodheart) Und: Was ist mit Lu 7?? (Zur Wiederholung: Dü 3 + Lu 7 sind die Kardinalpunkte von LG und KG!).
Es zeigte sich, daß tatsächlich Lu 7 bei allen Patienten palpatorisch positiv war – und zwar kontralateral zu Dü 3, also links! Und: unsere vier gemeinsamen Patienten waren alle Rechtshänder!!
Nach über sechs Monaten Überprüfung in sicher mehr als 100 Fällen können wir (Eppler/Gerz) sagen: In vielen Switching/Hypertonusfällen zeigen Dü 3 und/oder Lu 7 eine positive TL: in praktisch allen Fällen Dü 3 nur auf der Seite der Händigkeit, Lu 7 kontralateral (wobei Lu 7 seltener eine positive TL hat als Dü 3).

Fallbeispiel K-W.: Die Nagelprobe war eine etwa 50jährige Kiefergelenkspatientin, bei der nach erfolgreicher COPA-Therapie eine sehr schwierige prothetische Neuversorgung anstand. Es kam dabei zu plötzlichen Beschwerden im Fuß- und SIG-Bereich sowie auch bisher unbekannten Schmerzen im Temporalisbereich re; im AK-Test eindeutig Switching. Von den ›heißen Punkten‹ zeigten sich KG 21,5 (siehe unten!) sowie Lu 7 re und Dü 3 li positiv und wurden mit sehr gutem Erfolg genadelt.
Bei genauerer Nachfrage stellte sich heraus, daß die Patientin sich zwar als Rechtshänderin fühle – als Kind aber eigentlich Linkshänderin gewesen war und, wie früher üblich, relativ gewaltsam auf rechts umtrainiert worden war!!
Das klassische Muster also ist Dü 3 re und Lu 7 li beim Rechtshänder – und umgekehrt Dü 3 links und Lu 7 re beim Linkshänder!

Ausnahmen kommen vor:
- Nur TL zu Dü 3 auf der Seite der Händigkeit ohne positive TL zu Lu 7 auf der anderen Seite.
- Nur TL zu Lu 7 auf der nicht-händigen Seite ohne TL zu Dü 3 auf der anderen Seite (seltener).
- TL zu entweder Dü 3 oder Lu 7 bds. (selten).

Was hatten wir in der AK mit der bisher gelehrten und praktizierten beidseitigen und gleichzeitigen TL zu Dü 3 falsch gemacht? Wahrscheinlich war der Fehler meist
- entweder mit der TL nicht den genauen Irritationspunkt im Dü 3-Areal zu treffen

oder/und
- mit einem eventuellen Doppel-TL-Phänomen die in Wirklichkeit nur einseitig positive TL zu Dü 3 wieder aufzuheben

b) KG 21.5
Gleditsch findet über diesen Punkt, der in der Mitte zwischen KG 21 und KG 22 und ›zufällig‹ genau da liegt, wo wir in der AK die Thymus-TL machen, eine äußerst positive Beeinflussung im Sinne einer Relaxation und Harmonisierung der Mundbodenmuskulatur.
Wir können dies bestätigen! Die Differen-

tialdiagnose zur Thymus-TL ist einfach: läßt sich die TL durch Zink und/oder Kupfer und/oder Thymus-assoziierte Präparate vollständig aufheben, so ist es wohl eher eine Thymus-TL; andernfalls wird akupunktiert (Nadel, Dauernadel, Akupatch). Macht es klinisch Sinn, kann man natürlich beides kombinieren (so z.B. bei obigem Fallbeispiel K-W., wo zusätzlich seit Jahren, ausgehend von einer alten Amalgamproblematik mit immer wieder erhöhten DMPS-Werten für Hg, sowohl Cu als auch Zn im Vollblut erniedrigt sind und immer wieder gemäß Testung substituiert werden).

Wir haben in den letzten Monaten herausgefunden, daß der KG 21,5 ein sehr wichtiger, elegant einzusetzender Akupunkturpunkt ist – wenn er mit entsprechend eindeutiger TL positiv testet.

c) Die Verbindung zur Manuellen Medizin
Durch einige PatientInnen mit immer wiederkehrenden ›Gait-Problemen‹, meist im Zusammenhang mit Kiefergelenks- und HWS-Diagnosen, haben sich folgende Fragestellungen aufgedrängt:
Ist es Zufall, daß
- gerade die Punkte Ni 27 bds. zusammen mit dem Nabel mit Switching verbunden sind
- Ni 27 dem Ansatz des SCM entspricht, der wiederum direkt für Gait und TMJ ein entscheidender Muskel ist
- der SCM die wichtigste anteriore Verbindung zwischen Cranium und Sternum darstellt
- die Behandlung der Sternum-Dysfunktion nach També so hervorragende Ergebnisse liefert
- KG 21.5 praktisch genau der Mitte zwischen beiden Sternoclaviculargelenken entspricht
- über KG 21.5 die Mundbodenmuskulatur (Hyoid!!) reguliert werden kann
- die Kardinalpunkte Dü 3 und Lu 7 offensichtlich mit der Händigkeit zu tun haben
- die auf dem KG liegenden Alarmpunkte fast exklusiv mit dem Feuerelement und Stress (Magen/KG 12) verbunden sind – mit der Ausnahme des Blasenmeridians, der die Wirbelsäule regiert
- genau der Blasenmeridian aber mit dem Nierenmeridian gekoppelt ist, der als einziger Meridian einen Anfangspunkt an der Fußsohle hat (Gait!) und als Endpunkt Niere 27???

Die Antwort ist offenkundig. Was aber bedeutet das?
Unseres Erachtens nichts anderes als die Tatsache, als daß über diese Strukturen und Regelkreise der direkte Zusammenhang zwischen dem Meridiansystem, dem Cranio-Sternal-Sacralen System, dem Selye'schen Adaptationssystem, dem Hormonsystem und Switching läuft – und somit im guten wie im schlechten Sinn beeinflußbar ist.
Ein Prioritätensystem ist leider bisher nicht erkennbar. Zu sehr sind die Regelsysteme miteinander vernetzt; zu mannigfaltig die Störeinflüsse je nach Klinik und Anamnese.

d) Konsequenz für die AK-Untersuchung
Für die Untersuchung mit AK ist eine Konsequenz offenkundig:
Bei hypertoner Muskulatur, bei Verdacht auf Switching, bei unlogischen oder therapieresistenten oder rezidivierenden Befunden aus diesen Bereichen sind als erstes alle möglichen Störfaktoren, die diese Regelkreissysteme belasten könnten, zu untersuchen und zu beseitigen!
- Uhren, Ringe, Schmuck etc. (URS)

Hier sind die bisherigen Vorgehensweisen in der AK zu überdenken; siehe hierzu den Artikel in MJAK 6. 2/1999 (Gerz).
- Immunscreening

Hier bleibt die bisherige Vorgehensweise im Prinzip bestehen, muß aber direkt mit den STP- und KG/LG-Punkten gegengetestet werden. Es wird dringend auf die entsprechend geänderten AK-Kurse M/A, AK 1 und AK 2 bzw. STRAT verwiesen (siehe Ausbildungsprogramme von IMAK und ICAK-D)

- Parasitosen und Phytotherapie
Gemäß Fonk vergessen wir wohl viel zu oft, nach parasitären Belastungen zu forschen. Burtscher und Lintner haben dies aufgegriffen und auch für die Testung mit AK bestätigen können sowie zusätzlich auch die Wichtigkeit von Impfbelastungen beschrieben.
Die Therapie erfolgt gemäß AK-Testung mit Homöopathika, Phytotherapeutika und – wenn sie gut testen (NC!) – Allopathika (Vermox®/Panthelmin®, Helmex®/Combantrin®, Metronidazol usw.)
- Weitere wichtige Akupunkturpunkte
Gleichzeitig haben in den letzten beiden Jahren die österreichischen Kollegen Eugen Burtscher und Toni Suntinger die Akupunktur mit AK erheblich vorangebracht.
Bei der Überprüfung ihrer Angaben haben wir gefunden, daß sich eine Art Hierarchie bei hypertonen/geswitchten Patienten zeigt; im Wesentlichen finden sich neben den bisher genannten Punkten die nach den Regeln der Fünf-Elementen-Lehre indizierten antiken Punkte.
Achtung: sehr häufig sind diese Punkte nur einseitig mit TL als NC zu finden und auch entsprechend zu behandeln.
Als Ergänzung empfiehlt sich auch hier die Phytotherapie samt den verschiedensten Verhaltensmaßregeln inkl. Ernährungsempfehlungen der TCM; Interessenten ist dringend der Kurs ›AK-Meridiansysteme/Akupunktur‹ von IMAK und ICAK-D zu empfehlen!

Abschließend hoffe ich, daß wir alle gemeinsam in den nächsten Monaten durch die Arbeit mit unseren Patienten zum Einen die bisher gefundenen Zusammenhänge kritisch überprüfen und hoffentlich weiter ausbauen können. Hierzu bitte ich um Kommentare und kritische Stellungnahmen!

Merke: What exists persists – and what persists exists (Goodheart)

Ich danke Monika Eppler, Jochen Gleditsch, Eugen Burtscher und Toni Suntinger für die tolle Kooperation während der letzten Monate; ohne sie wäre dieser Artikel nicht möglich gewesen!

Wolfgang Gerz

Literatur

- Burtscher, E.: Kursunterlagen Bezau 1999/AKSE Applied Kinesiology und Immunologie; MJAK II, 10/1997
- Callahan, R.: Five Minute Phobia Cure; Enterprise Pub; 1985
- Chaitow, L.: Muscle Energy Techniques/Positional Release Techniques/Neuromuscular Techique; alle: Churchill Livingstone; 1996
- Eppler, M.: Kursunterlagen Bezau 1999/AKSE
- Eppler, M. & Gerz, W.: Switching: Neurologische oder Nicht-Neurologische Dysorganisation?; MJAK IV, 6/1998
- Farkas, J.: More on Superchallenge – Getting accurate information from patients; ICAK-Europe Collected Papers 1992/AKSE
- Garten, H.: Diverse Artikel; VKM
- Gerz, W.: Superchallenge; ICAK-Europe Collected Papers 1992/AKSE; Lehrbuch der Applied Kinesiology in der naturheilkundlichen Praxis; AKSE 1996; Functional Neurological Dysorganisation – Therapeutic Switching; Vortrag ICAK Conference München/Mai 1997; publ. in MJAK I, 5/1997; Neues zur AK-Testung von Uhren, Ringen, Schmuck etc.; MJAK VI, 2/1999
- Gerz, W. & Farkas, J.: From Superchallenge to Modern Allergy, Focus and Medicine Testing or weak – normotonic – hypertonic: 3 ways in which a muscle may test; ICAK Collected Papers 1993/AKSE
- Fonk, I.: Darm-Parasitose – die zentrale Immunstörung; ML-Verlag;1992
- Gleditsch, J.: Persönliche Kommunikation 1998/1999; Mundakupunktur; 2. Auflage, WBV; 1981; Akupunktur in der HNO; Hippokrates; 1997
- Goodheart, G.: You'll Be Better; AK Printing, Geneva, Ohio/AKSE
- Kropej, H.: Propädeutik der chinesischen Akupunktur; Haug-Verlag; 1977
- Leaf, D.: Applied Kinesiology Flowchart Manual; 3rd Edition, privately published/AKSE

- Lintner, W./Burtscher, E.: Integration der Parasitologie in das AK-Immunscreening; MJAK IV, 6/1998
- Shafer, J.: Diverse Artikel; ICAK-UK Collected Papers/AKSE
- Stossier, H.: Generalized Hypertonicity – Candida albicans and other possible causes with therapeutic consequences; MJAK II, 10/1997
- Suntinger, A.: Kursunterlagen Bezau 1999/AKSE
- També, I.: Die Rolle des Sternum in der Craniosacralen Therapie/AKSE
- Walther, D.: Applied Kinesiology Synopsis; Systems DC, Pueblo, Colorada/USA; 1988
- Worsley, J.R.: Was ist Akupunktur – Gesundheit für den ganzen Menschen; Ryvellus; 1994

8. Applied Kinesiology (AK) und Neuraltherapie – Fallbericht

(Aus MJAK III, Februar 1998)

Abstract: Anhand eines Falles wird der Einsatz der AK bei der Diagnostik von Störfeldern dargestellt.

Along with a case history the diagnostic procedure of focus with AK is presented.

Anamnese:

42jähriger Patient, seit 2 Jahren rezidiverende Schulterschmerzen links mit Bewegungseinschränkung. Der Patient kann besonders nachts nicht auf der linken Schulter liegen. Vom Orthopäden erhielt der Patient – bei radiologisch und sonographisch unauffälligem Schulterbefund – vor 1,5 Jahren eine Cortisoninjektion ins Schultergelenk.
Da die Beschwerden sich daraufhin nur für einen Tag besserten, wurde stationär eine Schmerz-Infusionstherapie für eine Woche duchgeführt. Anschließend waren die Schulterbeschwerden für ca. 1 Jahr deutlich gebessert. Jetzt zeigt sich seit einem halben Jahr weder auf physikalische Maßnahmen noch auf nichtsteroidale Antirheumatika und/oder örtliche Cortison-Injektionen eine anhaltende Besserung. Der Patient gibt sogar an, daß auf lokale Injektionen eine Verschlechterung eingetreten war.

Erstuntersuchung:
Starke Schmerzhaftigkeit bei passiver und aktiver Bewegung der Rotatoren; Anteversion und Abduktion aktiv deutlich eingeschränkt. Keine Schwellung, keine entzündlichen Veränderungen, keine deutlich lokalisierbaren Schmerzpunkte.
Eine manuelle Korrektur nach Testung mit Applied Kinesiology bei C6 mit positiver Therapielokalisation (TL) und positivem Challenge bringt keine Befundänderung an der Schulter.

Frühere Anamnese:
Tonsillektomie als Kind; vor 3 Jahren Verletzung am Daumengrundgelenk links mit anschließender operativer Sanierung – seither spürt der Patient diese Narbe bei Wetterwechsel.

Diagnostik mittels Applied Kinesiology:
Schwache und überwiegend schmerzhafte Muskeln beim AK-Muskeltest an der linken Schulter: Deltoideus, Infraspinatus, Subscapularis, Teres minor, Serratus.
Die Tonsillennarben zeigen eine positive TL mit Normalisierung auf Xyloneural®. Während der TL an die Tonsillennarben reagieren einzelne anfangs schwache Muskeln mit einer Stärkung. Die ebenfalls positive TL der Daumennarbe reagiert auf das homöopathische Komplexmittel Traumeel®. Bei gleichzeitiger Daumen-TL und Tonsillennarben-TL (Doppel-TL) heben sich diese auf.

Neuraltherapie:
Nach neuraltherapeutischer Injektion der Tonsillennarben und der Daumennarbe mit den getesteten Substanzen (Xyloneural®, Traumeel®) zeigte sich eine deutliche Besserung der aktiven und passiven Beweglichkeit. Die Schmerzhaftigkeit reduzierte sich fast schlagartig um über 50% und beim AK-Muskeltest sind 3 von 5 zuerst schwachen Muskeln jetzt stark.
Vier Tage darauf war der Patient nahezu beschwerdefrei und konnte nachts auf der linken Schulter liegen.
Die Neuraltherapie wurde noch zweimal im Abstand von einer Woche wiederholt. Die Daumennarbe war anschliessend nicht mehr wetterempfindlich. Die Schulter selbst wurde nicht behandelt.

Diskussion:
Offensichtlich war der Regelkreis von Lunge/Dickdarm (nach der Akupunktur-Lehre) durch die seit Kindheit bestehenden Tonsillennarben vorbelastet. Eine weitere Narbe im Meridianverlauf (Daumennarbe) führte schließlich zur Dekompensation (Zweitschlag). Man beachte: Der Beginn der Beschwerden erfolgte erst ein Jahr nach der OP am Daumen.
Die Wetterempfindlichkeit der Daumennarbe weist zwingend auf ein Störfeld hin. Auch die Verschlechterung auf eine lokale Therapie zeigt auf eine/mehrere Störung(en) abseits der Schulter und weniger auf ein lokales Geschehen.
Bei einem Beschwerdebild, bei dem von zwei Seiten (hier bezugnehmend auf Akupunktur-Meridian-Organ-Zusammenhänge) eine Störzone gefunden wird, ist die Chance groß, mittels gezielter Neuraltherapie eine rasche Besserung zu erzielen.
Gerade die AK bietet hier eine effiziente diagnostische Kontrolle für die Neuraltherapie. Es konnten sowohl die wirksamen Mittel, als auch der energetische Zusammenhang von beiden Narben mittels dem Instrument der TL (+Doppel-TL) gefunden werden. Ebenfalls zeigte sich bei der AK-Muskeluntersuchung, daß durch eine positive TL nicht jeder schwache Muskel mit einer Stärkung reagieren muß oder kann.

Dr. med. Eugen Burtscher

C. Dokumentationsbogen

AK – DOKUMENTATION

Datum:

Name: **geb.:** **m / w**

All _ Cand _ FXM _ Herd _ Hom _ HR _ Impf _ M/A _ MM _ NT _ OM _ Par _ SS/OO _ Tox _

Anamnese & relevante Vorbefunde:

Bisherige Therapie:

Untersuchung:

Procedere:

Verlauf & Beurteilung:

n – normoton; **w** – schwach; **h** – hyperton; **s** – strong, wird nicht auf H überprüft; **HC** – hypertoner Challenge; **NC** – normotoner Challenge; **SC** – Superchallenge; **W** – weak Challenge; **TL** – Therapielokalisation; **GHT** – generalisierter Hypertonus; - keine Reaktion:

D. Stellungnahme zur ›Kinesiologie‹

Herausgegeben von den Vorständen des International College of Applied Kinesiology-Deutschland (ICAK-D) und der Internationalen Ärztegesellschaft für Applied Kinesiology (IMAK) 1. Auflage 1997; 2. Auflage 1999

I. Einleitung

Immer mehr verbreiten sich in den letzten Jahren in Deutschland und Österreich, aber auch anderen europäischen Ländern, die ›Kinesiologie‹ wie auch Abwandlungen davon (›Psychokinesiologie‹, ›Edukinesthetik‹, ›Physioenergetik‹ u.a.m.).

Dem Patienten oder Klienten gegenüber wird die jeweilige ›Kinesiologie‹ sowohl als naturheilkundlich-ganzheitsmedizinische Diagnosemöglichkeit, aber auch als ›Grundlage für Lebensberatung‹, ›psychosomatische Behandlungsmethode‹, ›zur Lernförderung‹ bei verschiedensten schulischen Problemen, ›energetische Ganzheitsmethode‹ – meist in Form von sogenannten ›Sitzungen‹ – verkauft.

Probleme entstehen dadurch, daß

- all diese Methoden von Laien oder selbsternannten ›Kinesiologen‹ aus Lehr- und Hilfsberufen (Lehrer, Soziologen, Sozialarbeiter u.a.m.), aber auch von Angehörigen ärztlicher und nichtärztlicher Heilberufe (Ärzte, Zahnärzte, Heilpraktiker, Physiotherapeuten, Psychologen/Psychotherapeuten u.a.m.) angewendet werden
- für die Arbeit all dieser ›Kinesiologen‹ keine allgemeingültigen fachlichen Voraussetzungen oder Qualitätsnachweise vorliegen
- weder interessierte Patienten noch medizinische/therapeutische Fachgesellschaften noch staatliche/behördliche Stellen noch potentielle Kostenerstatter (Versicherungen/Beihilfe) einen kompetenten und anerkannten Ansprechpartner haben
- damit die Kostenerstattung durch private und gesetzliche Krankenversicherer zu Recht nicht möglich ist
- trotz aller Fragwürdigkeit in der Ausbildung die jeweiligen ›Kinesiologen‹ oft verblüffend erfolgreich sind
- gleichzeitig die seriöse Applied Kinesiology (AK), die nach dem Begründer der Methode, dem amerikanischen Chiropraktiker Dr. George Goodheart, nur Angehörigen ärztlicher und nichtärztlicher Heilberufe gemäß definierter Lehrpläne gelehrt wird, erhebliche Differenzierungs- und Abgrenzungsprobleme zur ›Kinesiologie‹ hat.

Die Vorstände von ICAK-D (International College of Applied Kinesiology-Deutschland) und IMAK (International Medical Society for Applied Kinesiology) geben deshalb folgende Stellungnahme zur Problematik der ›Kinesiologie‹ ab.

II. Geschichte

Goodheart entwickelte die Methode seit 1964 und begründete 1974 zusammen mit einigen seiner ersten Schüler das International College of Applied Kinesiology (ICAK) als internationale Organisation zur Förderung von Forschung und Lehre auf dem Gebiet der AK. Kurze Zeit später gründete Goodheart – zusammen mit dem heutigen ›Kopf‹ der ›Touch-for-Health‹-Bewegung (s.u.), John F. Thie, D.C. und einigen weiteren amerikanischen Chiropraktikern – eine reine Laienorganisation: Touch-for-Health (TFH).

Goodheart und die anderen Begründer wollten über die TFH-Organisation ihren Patienten und anderen interessierten Laien die Grundzüge dessen erklären, was sie selbst als qualifizierte Chiropraktiker mit vierjähriger Universitätsausbildung mit dieser neuartigen Muskeltestmethode an Diagnostik durchführten.

Goodheart selbst wollte als Grenze der Weitergabe von Informationen aus der AK an Laien einige einfache Muskeltests, das Arbeiten mit einfachen Reflexpunkttechniken (NL und NV = Neurolymphatische und Neurovaskuläre Reflexpunkte), einfachen Akupressur- bzw. Meridiantechniken und simplen Nahrungsmitteltests als reine Selbsthilfe im familiären Bereich sehen (z.B. für Mütter von allergischen Kindern).

Thie und andere TFH-Mitbegründer expandierten jedoch mit einem eleganten Schneeballsystem die TFH-Organisation so schnell, daß Goodheart bereits ein Jahr später die Organisation wieder verließ – unter allerdings nutzlosem Protest. Im Verlauf der 70er und frühen 80er-Jahre war die Expansion so stark, daß bald viele Tausende von Laien, aber auch Therapeuten verschiedenster Richtungen in USA diese auf den ersten Blick so verblüffend einfache Methode mehr oder weniger gut erlernten. Zur TFH-Literatur und zu den Ausbildungsmöglichkeiten sei auf das Freiburger ›Institut für Angewandte Kinesiologie‹ verwiesen (siehe Literatur).

Im gleichen Zeitraum entwickelte sich ICAK wesentlich langsamer – was aufgrund der strengeren Ausbildungskriterien und der Beschränkung ausschließlich auf staatlich anerkannte Therapieberufe nicht verwunderlich ist.

Die beiden Begründer des Freiburger Instituts, die Heilpraktiker Mathias Lesch und Alfred Schatz, wurden in den frühen 80er Jahren Mitglied von ICAK, legten aber niemals die Prüfung zum ›Diplomate ICAK‹ ab – nach den Kriterien von ICAK bis zum heutigen Tag die Voraussetzung, um AK international anerkannt lehren zu können. Tatsächlich wurden Lesch und Schatz unter falscher Berufsbezeichnung (D.C.!) in der ICAK-Datei geführt und traten dann Ende der 80er-Jahre aus ICAK wieder aus.

Es ist also festzuhalten, daß die beiden Begründer des Freiburger Instituts für Angewandte Kinesiologie mindestens seit Mitte der 80er-Jahre wissen, daß sie für die Lehre der Applied Kinesiology (AK) nach George Goodheart nicht qualifiziert sind.

III. Heutige Situation

a) International College of Applied Kinesiology (ICAK)

Die von Goodheart gegründete weltweite Organisation ist in sogenannte ›Chapters‹ untergliedert, die für einzelne Länder oder Sprachbereiche verantwortlich sind.

b) International College of Applied Kinesiology (ICAK-D)

ICAK-D, eingetragen in München, ist eine offizielle ICAK-Unterorganisation für die deutschsprachigen Länder.

c) Internationale Ärztegesellschaft für Applied Kinesiology (IMAK)

Die IMAK wurde 1993 gegründet, um gegenüber den berufsständischen Gremien der Ärzteschaft, staatlich/behördlichen Stellen sowie innerhalb ICAK die Interessen von Ärzten und Zahnärzten zu vertreten, die mit klassischer AK arbeiten. Seit 1994 ist die IMAK von ICAK als sogenannte ›Interchapter Affiliation‹ für ärztliche/zahnärztliche Mitglieder anerkannt. Für Ärzte und Zahnärzte im deutschsprachigen Raum ist die Doppelmitgliedschaft in ICAK-D und IMAK empfohlen.

ICAK-D und IMAK empfehlen seit Jahren allen Mitgliedern dringend, die Bezeichnungen ›Angewandte Kinesiologie‹, ›Kinesiologie‹, ›kinesiologisch‹ usw. in Verbindung mit ihrer Arbeit in der Praxis nicht zu verwenden.

Zitat aus dem Rundschreiben 5/97:

»Wegen der Wichtigkeit des Themas ersuchen wir alle unsere Mitglieder, sowohl verbal im Gespräch mit Kollegen und Patienten als auch schriftlich bei medizinischen Publikationen, Patienteninformationsschriften, Rechnungen usw. die Worte ›Kinesiologie‹, ›kinesiologisch‹ und ›Kinesiologe‹ bzw. ›Kinesiologin‹ auf keinen Fall zu verwenden.

Wir weisen darauf hin, daß die Beihilfestellen bereits seit Jahren ›kinesiologische Behandlungen‹ o.ä. nicht mehr erstatten dürfen und daß außerdem mehrfach von ärztlichen und zahnärztlichen Standesorganisationen wie Gutachtern die ›Kinesiologie‹ als nicht-seriös und sogar als unethisch bezeichnet wurde. Wir bitten deshalb alle Anhänger der klassischen AK, sich auch in Wort und Schrift von der ›Kinesiologie‹ zu differenzieren!«

d) Es läßt sich somit eindeutig feststellen, daß die klassische AK in den deutschsprachigen Ländern für die ärztlichen und nichtärztlichen Heilberufe seit 1993 gemäß den Kriterien des Begründers der Methode gelehrt wird. Warum aber greift die Laienversion ›Kinesiologie‹ so um sich?

Die Übersetzung von ›Applied Kinesiology‹ ins Deutsche ist ›Angewandte Kinesiologie‹ – und Goodheart hat weder für die USA noch irgendein anderes Land der Welt ein Copyright oder ähnliches eintragen lassen. Der Begriff ›Applied Kinesiology (AK)‹ ist also ungeschützt.

Lesch und Schatz waren schlau genug, bereits 1989 die ›Deutsche Gesellschaft für Angewandte Kinesiologie (DGAK)‹ mit Sitz in Freiburg als e.V. zu gründen.

Mit zunehmendem Erfolg lehrte ihr Freiburger Institut seit den 80er-Jahren die ›Kinesiologie‹ – zuerst in ›TFH-Kursen‹, dann zunehmend unter Verwendung anderer Namen: ›Angewandte Kinesiologie‹, ›Educational Kinesiology‹, ›Three-in-One‹, ›Edu-Kinesthetik‹ u.a.m.

Aus der Sicht des Außenstehenden erscheint es so, daß die TFH-Bewegung seit ca. 6 - 8 Jahren versucht, von ihrem eigentlichen Namen wegzukommen und diesen durch den Ausdruck ›Kinesiologie‹ mit oder ohne zusätzliches Anhängsel zu ersetzen. Dies geschieht weltweit durch die Begriffe ›Specialized Kinesiologies‹ als Überbegriff und dann die jeweils aus verschiedenen Schulen und Ländern kommenden Unterbegriffe; im Deutschen also ›Angewandte Kinesiologie‹, ›Edu-Kinesthetik‹, ›Kinesiologie‹ und – in jüngster Zeit – der ›Psychokinesiologie‹ mit ihrem Protagonisten Dr. Klinghardt.

Auch wurde bereits eine internationale Konkurrenzorganisation zu ICAK gegründet: ›IKC‹ = ›International Kinesiology College‹.

IV. Zur Differenzierung

Angesichts der offenkundigen Versuche der Laienorganisation TFH und ihrer Ableger, den Ausdruck ›Kinesiologie‹ weltweit zu besetzen, ist es für den Außenstehenden prima vista oft unmöglich, zwischen seriös arbeitenden Therapeuten mit fundierter Ausbildung in AK einerseits und Therapeuten oder Laien mit einer mehr oder weniger guten ›Kinesiologie-Ausbildung‹ zu unterscheiden. Erschwerend kommt hinzu, daß es durchaus Ärzte, Zahnärzte und Heilpraktiker gibt, die auch mit einer ›TFH/Kinesiologie/Laienausbildung‹ gute und seriöse Arbeit leisten. Entscheidend sind aus der Sicht von ICAK-D und IMAK folgende Punkte:

a) Zu jeglicher Diagnose darf niemals das Ergebnis eines oder mehrerer Muskeltests alleine herangezogen werden; vielmehr ist die AK-Testung nur eine klinische Untersuchungsmethode, die immer durch eingehende Anamnese, körperliche Untersuchung, und – je nach Fall – andere klassische Untersuchungsverfahren ergänzt werden muß.

b) Den Berufsbegriff ›Kinesiologe‹ kann es eigentlich gar nicht geben, da klassische AK ausschließlich für ärztliche und nichtärztliche Heilberufe gelehrt wird. Der jeweilige Arzt oder Heilpraktiker wendet gegebenenfalls die AK als ein Verfahren im Rahmen seiner Tätigkeit an, ähnlich wie klassische manuelle Untersuchungstechniken, Sonographie oder Labormethoden u.a.m.

c) ICAK-D und IMAK haben seit 1993 in den deutschsprachigen Ländern die Ausbildung in klassischer Applied Kinesiology für ärztliche und nichtärztliche Heilberufe definitiv, d.h. mit eigenem Ausbildungsgang und Abschlußprüfung, geregelt. Diese Ausbildung für Ärzte und Zahnärzte wird von der Ärztekammer in Österreich anerkannt und durch ein Ärztekammerzertifikat bestätigt.

Ärzte und Zahnärzte: Mindestens 160 Ausbildungsstunden gemäß Ausbildungsprogramm der IMAK; Abschlußprüfung zum ›A-Diplom IMAK‹. Dies ist die Grundlage

für die Anerkennung bei der Ärztekammer in Österreich.
Heilpraktiker: Mindestens 149 Ausbildungsstunden gemäß dem Ausbildungsprogramm des ICAK-D; Abschlußprüfung zum ›HP-Diplom ICAK-D‹.
Physiotherapeuten: Mindestens 146 Ausbildungsstunden gemäß Ausbildungsprogramm des ICAK-D; Abschlußprüfung zum ›AK-Physio-Diplom ICAK-D‹.
d) Auf internationaler Ebene gilt für alle Angehörigen ärztlicher und nichtärztlicher Heilberufe als Abschluß der Grundausbildung in AK der ›Test of Clinical Competence‹, der frühestens nach 100 anerkannten Ausbildungsstunden abgelegt werden kann. Die Lehrberechtigung in klassischer AK ist von ICAK und IMAK geregelt.
e) ICAK-D und IMAK empfehlen allen Angehörigen ärztlicher und nichtärztlicher Heilberufe mit Interesse an der AK dringend, eine Ausbildung gemäß den o.g. Kriterien zu absolvieren und auch Mitglied in ICAK-D und – dies gilt nur für Ärzte/Zahnärzte – der IMAK zu werden.
f) ICAK-D und IMAK distanzieren sich von allen übrigen Anwendern ›kinesiologischer Muskeltests‹ und bieten gleichzeitig allen staatlichen oder behördlichen Gremien, Kostenträgern oder medizinischen Fachgesellschaften ihre Hilfe an bei der Bewertung von und Auseinandersetzung mit Vertretern dieser Verfahren.

V. Kann ›Kinesiologie‹ schaden?

Eigentlich ist eine direkte Schädigung durch unsachgemäße ›kinesiologische‹ Muskeltestverfahren unwahrscheinlich und im wesentlichen begrenzt auf leichtere orthopädische Probleme, die bei Überlastung von Gelenken oder schmerzhaften bzw. pathologisch veränderten Abschnitten des Bewegungsapparates auftreten können.
Indirekt kann sich ›Kinesiologie‹ – wie jedes unsachgemäß angewendete Diagnose- oder Therapieverfahren – auf mannigfaltige Art und Weise schädlich auswirken. Dabei muß man grundsätzlich unterscheiden:
a) Falsche Indikationsstellung für eine bestimmte Therapieform (medikamentös, manualmedizinisch, chirurgisch, prothetisch, psychotherapeutisch, übende Verfahren betreffend ...)
b) Falsche Empfehlungen in Bezug auf Allergenkarenz, Ernährungrichtlinien, ›Life Style Modification‹ u.a.m.
c) Finanzielle Schädigung: Geld für sinnlose bzw. falsche Diagnose/Therapie
d) Unterlassung sinnvoller und notwendiger Diagnose- und Therapieformen

Zu **a)**: Dies ist tatsächlich öfter ein Problem in den ärztlichen und nichtärztlichen Heilberufen.
Zuständig sind dann die jeweiligen Standesorganisationen bzw. staatliche Stellen.
Zu **b)**: Hier wird es äußerst schwierig sein, irgendeinem ›Kinesiologen‹ bei auch noch so abstrusen Empfehlungen grobe Fehler oder Fahrlässigkeit nachzuweisen. Auch Laien können Empfehlungen geben, wem und wie sie wollen, sodaß der ›Markt‹ hier regeln muß und wird.
Zu **c)**: Hier gilt sinngemäß das gleiche.
Zu **d)**: ›Kinesiologisch‹ arbeitende Ärzte, Zahnärzte und andere Angehörige ärztlicher und nichtärztlicher Heilberufe ›sündigen‹ hier wohl am häufigsten: wissend oder nichtwissend verkaufen sie den Patienten die ›kinesiologische Testung‹ oder ›Sitzung‹ und nehmen sich selbst und ihren Patienten dadurch die Möglichkeit, mit Hilfe der klassischen AK und sauberer klinischer Vorgehensweise zu sinnvollen Ergebnissen zu kommen. Wenn Laien durch ›Kinesiologie‹ Diagnosen stellen oder Therapien an Stelle eventuell indizierter anderer Therapien durchführen, so handelt es sich streng genommen um Verstöße gegen das Ärzte- bzw. Heilpraktikergesetz.
Aus der Sicht von ICAK-D und IMAK sind vor allem die Möglichkeiten a) und d) problematisch; hier könnten durchaus Verfahren gegen Angehörige ärztlicher und nichtärztli-

cher Heilberufe in Zukunft in zunehmender Zahl notwendig werden.
Folgende Probleme sind bereits häufig an ICAK-D und IMAK herangetragen worden:

1. Verträglichkeitstestungen auf Nahrungsmittel oder andere Allergene bzw. Noxen brachten bei falscher Durchführung oft falsche Ergebnisse.
2. Fehlerhafte Testungen von Heilmitteln oder Medikamenten führten zur Rezeptierung unverträglicher oder nicht indizierter Medikamente – mit oder ohne Nebenwirkungen.
3. Insbesondere bei Schulkindern mit Teilleistungsstörungen, Hyperaktivität usw. werden häufig von den Lehrern der Kinder nachmittags ›kinesiologische Sitzungen‹ angeboten, die oft bis zu DM 100.-/Stunde kosten.
4. Bei der gleichen Patientengruppe werden oft sinnlose oder sogar irritierende ›kinesiologische Übungen‹ (›Liegende Acht‹, ›Cross Crawl‹ etc.) eingesetzt, anstatt zu Beginn und dann auch bei regelmäßigen Kontrollen die Kinder funktionell-neurologisch mit AK zu untersuchen und dann entsprechend zu behandeln.
5. Auf dem Gebiet der Psychosomatik bzw. Psychotherapie wird häufig ›kinesiologisch‹ gearbeitet mit dem primären Ziel der Beeinflussung des Patienten in eine bestimmte Richtung; sogar verschiedene Sekten (Scientology, Borne Again u.a.) machen sich hierzu die ›Kinesiologie‹ zunutze. Der derzeitige ›Gipfel‹ aus ärztlicher Sicht ist die ›Psychokinesiologie‹ nach Dr. Klinghardt, die aus Sicht der AK eher als eine circensische Esoterikperformance anzusehen ist.
6. Größte Probleme bestehen in der Zahnmedizin, da hier sowohl die Indikation für operative Eingriffe (Extraktionen, Revisionen) als auch aufwendige Prothetik mit erheblichen gesundheitlichen und finanziellen Konsequenzen oft aufgrund fehlerhafter ›kinesiologischer Testverfahren‹ gestellt wird.

Die Sichtweise von ICAK-D und IMAK ist dann klar: Lege artis durchgeführte Untersuchungen und Behandlungen mit AK, basierend auf einer von ICAK und IMAK anerkannten Ausbildung, werden wir unterstützen. ›Kinesiologische Verfahren‹ werden wir als nicht seriös bzw. als nicht unseren Richtlinien entsprechend bezeichnen müssen.

Literatur:

- Gerz, W.: ›Das ist Applied Kinesiology‹, 4. Aufl., 2000, AKSE Verlag
- Gerz, W.: ›Lehrbuch der Applied Kinesiology (AK) in der naturheilkundlichen Praxis‹, 2. Aufl., 2001, AKSE Verlag
- Goodheart, G.J., Jr.: ›You'll be Better – The Story of Applied Kinesiology‹, AK Printing, Geneva, Ohio 44041, in Deutschland: AKSE Verlag
- Thie, J.F.: ›Gesund durch Berühren‹, VAK Verlagsgesellschaft, Eschbachstr. 5, 79199 Kirchzarten
- Walther, D.S.: ›Applied Kinesiology Synopsis‹, 2nd edition, 1999, Systems DC, Pueblo, Colorado

Adressen:

- IMAK: Ärztekammer für Kärnten
  St. Veiter Str. 34
  A-9020 Klagenfurt
  Tel. 0043-(0)463-585635
  Fax: 0043-(0)463-514222
- IMAK Büro Deutschland:
  Lanzenhaarer Str. 2
  82041 Oberhaching
  Fax 0049-(0)89-66665389
- ICAK-D:
  Leopoldstr. 33
  80802 München
  Tel. 0700-42251333
  Fax: 0049-(0)721-151360189

E. Literaturverzeichnis

- Adler, E.: Allgemein-Erkrankungen durch Störfelder (Trigeminusbereich), 1983, Verlag für Medizin Dr. E. Fischer
- Anatomical Atlas of Chinese Acupuncture Points (Chen Jing), First Eddition 1982, Shandong Science and Technology Press
- Bachmann, G.: Die Akupunktur eine Ordnungstherapie, 1959, Haug
- Bergsmann, O., Bergsmann, R.: Projektionssyndrome, 1990, Facultas
- Bergsmann, O., Perger, F.: Risikofaktor Herdgeschehen, 1993, Facultas
- Bergsmann, O.: Bioelektrische Phänomene und Regulation in der Komplementärmedizin, 1994, Facultas
- Bischko, J.: Einführung in die Akupunktur, 1983, Haug
- Bischko, J.: Akupunktur für Fortgeschrittene, 1986, Haug
- Bischko/Kitzinger/Nissel: Akupunktur für weit Fortgeschrittene, 1985, Haug
- Bischko, J.: Sonderformen der Akupunktur, 1981, Haug
- Callahan, R.: The Five Minute Phobia Cure, deutsch im VAK Verlag
- Chinese Acupuncture and Moxibustion (Cheng Xinnong) Foreign languages press, Beijing
- Connelly, D. M.: Traditionelle Akupunktur, Das Gesetz der fünf Elemente, Endrich Verlag
- Dosch, P.: Lehrbuch der Neuraltherapie nach Huneke, 1986, Haug
- De La Fuye, F.:Traité d`Acupuncture, 1956, Librairie Le Francois, Paris
- Flaws, B., Wolfe, H.L.: Das Yin und Yang der Ernährung, 1992, O.W. Barth Verlag
- Gerz, W.: Lehrbuch der Appied Kinesiology (in der naturheilkundlichen Praxis). 1996, AKSE Verlag
- Gleditsch, J.: Reflexzonen und Somatotopien, 1994, WBV Biologisch-Medizinische Verlagsgesellschaft
- Gleditsch, J.: Akupunktur in der HNO-Heilkunde, 1999, Hippokrates
- Gleditsch, J.: Mundakupunktur, 1970, WBV Verlag
- Goodheart, G. J.: You´ll be better – The Story of Applied Kinesiology. AK Printing, Geneva, Ohio
- Kellner, G.: Grundsystem und Regulationsstörung, 1984, Gedächnisband hrsgg. Bergsmann, O, Bergsmann, R., Kellner, M., Haug
- Heine, H.: Zur Morphologie des Akupunkturpunktes, 1987, Dtsch. Ztschr. Akup. 30,75
- Heine, H.: Lehrbuch der Biologischen Medizin, 1997, Hippokrates
- Herd-Sörfeldgeschehen, Schriftreihe Ganzheitsmedizin, 1991, Österr. Med. Ges. f. Neuraltherapie-Regulationsforschung, Facultas
- Hempen, C.H.: Taschenatlas Akupunktur, 1998, Haug
- Hempen, C.H.: Die Medizin der Chinesen, 1988, C. Bertelsmann Verlag
- Kampik, G.: Propädeutik der Akupunktur, 1988, Hippokrates
- Kaptchuk, T.J.: Das große Buch der chinesischen Medizin, 1990, O. W. Barth Verlag
- Kitzinger, E.: Der Akupunkturpunkt, 1989, Maudrich
- Kleber, J.J.: Traditionelle Chinesische Medizin, Syndromdiagnose für Akupunktur und Moxibustionstherapie, 1989, Müller & Steinicke Verlag
- Kendall, F., Kendall, E.: Muscles-Testing and Function, 1983, Williams and Wilkins, Baltimore
- König, G., Wancura, I.: Neue chinesische Akupunktur – Lehrbuch und Atlas der Akupunkturpunkte, Maudrich
- König, G., Wancura, I.: Praxis und Theorie der neuen Chinesischen Akupunktur, Band 1 und 2, Maudrich
- Kramer, F.+ Peesel, H.:Potential-, Strom- und Energiemessungen im Munde, Zahnärztliche Praxis, 14/1977
- Kubiena, G., Meng, A., Petricek, E., Petricek, U.: Handbuch der Akupunktur, 1991, Orac
- Kubiena, G.: Kleine Klassik für die Akupunktur, 1989, Haug

- Kubiena, G.: Chinesische Syndrome verstehen und verwenden, 1996, Wilhelm Maudrich –Verlag
- Han Yazhou + Zhou Chuncai: Huangdi Neijing – Die Bildergeschichten über die Gesundheitserhaltung, 1997, Delphin Verlag
- Leaf, D.W.: Applied Kinesiology Flowcart Manual, 1999, Privately published by David Leaf, Plymouth, Massachusetts
- Maciocia, G.: Die Grundlagen der chinesischen Medizin, 1994, Verlag für Ganzheitliche Medizin
- Maciocia, G.: Die Praxis der Chinesischen Medizin, 1997, Verlag für Ganzheitliche Medizin
- Mann, F.: Treatment of Desease by Acpuncture, 2nd, London Wm. Heinemann Med. Books, 1967
- Mann, F.: »Acupuncture: Cure of Many Diseases«, Tao Books & Publications,1972
- Mann, F.: »The Meridians of Acupuncture«, London: Wm. Heinemann Med Books, 1964
- Nguyên thi Châu, Behrendt, F.: Kategorisierung von Nahrungsmitteln entsprechend der Traditionell Chinesischen Medizin, ML Verlag
- Nell, W.: Triggerpunkte in der Akupunktur, 1994, Haug Verlag
- Nogier, P.F.M.: Lehrbuch der Aurikulotherapie, 1973, Maisonneuve
- Perschke, O.: Akupunktur und Manuelle Medizin in Praxis und Theorie, 1996, Wilhelm Maudrich Verlag
- Pischinger, A.: Das System der Grundregulation 1998, Haug Verlag
- Platsch, K.D.: Psychosomatik in der Chinesischen Medizin, 2000, Urban und Fischer Verlag
- Pollmann, A.: Fünf Wandlungsphasen in fünf Streichen, 1991, Haug
- Ross, J.: Zang Fu, 1992, ML-Verlag
- Ruf, I.: Atlas der Elektroakupunktur nach Voll, ML-Verlag
- Schneider, C.: Kraftsuppen nach der Chinesischen Heilkunde, 1999, Joy Verlag
- Stux, G., Stiller, N., Pomeranz, B.: Akupunktur – Lehrbuch und Atlas, 1992, Springer
- Sutherland, W.B.: „The Cranial Bowl“, 1986, Free Press Company, USA
- Travell, J.G.: Handbuch der Muskel-Triggerpunkte (Band I und II), 1998, Gustav Fischer Verlag
- Temelie, B.: Ernährung nach den fünf Elementen, 1995, Joy Verlag
- Temelie, B., Trebuth, B.: Die Fünf Elemente Ernährung für Mutter und Kind, 1994, Joy Verlag
- Tenk, H.: Praktikum der Chinesischen Akupunktur und Punktmassage für Kinderheilkunde, Maudrich
- Thomsen, J.: Odontogene Herde und Störfaktoren – Diagnostik und Therapie mittels Elekroakupunktur nach Voll (EAV), 1985, Med. Lit. Verlagsgesellschaft Uelzen
- Voll, R.: Topographische Lage der Meßpunkte der Elektroakupunktur, 1973-1976, 3 Bände, Med. Lit. Verlagsanstalt Uelzen
- Voll, R.: Die Meßpunkte der Elektroakupunktur nach Voll (EAV) an Händen und Füßen, 1983, Med. Lit. Verlagsgesellschaft Uelzen
- Walther, S.David: Applied Kinesiology – Synopsis. 1988, Systems DC Pueblo, Colorado
- Worsley, J.R.: Was ist Akupunktur, Ryvelus Verlag

F. Register

Seitenangaben in *Kursivdruck* verweisen auf Abbildungen sowie grafische Darstellungen.

A

B

C

D

E

L

M

T

U

V